脳の動態をみる
記憶とその障害の分子機構

[編集]

高田明和　浜松医科大学教授・生理学
加藤　武　横浜市立大学大学院教授・総合理学研究科分子認識部門
中原大一郎　浜松医科大学教授・心理学
野村正彦　埼玉医科大学教授・生理学

[執筆]

加藤　武　横浜市立大学大学院教授・総合理学研究科分子認識部門
真鍋俊也　神戸大学教授・生理学
小川　智　金沢大学教授・解剖学
玉谷実智夫　大阪大学大学院助教授・機能形態学
木山博資　大阪市立大学大学院教授・機能細胞形態学
鳥光慶一　NTT物性科学基礎研究所・分子生体機能研究グループ長
丹羽　脩　NTT生活環境研究所・環境分析研究グループ長
石川紘一　日本大学教授・薬理学
浅井　聰　日本大学講師・薬理学
碇山義人　元国立身体障害者リハビリテーションセンター研究所・障害工学研究部長
寺川　進　浜松医科大学教授・光量子医学
宮川厚夫　浜松ホトニクス株式会社
中原大一郎　浜松医科大学教授・心理学
野村正彦　埼玉医科大学教授・生理学
谷内一彦　東北大学大学院教授・病態薬理学
岩田　錬　東北大学大学院助教授・工学系研究科
田村　守　北海道大学教授・電子科学研究所
野村保友　北海道大学電子科学研究所
星　詳子　東京都精神医学総合研究所
根本正史　北海道大学医学部脳神経外科
奥田次郎　日本学術振興会リサーチアソシエイト
山鳥　重　東北大学教授・高次機能障害学
中田　力　新潟大学脳研究所教授・脳機能解析学
高橋宏史　富士宮市立病院脳神経外科科長
永井信夫　浜松医科大学・生理学
高田明和　浜松医科大学教授・生理学
小林和人　福島県立医科大学教授・生体機能部門

執筆順

医学書院

脳の動態をみる―記憶とその障害の分子機構

発　行	2001年4月15日　第1版第1刷 Ⓒ
編　集	高田明和・加藤　武
	中原大一郎・野村正彦
発行者	株式会社　医学書院
	代表取締役　金原　優
	〒113-8719　東京都文京区本郷5-24-3
	電話 03-3817-5600（社内案内）
印　刷	真興社
製　本	信和製本
用　紙	北越製紙

本書の複製権・翻訳権・上映権・譲渡権・公衆送信権（送信可能化権を含む）
は㈱医学書院が保有します．

ISBN 4-260-11856-0　Y7500

JCLS〈㈱日本著作出版権管理システム委託出版物〉
本書の無断複写は著作権法上での例外を除き，禁じられています．
複写される場合は，そのつど事前に㈱日本著作出版権管理システム
（電話 03-3817-5670，FAX 03-3815-8199）の許諾を得てください．

前書き

　日本生理学会教育委員会では，生理学者が新しい方法論や技術を習得したり，その知識を得ることの参考になるように，数年前から「生理学者のための技術講座」を日本生理学雑誌に連載することを企画している。最初はパッチクランプ法のシリーズを連載し，完結後これを単行本として出版した。その後，細胞内のカルシウム測定やビデオマイクロスコープ法などを連載してきた。

　最近では生理学の分野に分子生物学の手法が導入されていることを考え，「生理学者のための分子生物学技術講座」を連載し，これを「脳・神経研究のための分子生物学技術講座」（文光堂刊）として出版した。

　平成11年4月から「生理学者のための分子モニタリング技術講座」を生理学雑誌に連載を始めた。それは最近脳の研究が盛んになるとともに無侵襲的に脳の機能を探るための方法が確立し，広く基礎・臨床の研究や診断に応用されるようになったからである。

　項目としては，1)オンラインフローシステムの利点と欠点についてのデータの解析，2)蛍光色素を用いた研究の将来性，3)マイクロダイアリシスの原理と応用，4)PET，SPECTの原理と応用の可能性，5)光CT，6)脳磁図の現状，7)fMRI，8)メッセンジャーの解析などであった。また執筆者はいずれもこの分野の第一人者であり，その内容を一学会の機関誌に連載し，その会員のみの目に触れるだけでは労に報いることもできない上，本来このような分野の知識を得たいと思っている人たちに読んでもらえないことも残念に思われた。

　そこでこれを単行本にして出版したらどうかと考え，この案を医学書院にもちかけたところ，出版に前向きな回答がえられた。

　生理学雑誌に連載の企画も横浜市立大学の加藤武教授，浜松医大の中原大一郎教授，埼玉医大の野村正彦教授に協力をお願いしたが，出版についてもこれらの先生方と医学書院の間で議論が交わされた。

　その結果，現在の脳研究の基礎と臨床でもっとも研究者，臨床家が関心をもっている「記憶とその障害」に焦点をあてた企画にしたらどうか，ということで話がまとまった。さらに総論を加藤教授，基礎編を真鍋俊也教授などこの分野の専門家に執筆をあらたにお願いし，ここに「脳の動態をみる－記憶とその障害の分子機構」が完成した。

　この本がモニタリングの原理，方法に興味をもつ方々，またひろく記憶とその障害の分子

前書き

　機構に興味をもたれる方々の参考になり，この分野の研究と臨床応用がさらに進むことを心から祈願している。

　終わりに臨み，この企画に賛意を抱かれ，本書の作成に尽力された医学書院編集部の樋口覚，菊川春生両氏に心から感謝したい。

　平成13年2月

編集者を代表して
高田明和（平成9～11年度日本生理学会教育委員会委員長）

目次

総説　記憶とその障害研究の現状－本書の理解と有用な活用のために ─── 1

基礎編

1 記憶の分子機構 ─── 8
 1. 海馬と記憶 ···8
 2. 海馬でのシナプス伝達 ···································10
 3. シナプスの可塑性－記憶のモデル ·····················12
 4. ノックアウトマウスを用いた記憶研究 ···············20
 5. おわりに ··23

2 虚血ストレスと神経細胞死 ─── 25
 1. 海馬における神経細胞死とグルタミン酸カルシウム説 ···········25
 2. アポトーシスによる細胞死 ·····························30
 3. 免疫応答と神経損傷 ······································33
 4. 細胞を救うストレス応答 ································36
 5. おわりに ···42

3 損傷神経の再生・機能修復 ─── 43
 1. 神経再生 ··43
 2. 神経栄養因子 ··44
 3. 中枢神経の再生 ···48
 4. 再生の分子メカニズムを求めて ·······················52
 5. おわりに ···57

技術編

1 DNAチップの利用と研究戦略の転換 ―― 60
1. DNAチップ（Stanford方式とAffymetrix方式） ・・・・・・・・・・・・60
2. GeneChipの原理と特性 ・・・・・・・・・・・・・・・・・・・・・・・・・・・・・・・・・・61
3. 実際の実験例 ・・64
4. バイオインフォマティクス（Bioinformatics）の重要性 ・・・・・・・・65
5. 今後の応用法 ・・66

2 SPRセンサーの原理とポストゲノム研究手段 ―― 67
1. はじめに ・・・67
2. SPR現象とSPR方式免疫センサー ・・・・・・・・・・・・・・・・・・・・・・・・67
3. SPRセンサーの実験例 ・・・・・・・・・・・・・・・・・・・・・・・・・・・・・・・・・・71
4. ポストゲノム研究とSPRセンサーとの接点 ・・・・・・・・・・・・・・・・76

3 オンライン酵素センサーを用いた神経伝達物質のリアルタイム測定 ―― 79
1. 測定法の歴史 ・・80
2. 何が測定できるか ・・・・・・・・・・・・・・・・・・・・・・・・・・・・・・・・・・・・・83
3. 測定方法 ・・・83
4. どのようなデータが得られたか ・・・・・・・・・・・・・・・・・・・・・・・・89
5. 将来の展望 ・・93

4 蛍光プローブを用いた神経活動の可視化 ―― 95
1. 蛍光の原理と蛍光プローブ ・・・・・・・・・・・・・・・・・・・・・・・・・・・・95
2. 生体染色蛍光色素 ・・・・・・・・・・・・・・・・・・・・・・・・・・・・・・・・・・・・96
3. 膜不透過性色素 ・・・・・・・・・・・・・・・・・・・・・・・・・・・・・・・・・・・・・・97
4. 細胞膜特異的色素（膜電位感受性色素） ・・・・・・・・・・・・・・・・・98
5. 遺伝子組換え ・・98
6. 緑色蛍光蛋白（GFP） ・・・・・・・・・・・・・・・・・・・・・・・・・・・・・・・・・・99
7. 測定機器 ・・100
8. 複合的蛍光プローブ測定の例 ・・・・・・・・・・・・・・・・・・・・・・・・・102
9. おわりに ・・102

5 マイクロダイアリシスの基礎と将来研究 ―― 105
1. マイクロダイアリシスの原理 ・・・・・・・・・・・・・・・・・・・・・・・・・105
2. 方法論 ・・・107
3. 意義と限界 ・・110
4. 将来の方向 ・・112

6 記憶学習とマイクロダイアリシス ——— 115
 1. 分子レベルの記憶研究 ……… 115
 2. 概要 ……… 115
 3. 方法 ……… 116
 4. 学習実験結果 ……… 120
 5. 今後の問題点 ……… 124

7 PETを用いた神経活動の画像化の将来像：
ヒスタミン神経系を例に ——— 126
 1. 標識合成システムと3次元データ収集PET ……… 126
 2. 神経活動のイメージング法を用いた神経薬理学 ……… 128
 3. 特異的神経伝達のイメージングと神経薬理学的応用 ……… 131
 4. おわりに ……… 133

8 光学技術を用いた肝機能計測 ——— 134
 1. 散乱系における光の挙動 ……… 134
 2. 脳機能イメージングの基礎−動物実験系 ……… 137
 3. 近赤外分光法と脳機能計測 ……… 141
 4. 光CTによる脳機能イメージング ……… 146
 5. おわりに ……… 149

9 記憶とその障害−PET/脳磁図による臨床応用 ——— 151
 1. ヒト脳の画像研究の歴史 ……… 151
 2. PETを用いたヒト脳高次機能研究 ……… 154
 3. 脳波・脳磁図による高次機能モニタリング ……… 161
 4. 記憶とその障害の解明へ向けて−PET/脳磁図による研究 ……… 169
 5. 将来展望 ……… 177

10 Functional MRI・実践のための基礎知識 ——— 180
 1. 歴史的背景 ……… 180
 2. MRIの基礎知識 ……… 181
 3. 実践のための基礎知識 ……… 187
 4. 実践例 ……… 192
 5. おわりに ……… 192

11 情動とストレスのモニタリング ——— 195
 1. ストレスの生体に対する影響 ……… 195
 2. ストレスの神経回路 ……… 196
 3. 記憶の形成におけるt-PAの役割 ……… 196

4. ストレス時における脳内ドパミン，
セロトニンのモニタリング ・・・・・・・・・・・・・・・・・・・・・・・・・・・・・・・・・・・・200
5. ストレスは記憶されるか？：記憶，
高次大脳機能モニタリングへの展望 ・・・・・・・・・・・・・・・・・・・・・・・・・204

12 免疫毒素による誘導的細胞ターゲティング（IMCT） ― 記憶研究への展望 ── 207
1. IMCTの原理 ・・207
2. IMCTの実例 ・・210
3. IMCTを利用するにあたっての留意点 ・・・・・・・・・・・・・・・・・・・・・・214
4. IMCTの記憶研究への応用 ・・・・・・・・・・・・・・・・・・・・・・・・・・・・・・・・・・214
5. おわりに ・・215

索引 ── 217

総説

記憶とその障害研究の現状
―本書の理解と有用な活用のために

加藤　武　横浜市立大学大学院教授・総合理学研究科分子認識部門

　脳は食欲，睡眠，運動，感情，心，ホルモン分泌など多くの生命活動を調節している。その中でも最近では記憶学習，痴呆にかかわる研究が盛んである。日本のみならず世界においても，医療の発達に伴い人間の寿命が伸び，高齢化社会に付随したさまざまな問題が起きている。高齢化に伴って急増するアルツハイマー型老年性痴呆などの記憶障害の機構解明，痴呆患者の治療あるいはケアのあり方が求められている。

　脳研究のもう1つの大きな目的は，従来型のコンピュータから脳型のコンピュータを開発し，高速で大量処理可能な新しい情報システムを確立することである。日本における脳研究の推進が欧米に比べて10年程遅れて，「脳を知る，脳を守る，脳を創る」の3つのテーマで脳科学のプロジェクト研究がスタートし，最近では画像解析を駆使した研究も多く報告されるようになった。

　記憶や痴呆にかかわる研究は，コンピュータの情報処理能の向上に伴い，positron emission tomography (PET) や magnetic resonance imaging (MRI) などコンピュータ処理に依存した技術が飛躍的に発展し，脳にかかわる機能を経時的に測定する（脳機能のモニタリング）技術が開発されている。脳機能のモニタリングは高次脳機能の研究のみならず，脳虚血，記憶障害部位の同定と治療，神経細胞間ならびに細胞内情報交換などさまざまな領域においてモニタリングが行われ，画像解析の試みも行われている。

　そこで本書では，このような社会的背景に基づき主に記憶とその障害に関する研究に使われる技術に絞った。本書の1つの特徴は記憶，細胞死，再生に関する基礎知識が少ない若い研究者でも，本書の技術編が理解できるよう基礎編を用意したことである。この総説では基礎編と技術編の内容を簡単にまとめ，基礎編と技術編の各章を効率よく理解するため，関連した情報がどこに記載されているかを指摘し，本書を有用に活用できるよう心がけた。基礎編では，脳の記憶機構，細胞死の研究状況，神経再生・修復の分子機構について，それぞれ最先端の研究成果が述べられており，脳の動態を理解する上で大変有用な総説である。

　また，モニタリング技術を利用して脳の動態を理解する際，神経細胞の基礎的知識が必要であり，そのために基礎編が役立つであろう。技術編は試験管から，細胞，固体の順にしてあり，ミクロからマクロへと配置した。

基礎編

　基礎編1章「記憶の分子機構」では，脳神経回路の破壊から始まった記憶・学習に関する歴史的研究が簡潔に述べられている。記憶は脳の可塑性と深くかかわっており，海馬のみならず大脳皮質の多くの部位，例えば一次感覚野，最近では小脳なども重要視されている。記憶の基礎と考えられる長期増強と長期抑圧の分子機構の新しい情報が，この章に盛り込まれている。

　また，NMDA受容体ノックアウトマウスに関する研究成果も詳しく述べられており，この分野の研究がよくまとまっている。最近発見されたノ

シセプチン受容体をノックアウトしたところ，記憶の増強が見られた。これまでとは異なった実験結果であり，今後期待されるノックアウトの実験方法である（技術編12章参照）。筆者は長期増強・長期抑制の研究分野で世界的に著名な研究者の一人であり，図解も明快である。後述の記憶の障害（技術編9章）などに興味がある方は，この章を是非一読されることをお勧めする。

基礎編2章「虚血ストレスと細胞死」には，脳虚血による海馬の神経細胞死がグルタミン酸受容体を介した分子機構によって詳しく述べられている。特に脳虚血（技術編1章参照）に伴ってNMDA受容体の活性化がカルシウム流入，細胞内小器官の変化，カルシウム関連酵素の活性化，などに関係している。また，アポトーシスによる細胞死の機構が図示されており，大変理解しやすい。そのほか，中枢神経系のサイトカインネットワークや脳虚血によるストレス（熱ショック）蛋白の誘導とその生理的役割，などについても多くの図を使ってわかりやすく述べている。

基礎編3章「損傷神経の再生・機能修復」では，まず神経栄養因子，サイトカインについて最近のデータがまとめてある。神経栄養因子（NGFファミリー，GDNFファミリー），サイトカインファミリーとそれらの受容体について図示されており，大変理解しやすい。

神経の再生には神経細胞，グリア細胞の神経栄養因子が深くかかわっている。現在，中枢および末梢のグリア細胞内にいろいろな物質が存在することが明らかとなっている。神経伸展抑制因子，グリア細胞増殖抑制因子などさまざまな物質がかかわっている。

最近では，神経幹細胞（stem cell）を用いる移植の研究が盛んに検討されており，神経についても神経疾患への応用が期待される。そして，最後にグルタミン酸受容体を介して生ずるラジカルなどの危険因子による神経細胞死（基礎編2章参照）と，その防御の分子機構に関する研究も記述しており，ホットな脳機構研究を紹介している。

技術編

技術編1章「DNAチップの利用と研究戦略の転換」では，遺伝子チップ（gene chip, cDNA chip）を用いて脳虚血の実験に応用し，たくさんの遺伝子の変化を一度に見ることができたと述べている。この方法を使用すれば診断と治療にも有用である。ゲノムプロジェクトが終わり，これからは遺伝子情報のデータを利用した遺伝子転写産物の研究（トランスクリプトーム：遺伝子転写産物の調節機構の研究）と，蛋白発現後の調節に関する研究（プロテオーム：protein + genome）（技術編2章参照）が主となる。この章ではトランスクリプトームのうち，DNAチップの原理，入手可能なDNAチップ製品の比較などが記してある。この方法はあらゆる生命系の分野で使用されるであろう。なぜなら，これまでは1つの生理現象から数種の遺伝子，蛋白を見つけ，それらの病態や生命現象（基礎編1～3章参照）を説明しようとした。しかし，このDNAチップを用いて数十以上の遺伝子が関与していることがわかる。これらたくさんの遺伝子のうち，特異的，本質的な遺伝子を再検討することが必要である。このようにDNAチップの研究は目覚ましい発展をしており，いろいろな病態研究に応用できるであろう。

技術編2章「SPRセンサーの原理とポストゲノム研究手段」では，SPR（surface plasmon resonance：表面電離気体共鳴）をセンサーとして使用するために知っておくべき最小限の原理が述べてある。SPRセンサーは蛋白－蛋白の相互作用を見ることができるため，抗原抗体反応，蛋白の結合能，活性化エネルギーなどがわかる。そしてDNA，RNAなどの結合も検知できるため，ポストゲノム研究に有用であろう。筆者らの実験データから，この方法の検出感度を$0.1\mu g/ml$であると述べている。現在，抗原抗体反応は酵素免疫測定法（EIA）によって$0.01～0.1ng/ml$まで測定できる。将来SPRセンサーがpg/mlまで検出可能になれば，更なる発展が期待される。

技術編3章「オンライン酵素センサーを用いた神経伝達物質のリアルタイム測定」では，神経伝達物質をオンライン，オフライン（灌流液の試料

記憶とその障害研究の現状――本書の理解と有用な活用のために

を一定間隔で集めること)によって測定する方法を歴史的に概説し，リアルタイム測定の意義について述べている。ラット胎児脳一次培養神経細胞から放出されるグルタミン酸，アセチルコリン，γ-アミノ酪酸(GABA)を測定するため，それぞれに特異的な酵素(グルタミン酸酸化酵素，アセチルコリン加水分解酵素/コリン酸化酵素，GABAアミノ転移酵素/グルタミン酸酸化酵素)をガラスビーズやポリマーに固定化し，培養液と直接反応させ，酵素反応によって生成した過酸化水素を電気化学的にモニターする方法である。これらの原理は技術編5，6，11章のマイクロダイアリシスにおいても利用されており参照されたい。

このリアルタイムモニタリングに使用する微小電極は，鳥光，丹羽らNTTのグループが開発し，高感度化とオンライン化によって，世界をリードしている。ここでは主にグルタミン酸，アセチルコリンのオンラインセンサーの構成，酵素反応，検出感度を図示し，これらのシステムの性能，選択性からこの方法の利点と欠点が記述されており，マイクロダイアリシス(技術編5，6章参照)や電気生理学的神経活動との違いが理解できるであろう。そして，この方法を使ってどこまで研究が進められるかなど，将来の展望も述べている。

蛍光プローブを用いた神経活動の可視化として，細胞内カルシウムイオンの画像化はよく知られている。

技術編4章「蛍光プローブを用いた神経活動の可視化」では，神経活動を研究するための蛍光イメージングの手法を網羅して解説している。蛍光測定の原理を説明し，最近使用されている蛍光プローブが表にまとめてあり，大変わかりやすい。

アクリジンオレンジなどは細胞顆粒内のカテコラミン分泌の機構解明に使用され，膜不透過性色素の代表であるfura2/AMはカルシウムイオンの細胞内変化の画像化に使われている。膜蛋白のアミノ酸の1個をシステインに置き換えた蛋白を遺伝子組換えで発現させ，システインと結合するマレイド色素を細胞に作用させると色素が結合し，膜表面の解析が高感度に行えることが記してある。また，緑色蛍光蛋白(GFP)を神経ペプチド前駆体や受容体蛋白と融合させた蛋白を発現させ，細胞内情報変換や受容体との結合など分子機構の研究も可能であると記している。エバネッセント波(技術編2章参照)顕微鏡，FOP顕微鏡といった最近筆者が開発を手がけている最新の測定機器も紹介しており，蛍光による画像解析に興味のある方は大変参考になる。

技術編5章「マイクロダイアリシスの基礎と将来研究」では，この方法を用いて測定できる物質は何か。また，他の方法との違い，この方法の歴史，原理，特徴，長所，短所など基本的知識が盛り込まれている。マイクロダイアリシスは膜を介して脳内神経活動を測定しており，いろいろと難しい問題が存在する。ここでは*in vivo*におけるグルタミン酸の連続的な神経活動を蛍光法により測定しており，技術編3章のオンラインモニタリングと比較すると理解しやすい。

この方法が将来可能となるヒトへの応用や，細胞内情報変換の解析などいろいろな分野への応用も可能である。これまでの研究において，中原らは自己刺激行動の脳内神経活動の機構をマイクロダイアリシス法により明らかにしてきた。技術編11章の情動行動と深くかかわっており，比較されたい。

技術編6章「記憶学習とマイクロダイアリシス」では，筆者が長年にわたって確立したラットを用いるオペラント学習の行動と神経伝達物質に関する研究が述べられている。記憶の分子機構については基礎編の第1章に記してある。この章ではドパミン神経の活動と記憶の獲得の関係を例にして，マイクロダイアリシス法が記憶学習の研究に有用であることを述べている。行動学習と神経伝達物質の定量を行う際には，是非一読されることをお勧めする。病態モデルを用いた今後の研究についても言及している。特に基礎編2章の虚血と神経活動の関係を解く上で，マイクロダイアリシスが役立つかもしれない。近年，霊長類を用いたPETの実験が行われている。マイクロダイアリシスと組み合わせたPETの実験は容易ではないが，野村らの方法を取り入れれば可能であり，今後ますます広がりを見せることが期待される。

技術編7章「PETを用いた神経活動の画像化の将来像：ヒスタミン神経系を例に」では，ポジトロン・エミッション・トモグラフィー(positron emission tomography；PET)を用いてどこまで研究できるかが述べてある。PETの原理は^{11}C，^{15}O，^{18}F，^{76}Brなどが出す消滅γ線を光に変換し計測する方法であり，現在3次元PET測定とスーパーコンピュータを組み合わせて少量の被曝で高感度にデータが得られている。デオキシ-^{18}F-D-グルコース，[^{15}O]H$_2$Oを用いたPETの研究は多くあり，ヒト脳の神経伝達，受容体機能を生きている状態で測定できる。

筆者らはその一例として，^{11}C標識したヒスタミン関連物質を用いてアルツハイマー病ではヒスタミンH1受容体が減少していることを示した。また，脳内ヒスタミンが内因性の抗けいれん薬効果を示すことを明らかにした。そのほか，fMRIとの比較，PETの長所，短所について述べている（技術編9, 10章参照）。

技術編8章「光学技術を用いた脳機能計測」では，脳波やPET，fMRIと比較し，この方法の長所，短所について述べている。この方法の原理は血液中のヘモグロビン，ミトコンドリア中のチトクローム酸化酵素，が近赤外の特異的な吸収バンドを示すことによる。

これまでこの方法に対し多くの混乱と問題を起こした経緯から，筆者らはあえて数学的記述をしている。しかし特にこの部分を理解する必要もない。どうして誤りが生じるかを解説し，適用方法に注意を促している。この章ではfMRIで測定されたさまざまなデータ（技術編10章）と比較し，この方法の有用性を立証している。ノンレム，レム睡眠時の脳活動の計測，右利き左利きの脳内血流変化，ワーキングメモリー領域の推定など，豊富なデータが記されている。

この方法の最大の利点は，比較的簡単な装置で測定でき，短時間の変化が長時間にわたって計測できることである。筆者らは時間分解計測法を用いて吸収強度の絶対値を求めている。最近このような測定装置が市販されるようになり，絶対値計測と統計処理が可能とのことであり，若い研究者がしっかりと理解すればこの分野のますますの発展が期待される。

技術編9章「記憶とその障害－PET/脳磁図による臨床応用」では，PET，脳波，脳磁図を用い，感覚系にかかわる記憶とその障害について実験データを記している。また，いろいろな画像解析について概説し，脳波と脳磁図の原理とその相違を詳細に記している。

画像解析装置MRI（技術編10章参照），X線CT，PET（技術編7章）と脳波・脳磁図の歴史的背景を述べながら，それぞれの短所長所を概説しており，他の章で個々に述べられた説明を総括して学ぶことができる。画像解析を行う際，規格化（平均化，一般化）を行う。年齢，男女の差など，その時に注意すべき点を指摘している（技術編10章にはMRIに関する注意点が記載）。更に感覚系にかかわる記憶の実験データでは，視覚と聴覚を介した記憶の保持，回収，貯蔵とそれらの障害部位をPETおよび脳磁図で調べ，両側の内側側頭葉の重要性を指摘している。また，データの統計処理において，分散分析（ANOVA），共分散分析（ANCOVA）などの適正な使用法についても述べている。

技術編10章「Functional MRI：実践のための基礎知識」では，fMRI研究の歴史と，fMRIの原理・基礎知識が述べてある。fMRIは統計画像処理でしばしば誤りを犯す。MRIのH$_2$Oの測定はH$_2$Oの緩和時間に起因している。緩和時間は，脳内のH$_2$Oの置かれた環境に作用されるため，誤りを犯すと指摘している。超高磁場装置は賦活の低い部位や，複雑な課題の機能を画像化するために必要である。

この章の最大の特徴は，fMRIを理解することなく超高磁場装置を使ってデータ処理し，正当性評価のされていない誤ったfMRIの論文が多く存在することを指摘している所にある。fMRIを使用して脳の病態を診察しようとする人は必ず一読していただきたい。近年，記憶研究にfMRIが用いられる。画像のアーチファクト（人工産物），統計学的アーチファクトが起こる原因についても述べており，記憶の基礎知識（基礎編1章）と実験技術（技術編6章，7章，9章）にfMRIを使用するときは，よく理解することが重要であろう。

技術編11章「情動とストレスのモニタリング」では，情動・ストレスの定義，ストレスの神経回路，記憶とセリンプロテアーゼt-PA(tissue type plasminogen activator)，ストレス負荷ラット脳内ドパミン，セロトニンのマイクロダイアリシス

によるモニタリング，そしてその行動評価について述べている。

クッシング病，米軍ベトナム帰還兵の脳のMRI（技術編10章）データでは海馬の萎縮が見られ，ストレスに伴う血中グルココルチコイドの増加が海馬の萎縮と連関していると説明している。その萎縮がt-PAと関係するかどうか，関係する場合，記憶と情動のどちらにかかわっているかを検討するため，t-PA遺伝子破壊マウスを作成して検討した。その結果，t-PAはストレス記憶（刺激を受けた記憶）の形成に寄与し，情動性には影響しないと記している。更にストレスとニコチンの関係を明らかにするため，情動にかかわる側坐核と運動にかかわる線条体におけるドパミンとセロトニンのマイクロダイアリシス（技術編5章を参照）を行った。その結果ストレス負荷により側坐核のドパミン放出は増加するがニコチンによっては影響を受けないと述べている。マイクロダイアリシスは記憶行動（技術編6章），情動行動を測定しながら行うことができ，ストレス研究には有用な方法であろう。

技術編12章「免疫毒素による誘導的細胞ターゲティング（IMCT）—記憶研究への展望」では，細胞破壊の一種であるIMCTの歴史的発展と原理について図で説明している。

2つの実例を挙げている。1）ノルアドレナリン合成酵素遺伝子のプロモーターを組み込んだ融合遺伝子のトランスジェニックマウスによる中枢および末梢の特異的神経破壊と，2）代謝型グルタミン酸受容体の遺伝子プロモーターを同様に組み込んだトランスジェニックマウスによる小脳のゴルジ細胞の特異的破壊である。成熟マウスの小脳のゴルジ細胞を破壊し，記憶機構を明らかにできたことは，記憶研究（基礎編1章を参照）への新しい手段として高く評価された。この方法を利用する際の制約や，将来への応用について言及しており，これまで多く行われてきたノックアウト法（基礎編1章）と比較していただきたい。

最後に，今回紙面の関係上執筆されなかった有用な脳の動的計測について概説する。細胞内カルシウムの蛍光顕微鏡（技術編4章）による画像処理は広く用いられているが，ノマルスキー干渉顕微鏡，走査型電子顕微鏡（scanning electron microscopy；SEM），走査型電気化学顕微鏡（scanning electrochemical microscopy；SECM）など顕微鏡による神経活動の動的研究もある。神経細胞に蛍光色素を挿入し，細胞内・細胞間の活動を測定する方法（技術編4章）のうち，膜電位感受性色素による多チャンネル神経モニタリングは，電気生理学的観測と比較しながら観測ができ有用な方法である。

モデル動物に関するモニタリング実験では，アルツハイマー型痴呆モデルとしてのアミロイドβの沈着，プレセニリンとの共発現，神経原線維発現，アポE4の多発現，老化促進マウスSAMp8などいろいろある。これらの行動と脳内神経活動が同時に測定できるマイクロダイアリシス法や，非侵襲のPET，MRIを用いた研究も期待される分野であろう。

基礎編

1）記憶の分子機構
2）虚血ストレスと神経細胞死
3）損傷神経の再生・機能修復

基礎編 1

記憶の分子機構

真鍋俊也　神戸大学教授・生理学第一講座

1. 海馬と記憶

　記憶が中枢神経系のどの部位に蓄えられるかについては，19世紀から多くの議論がなされてきた。これまでの認知神経科学（cognitive neuroscience）において，この問題に最も重要な示唆を与えてくれたのがlesion studyであろう。すなわち，脳の一部を疾病などで欠損した人間や脳の各部位を系統的に破壊した実験動物を用いて，記憶・学習能力を詳細に検討して，破壊された部位がどのような機能をもつかを探る方法である。

　言語能力に関しては，BrocaやWernickeの仕事が有名であるが，その成果は大脳が一様なものではなく機能的にある程度独立していることを示したという点で大きな意味をもつ。

　しかし，記憶に関してはラットの大脳皮質のいろいろな部位を切除しても記憶障害を起こすことができないという実験事実が報告され，記憶は大脳皮質の限られた領域に蓄えられるのではなく，ある広がりをもった神経回路に何らかの形で保持されるのであろうという考えがHebbにより提唱された。そのような状況のなか，ScovilleとMilner（1957）により，あの有名なH. M. という患者の詳細な研究結果が報告された。

　H. M. は重度のてんかん発作の治療の目的で，Scovilleにより両側の海馬（hippocampus）を含む側頭葉の部分切除手術を受けたが，術後特徴的な記憶障害を呈し，その症状がMilnerにより詳しく解析された。H. M. は手術よりも前の出来事などは普通に思い起こすことができるが，新しい記憶がほとんど形成されないことがわかった。

　例えば，古い友人を認識することはできるが，手術後に会った病院の医師や看護婦を覚えることがまったくできなかった。あることに集中している間は，それに対する印象をもつことはできるが，いったん注意がほかに向くとそのことは1分以内に忘れてしまうといった具合である。

　このような事実から，記憶の貯蔵に関しては，長期記憶と短期記憶のそれぞれを保持する2種類の異なった貯蔵庫が存在すると考えられており，海馬は情報をソーティングして短期記憶をおそらくは大脳皮質の適当な部位に送り込む役割をしているのではないかと思われる。H. M. について，さらに興味深いことに，このような新たな事実や出来事を記憶する能力が著しく障害されているにもかかわらず，運動学習能力はまったく正常である。

　つまり，MilnerはH. M. に対し，mirror drawing taskを試してみたところ，健常者と同程度の学習能力を有することがわかったのである。このタスクは，被験者が鏡を見ながら折れ曲がった2本の平行線の間を鉛筆でなぞっていくテストで，視覚からの入力により形成される運動学習テストの一種である。このタスクを何回か繰り返し，失敗する回数がどれだけ少なくなるかを評価するのであるが，面白いことに，新たに試行をする際に彼は以前にこのタスクをやったということはまったく覚えていないのにもかかわらず，成績はどんどんよくなるのである。

このように，新しい事柄を覚えられないにもかかわらず，運動学習がまったく正常であるという事実は，記憶が質的に大きく2つに分類できることを表している。現在では，事実や出来事などの記憶を，記憶の対象を言葉で表せるという意味で陳述記憶(declarative memory)，運動を学習する際の記憶を，言葉で表せないという意味で非陳述記憶(non-declarative memory)と呼ぶのが一般的である。後者は，さらにいくつかに細分できるとされており，それに関連する脳の領域もかなり同定されている。このようなlesion studyの結果から，海馬およびその周辺領域は陳述記憶の形成，特に短期記憶から長期記憶への変換に密接に関与すると考えられるに至っている(総説：Milner, Squire and Kandel, 1998)。

人間を用いたlesion studyは，外傷や疾病による脳の損傷を受けたり，治療目的のために脳の部分切除を行った人を被験者にするため当然限界がある。より系統的な解析をするため，かなり以前より実験動物を用いた研究が数多く報告されている。

その中で，現在の神経科学に多大な影響を与えたものとしてMorrisらの研究(1982)を挙げるべきであろう。彼らはネズミが場所を覚える能力を定量化して解析するため，水迷路学習テスト(water maze task)を考案し，両側の海馬を破壊したラットがこのテストで学習記憶能力が著明に低下することを示した。

このテストでは，円形プールに不透明の水を満たし，その中の1か所に小さな台を置いてネズミがそこに到達すると台の上に立って泳がなくてもよい状況を作ってやる。ただし，この台は水面下にありネズミには直接見ることができないので，その場所はプールの外の風景と関連付けることによりはじめて覚えられる。このような水迷路にネズミを入れ，台を発見するまでの時間を計測するという試行を何回も繰り返し，どのような時間経過でより早く台を見つけるようになるかを見ることで，ネズミの場所記憶能力を測定するわけである。この方法には，多少問題点があることは後にMorris自身が論文を発表しているが，現在でもネズミの記憶学習能力を計測するための標準的な方法として多くの研究者が用いている。

このように，この数十年間は，脳の特定部位を破壊することによるlesion study of the brainにより記憶研究は大きな進歩を遂げたが，現在はlesion study of the moleculeとでもいうべき時代が到来している。近年，神経系の機能が組織・細胞レベルから分子レベルで明らかになり，中枢シナプス伝達が機能分子によりどのように維持され，調節されているかが次第に解き明かされつつある。

神経科学に分子生物学が浸透し，分子の立場から記憶・学習などの高次機能が説明できるようになってきたが，その中でも強力な解析方法として，遺伝子ターゲッティング法が挙げられる。マウスの遺伝子を操作することにより，特定の遺伝子を破壊し，その遺伝子によりコードされている蛋白をその個体から完全に除去することができる。この方法により，中枢神経系で重要と考えられる機能蛋白を欠損させ，それによりどのような異常が出るかを観察することにより，逆に正常動物で，その蛋白がどのような役割を有するかを調べるわけである。

これまで，遺伝子ターゲッティング法により多くの分子が記憶にかかわることが明らかになっている。遺伝子ターゲッティング法の利点は，蛋白欠損の効果を細胞やスライスといったレベルで電気生理学的あるいは生化学的解析などを行えるだけでなく，個体レベルでの効果を観察できることであり，分子から細胞，組織さらに個体までを総合的に解析できる点である。しかし，通常の遺伝子ターゲッティング法では個体のすべての蛋白が欠失するため，lesion study of the brainの場合とは逆に，脳のどの部位がその表現型に関与するかということを同定するのが難しくなる。

最近ではこの問題を克服するため，脳の特定部位の蛋白のみを欠失させたり，発達段階のある時期だけ蛋白を欠失させるという方法も導入されつつあり，まさにlesion study of the moleculeの全盛期を迎えつつある。

以下の節では，認知神経科学で記憶形成に重要であることがわかった海馬の機能について，特に分子レベルでの最近の知見を紹介し，記憶形成の分子基盤のモデルについて解説したい。

基礎編 ①

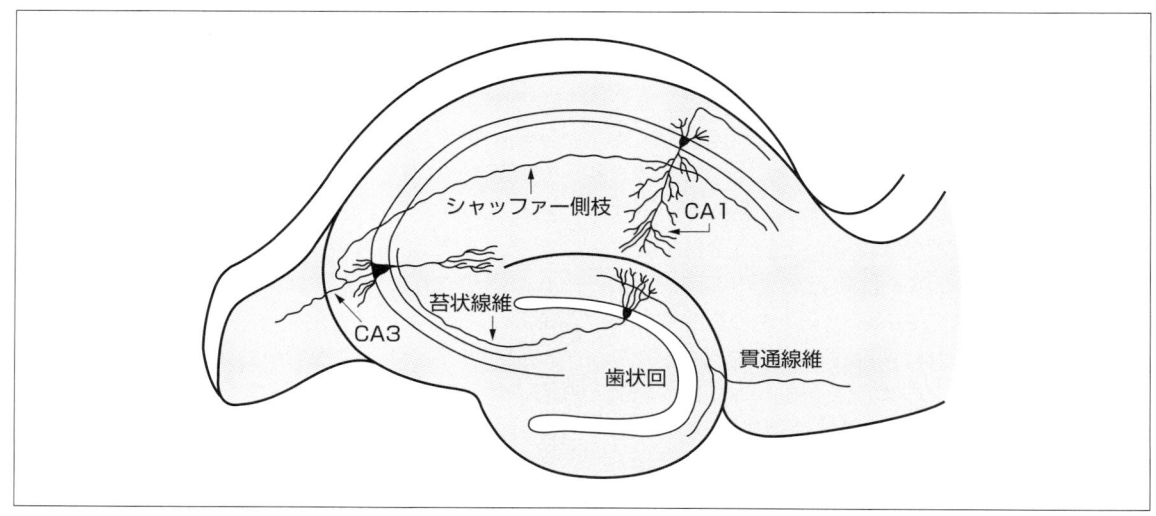

図1　海馬の興奮性神経回路の模式図

2. 海馬でのシナプス伝達

a. 海馬の神経回路

それでは，このように陳述記憶の形成に必須と考えられる海馬ではどのような情報処理が行われているのであろうか。海馬は側頭葉の大脳皮質に埋もれるような形で，左右に一対ある。隣接する内嗅皮質(entorhinal cortex)と入出力のやり取りをしているが，海馬内では比較的簡単な神経回路を形成している(図1)。

ここでは，まずニューロンの興奮を伝えていく興奮性シナプスの神経回路について説明する。内嗅皮質からの入力である貫通線維(perforant path)は，まず歯状回(dentate gyrus)の顆粒細胞(granule cell)にシナプスを形成する。次に，顆粒細胞から苔状線維(mossy fiber)と呼ばれる軸索が出るが，これはCA3領域の錐体細胞(pyramidal cell)の近位樹状突起にシナプス結合する。さらに，CA3錐体細胞の軸索であるシャッファー側枝(Schaffer collateral)がCA1領域の錐体細胞にシナプスを形成し，CA1錐体細胞はその出力を皮質に送り返すというループを形成している。実際には，もう少し複雑な構造をしてい

るが，主な経路はこの3種類であると考えてよい。

いずれのシナプスでも神経伝達物質はグルタミン酸であることが明らかになっている。シナプスの前部であるシナプス前終末(presynaptic terminal)に軸索を伝導してきた活動電位が到達すると，そこに局在する膜電位依存性カルシウムチャネルが開口し，細胞外からシナプス前終末にカルシウムイオンが流入する。そうすると，シナプス前終末内のシナプス小胞の中に蓄えられているグルタミン酸がある確率でシナプス間隙に開口放出され，シナプス後細胞の細胞膜に存在するグルタミン酸受容体に結合し，シナプス後細胞(postsynaptic cell)に各種の変化を引き起こす。シナプス後細胞がある閾値まで脱分極すると活動電位を発生し，興奮が次のニューロンへと伝えられていくといった一連の反応が引き起こされるわけである(図2)。

このように，シナプスにおいては軸索を伝導してきた活動電位という電気信号が，神経伝達物質の放出と受容体の活性化という化学的信号に変換され，さらにシナプス後細胞で電気信号に翻訳しなおされるという作業が行われている。活動電位はall or nothingという原則に従うので，その大きさを変化させて情報を伝達することができな

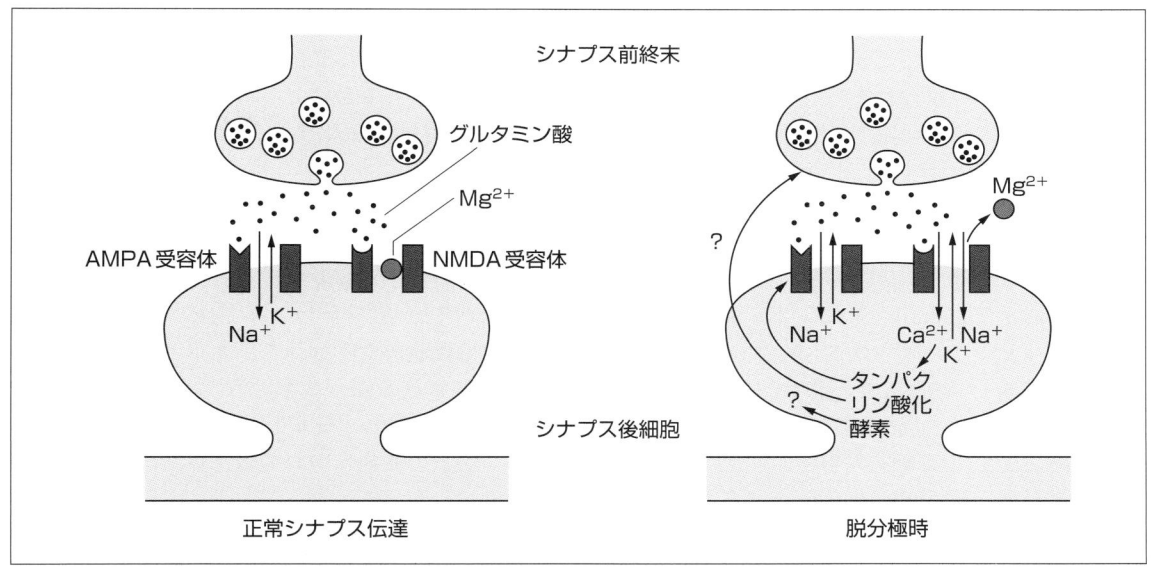

図2　海馬CA1領域のシナプス伝達

い。したがって，どれだけの頻度で活動電位を出すかということで情報を伝えることになり，ニューロン間の中継地点であるシナプスでその調節を行うわけである。つまり，到達した活動電位をそのまま次のニューロンに伝えるのではなく，ここで修飾を加えるのである。

しかし，興奮性シナプスでは，神経伝達物質はグルタミン酸1種類であり，複雑な調節を行うには無理があるように思われるが，実際には伝達物質の受け手側であるシナプス後細胞の受容体（receptor）に多様性があり，その活性化の程度により多彩な反応が引き起こされる。ここでは，まず，海馬におけるグルタミン酸受容体について詳しく説明したい。

b. グルタミン酸受容体

薬理学的な特性から，これまでイオン透過型（ionotropic）のグルタミン酸受容体は，AMPA型，カイニン酸型，NMDA型の3種類が存在するとされてきた。イオン透過型とは，受容体にアゴニストであるグルタミン酸が結合すると，受容体内に存在するイオンチャネルが開口し，イオンが透過することにより電気的な反応を引き起こすタイプの受容体を指す。

この10年間ほどの間に，分子生物学的手法により，それぞれの受容体がクローニングされ，分子レベルでも異なった3種類のイオン透過型受容体が存在することが確かめられている（総説：Ozawa, Kamiya and Tsuzuki, 1998）。実際には，それぞれ1種類の受容体分子が存在するのではなく，いくつかのサブユニットが組み合わさって複合体を形成することがわかっている。その構成様式により受容体チャネルの特性が変化することも知られており，さらにリン酸化などの翻訳後修飾によっても影響を受ける。

海馬の興奮性シナプスにおいては，NMDA受容体とAMPA受容体が共存していると考えられているが，通常のシナプス応答のほとんどはAMPA型受容体が担っている。つまり，グルタミン酸が放出されAMPA受容体とNMDA受容体に結合するが，電気的な反応を起こすのは特殊な条件下以外ではAMPA受容体だけである。シナプス後細胞が脱分極した場合にのみNMDA受容体が活性化するが，その詳細については後述する。

また，カイニン酸受容体については，海馬ではCA3領域の苔状線維シナプスあるいは抑制性の介在ニューロン（interneuron）上のシナプスなど

基礎編 ①

ごく限られたシナプスにのみ存在し，ある場合には電気的応答を示すことが知られているが，詳細についてはまだ研究が始まったばかりで不明の点が多いため，ここでは説明を省略する。

AMPA受容体には，GluR1（α1），GluR2（α2），GluR3（α3），GluR4（α4）の4種類のサブユニットが存在することが知られているが，海馬では主にGluR1-3で構成されている（総説：Ozawa, Kamiya and Tsuzuki, 1998）。グルタミン酸を結合するとイオンチャネルが開口し，GluR2を構成要素として含むAMPA受容体は，主に一価の陽イオンを透過する。通常の静止膜電位（-60から-70mV程度）では細胞外のナトリウムイオンが細胞内に流入し脱分極性の応答を誘発する。GluR2を含まないAMPA受容体は海馬では介在ニューロンなどに存在することが知られており，この場合には二価のカルシウムイオンも透過することが知られているが，以下に述べる海馬錐体細胞でのシナプス伝達には関与しないと考えられているため，ここでは詳しい説明は省略する。

AMPA受容体は，アゴニストであるグルタミン酸が結合すれば必ずイオンチャネルを開いてシナプス応答を引き起こすが，NMDA受容体はある条件を満たさないと開口しない。つまり，グルタミン酸が結合することはもちろん必要であるが，通常の静止膜電位のようなマイナスの電位では，イオンチャネルをマグネシウムイオンが閉鎖してしまい，電流が流れなくなってしまう（マグネシウムブロック）。

したがって，NMDA受容体が活性化するためには，シナプス前終末からのグルタミン酸放出とともに，シナプス後細胞が何らかの形で脱分極する必要があるわけである。シナプス前の興奮とシナプス後の興奮が同時に起こったときにのみ，NMDA受容体を介して電流が流れるわけで，その意味でNMDA受容体はシナプスの前後が同時に活性化したことを感知する「検知器」の役割を果たしており，開口にグルタミン酸の結合だけを必要とするAMPA受容体とは対照的である。しかも，NMDA受容体は一価の陽イオンだけではなく，カルシウムイオンも透過するという特性を有しており，この「検知器」が反応するときには，シナプス後細胞に多量のカルシウムイオンが流入することになる（図2）。このカルシウムイオンの流入があとで述べる海馬でのシナプス可塑性に重要な役割を演じるわけである。

NMDA受容体はNR1（ζ）とNR2（ε）という2種類のサブユニットから構成されている。NR1（ζ1）は1種類であるが，NR2については，NR2A（ε1），NR2B（ε2），NR2C（ε3），NR2D（ε4）の4種類が存在することが知られている。NR1とNR2が組み合わされてはじめて，NMDA受容体は機能的な受容体チャネルとして活性化することができるが，成熟マウスの海馬ではNR1とNR2A，NR2Bが発現している。それぞれのサブユニットの機能については，以下に具体的に解説する。

これまでは，イオン透過型のグルタミン酸受容体について説明してきたが，これ以外に代謝型（metabotropic）グルタミン酸受容体（mGluR）というグループが存在する（総説：Ozawa, Kamiya and Tsuzuki, 1998）。mGluRにグルタミン酸が結合すると細胞内の生化学過程が活性化あるいは不活性化され，セカンドメッセンジャー系の媒介でシナプス後細胞あるいはシナプス前終末の活動が制御を受ける。これまでに，8種類のmGluRがクローニングされているが，それに共役する細胞内生化学過程により，大きく3種類に分けられることが知られている。mGluRがシナプスの可塑性に関与することは，電気生理学的解析あるいはノックアウトマウスを用いた解析で明らかになりつつある。これについては次節で簡単に述べる。

3. シナプスの可塑性－記憶のモデル

a. 海馬と長期増強

記憶形成に海馬が重要な役割を果すことが明らかになってきたころ，海馬の興奮性シナプス伝達が長時間にわたり増強することがあるという実験事実がBlissとLφmo（1973）により発表された。彼らは，生きたままのウサギを用いて，海馬の歯状回顆粒細胞での興奮性シナプス応答を記録し，入力線維である貫通線維を高頻度で刺激してシナプスを強く活性化させると，高頻度刺激を与える前のコントロールのシナプス応答に比べ，同じ刺激でもより大きなシナプス応答が誘発されること

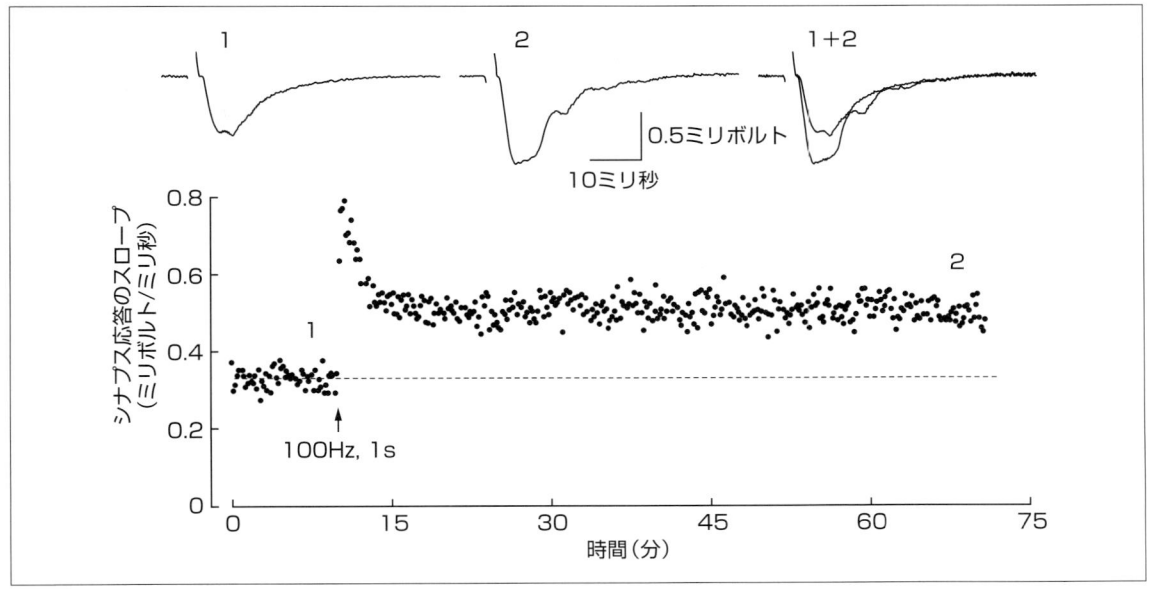

図3　CA1領域のLTPの例

を発見した。しかも，この増強は数時間から，ある場合には数週間にわたって持続することが明らかとなり，この現象は長期増強（long-term potentiation；LTP）と名づけられた。

その後，これと同様の現象が，摘出した海馬から作製されたスライス標本でも誘導できることがわかり，薬理学的あるいは生化学的な検討が比較的容易にできるようになって，その細胞レベルでの誘導・発現機構がかなり明らかになってきた（総説：真鍋，1998）。最初の報告は，海馬の歯状回でのLTPであったが，その後CA3領域の苔状線維シナプスとCA1領域のシャッファー側枝と錐体細胞間でのシナプス（CA1シナプス）でも高頻度刺激によりLTPが誘導されることがわかり，現在ではCA1シナプスでのLTPが最もよく調べられている。さらに，同様の現象が大脳皮質や末梢の自律神経節のシナプスなどでも誘導されることが明らかとなっている。

ここでは，スライス標本を用いたCA1シナプスでのLTPの例を示して，電気生理学的実験法の概要を説明する（図3）。この例では，中空のガラス管を細くして中にNaClを充填した記録用電極をCA1領域錐体細胞の樹状突起が密に分布す

る放線状層に刺入し，ガラス管周囲のシナプスで発生するグルタミン酸受容体を介する電流の流れを細胞外電位記録法により記録した。また，金属の双極刺激電極をシャッファー側枝が密に走行する放線状層に刺入し，短い電圧パルスを刺激電極に与え，シャッファー側枝に活動電位を引き起こし，その先端に存在するシナプス前終末からグルタミン酸を人為的に放出させてシナプスを活性化させた。そうすると，図のトレースにあるように非常に早い時間経過のシナプス応答が観察される。

これは記録電極の電位のゆれを見たもので，電気刺激（上向きの変化がそれによるartifact）を与えた直後に下向きのゆれが見られるが，これがAMPA受容体を介して流れる電流により誘発されたシナプス応答である。このような応答を0.1Hz程度のゆっくりした頻度で誘発してから，図の矢印の点で100Hz，1sの高頻度刺激を1回与えると，刺激頻度を0.1Hzに戻しても1時間以上にわたりシナプス応答が元のレベルより高いところで安定したままの状態となる。この現象をLTPと呼ぶわけである。

海馬CA1領域のLTPが記憶の細胞レベルでの

基礎編 ①

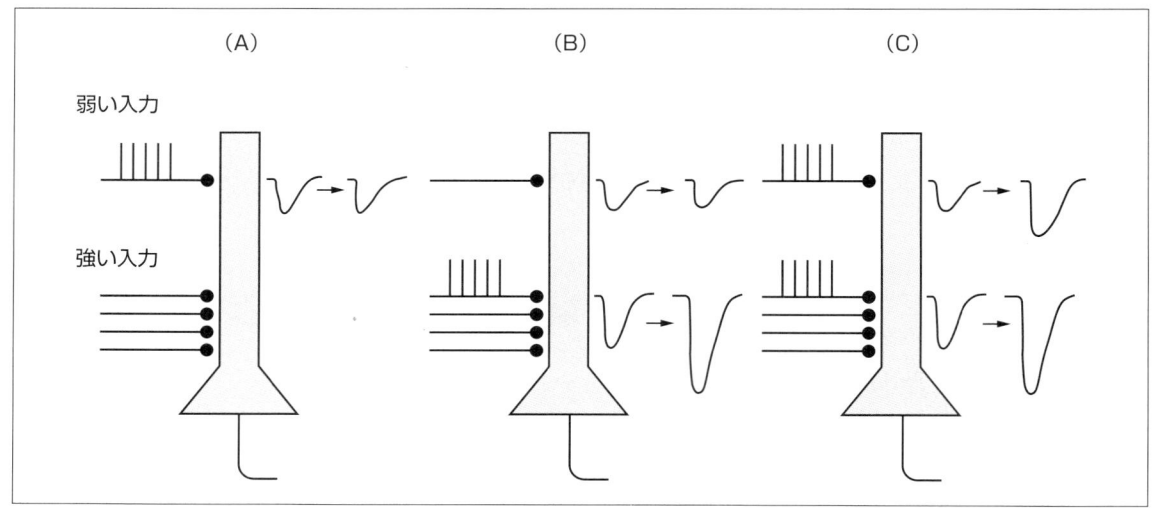

図4　CA1領域のLTPの特性（Nicollら(1988)より改変）
A：協同性；弱い入力に高頻度刺激を与えてもLTPは誘導されない。　B：特異性と協同性；強い入力に高頻度刺激を与えるとLTPが誘導される（協同性）。一方，高頻度刺激の入らない弱い入力は変化しない（特異性）。　C：連合性；それだけではLTPが起こらない弱い刺激でも，強い入力の高頻度刺激と同時に刺激されるとLTPが誘導される。

モデルとして盛んに研究されているが，それは以下のような特性を有するためである。まず，第一に記憶という現象と同様，長時間にわたりシナプス伝達効率が上昇することが挙げられる。脳に記憶という痕跡が残るのは，all or nothingの反応を示す軸索や細胞体ではなく，シナプスに長時間続く変化が起こるためであろうと以前から考えられているが，まさにLTPはその典型例である。また，LTP誘導に，1) 特異性 (specificity)，2) 協同性 (cooperativity)，3) 連合性 (associativity)，という3種類の特性が見られることも記憶との関連性を考えるときによく指摘される（図4）。

(1) **特異性**とは，シナプスが高頻度で活性化するとLTPが起こるが，それは活性化しているシナプスのみに限られ，近くに存在するシナプスでも高頻度刺激が入らなければLTPは起こらないという性質である。これは，異なる事項をそれぞれ別々に記憶することができるという記憶形成の基本特性と共通するものである。

(2) **協同性**とは，高頻度刺激時に，ある一定数以上の入力線維が同時に活性化しないとLTPが起こらないという特性を表す。これは，1つの細胞上のある一定数以上のシナプスが活性化して十分な脱分極が起こらないとLTPが誘導できないと言い換えることができる。これはHebbが提唱したシナプスで可塑的変化が起こるための条件，つまりシナプスの前側であるシナプス前終末と後側であるシナプス後細胞が同時に活動しなければならないという原則と同質のものである。このような条件が満たされたときにLTPが起こるシナプスをHebbian synapseと呼ぶが，CA1シナプスはその典型である。記憶形成との関係としては，記憶が成立するためにはある程度強い印象が必要であるということに対応するのであろう。

(3) **連合性**は，連合学習の細胞レベルでのモデルと考えてよいであろう。それだけではLTPが起こらないような弱い入力でも，LTPが起こるような強い入力の高頻度刺激とほとんど同時に活性化した場合には，LTPが誘導されるという特性である。それだけでは印象が薄く記憶に残ることがないけれども，それと同時に非常に強烈な出来事があればそれと関連付けられて記憶に残ってしまうという現象と共通性をもつ。海馬内でこの連合性が実際に連合学習の成立と直接的に関連し

ているかどうかは明らかにはなっていないが，その有力な候補と考えてよい．

それを支持する行動学実験として，文脈恐怖条件付け（contextual fear conditioning）が挙げられる．この文脈学習では，ネズミをあるケージに一定時間入れてその中を自由に探索させてから，床から電気ショックを与えて恐怖を与えるというものである．恐怖に対する反応として，ネズミは電気ショック直後から呼吸以外の身動きを止めてじっとする体勢（フリージング）をとるようになる．ケージの特徴（文脈）だけではネズミはフリージングを起こさないのだが，電気ショックを受けた，まさにそのケージに入れられると電気ショックを与えなくてもそれだけでフリージングを起こしてしまうようになる．これは，それだけでは記憶に残らないケージの状態が，電気ショックという強い刺激と同時に与えられたことから記憶に残り，電気ショックと関連付けが行われたと考えられる．このような文脈学習は，両側の海馬を破壊されたネズミでは形成されないことがわかっている．

b. 長期増強の誘導発現機構

それでは，このLTPはどのような機構により誘導・発現されるのであろうか．CA1シナプスのようなHebbian synapseでは，シナプス前終末とシナプス後細胞が同時に活動することが必要であるが，それを検知するのが前に述べたNMDA受容体である．NMDA受容体の活性化がLTP誘導に必須であることはNMDA受容体の拮抗薬を用いて証明されたが，この活性化は高頻度刺激時の1秒程度のごく短時間で十分である．つまり，通常のシナプス伝達はもっぱらAMPA受容体によって担われているが，条件刺激が入ったときにのみNMDA受容体が働くわけである．一般的に細胞内のカルシウムイオン濃度はさまざまな機構により非常に低い状態に保たれているので，NMDA受容体が活性化されると，電気化学的勾配にしたがって大量のカルシウムイオンが細胞内に流入することになる．

LTP誘導におけるカルシウムイオンの重要性は，シナプス後細胞内のカルシウムイオン濃度上昇をキレート剤などにより抑えるとLTPが誘導できないことから明かとなっているが，流入したカルシウムイオンによりシナプス後細胞でどのような変化が引き起こされるかについては多くの報告がある．最もよく調べられているのが，カルシウム・カルモデュリン依存性蛋白リン酸化酵素II（CaMKII）である．

CaMKIIは，グルタミン酸受容体をはじめ多くの蛋白が集合しているシナプス後肥厚（post-synaptic density）に多く存在し，細胞内カルシウム濃度上昇により活性化されることが知られている．この酵素が活性化されると基質がリン酸化され生理作用が発現する．この酵素の特性は，いったん活性化されると，自分自身をリン酸化することができる点で，リン酸化されたCaMKIIはカルシウムイオン濃度が元のレベルに戻っても，酵素活性を長時間持ち続けることができる．したがって，この特性はLTPのような長時間持続する現象を説明するには好都合である．

実際，このCaMKIIの活性を特異的に阻害する薬物をシナプス後細胞に導入するとLTPがブロックされることから，この酵素がLTPに関与することが報告されている．この酵素に関しては，ノックアウトマウスを用いた研究があるので，それについては後述する．これ以外にも，Cキナーゼやチロシンリン酸化酵素などの阻害剤を用いた実験でLTPがブロックされることも報告されているが，その詳細については省略する．

CaMKIIがLTP誘導・発現に重要であることは一般的にかなり認められるようになってきているが，それに引き続く，あるいはそれと並行して進行する生化学過程については今のところあまりよくわかっておらず，LTPの発現がどのように維持されているかについては未だに多くの議論がある．

LTPという現象は，電気生理学的にシナプス応答が大きくなるということで確認するのであるが，その発現機構については理論的には大きく分けて2つの可能性がある．つまり，シナプス前終末からの伝達物質放出量が増えることで応答が大きくなる場合と，伝達物質放出量は変わらないが，シナプス後細胞でのグルタミン酸に対する感受性が上昇するために応答が大きくなる場合である．LTPの詳細な研究を初めて報告したBlissのグル

基礎編 ①

ープは，LTPに伴って海馬でのグルタミン酸の放出量が増えるということを，海馬内のグルタミン酸を測定することにより示したが，その後の研究から，シナプスで放出されたグルタミン酸はグルタミン酸トランスポーターにより強力に取りこまれるため，シナプスからグルタミン酸が漏れ出るとしても極めて微量であると考えられることから，現在ではこの結果は何か別のものを見ていた可能性が高いと考えられている。

その後，Nicollのグループは，LTPで大きくなるのはAMPA受容体応答だけで，それと共存するNMDA受容体応答は変化しないことから，シナプス後細胞のAMPA受容体のグルタミン酸に対する感受性が選択的に上昇することによりLTPが発現するとした。

しかし，その後MalinowおよびStevensのグループから，シナプス伝達をホールセルパッチクランプ記録法により詳細に検討し，量子解析という方法でLTPを解析したところ，伝達物質の放出が増えているらしいということが報告された。この結論は，この分野の研究者にある意味で大きなインパクトを与えた。つまり，CA1領域のLTP誘導にはシナプス後細胞のカルシウム濃度上昇が必須であることから，誘導はシナプス後細胞で始まることが確定しているが，それに続くステップであるLTPの発現がシナプス前終末で維持されるためには，シナプス後細胞からシナプス前終末へ移動する何らかのメッセンジャーが必要になるわけである。しかし，両者のあいだには細胞膜とシナプス間隙が存在するため，メッセンジャーはそれを短時間のあいだに通過できる物質でなければならない。

そのような物質の候補として，アラキドン酸，一酸化窒素，一酸化炭素，血小板活性化因子などが報告されたが，いずれもこの逆行性伝達物質（retrograde messenger）としての条件をすべて満足することはできていない。しかし，その後，中枢シナプス伝達に量子解析を適用すること自体に問題があるという議論が盛んになされ，適当な逆行性伝達物質が見つからないこともあって，現在ではシナプス前終末でLTPが発現するという説はほとんど支持されていない。

現在，最も支持されているCA1領域でのLTP発現機構は，シナプス後細胞でのグルタミン酸に対する感受性増大である。量子解析でシナプス前発現説が出はじめたころ，筆者ら(1992)はシナプス伝達の最小単位である微小シナプス電流（miniature excitatory postsynaptic current）を測定し，LTPに伴ってその振幅が増大することから，LTPがシナプス後細胞での感受性の増大により発現することを報告した。また，Collingridgeのグループ(1989)は，LTPを誘導したスライスでAMPA受容体のアゴニストであるAMPAを外から与えて得られる反応がLTPに伴って増大することからやはり感受性の増大によりLTPが発現することを示している。

さらに，筆者ら(1994)は，伝達物質の放出確率を，NMDA受容体の開口チャネルブロッカーであるMK-801を用いて測定したところ，LTPが発現しているにもかかわらず，伝達物質放出確率はまったく変化していないことを明らかにし，LTPはシナプス後細胞で発現していることを確認した。これに引き続き，細胞間隙周囲に存在するグリア細胞のグルタミン酸トランスポーター電流を測定して放出された伝達物質を定量するという新しい方法によりLTPに伴って伝達物質の放出量は増えないという確定的な結果をNicollおよびJahrのグループが独立に報告した(1998)。

このような経緯から，CA1領域のLTPはシナプス後細胞で発現するというのがほぼ定説になりつつあるが，その分子機構には大きく分けて2つの有力な説がある。

まず，すでにシナプス後細胞のシナプス部位に存在するAMPA受容体がLTPの誘導により何らかの生化学的な変化，例えば受容体のリン酸化などにより，受容体チャネルの特性が変化し，感受性が増大するという説がある。実際，CaMKIIによりAMPA受容体が直接リン酸化され，外から与えたアゴニストに対する応答が大きくなるという報告がある。

また，最近最も注目されている説として，シナプス後細胞のシナプス部位に隣接する細胞質内にAMPA受容体を含む小胞があり，LTP誘導の刺激に伴って，その小胞がシナプス部位に挿入されるという説がある。つまり，グルタミン酸により活性化しうるAMPA受容体の絶対数が増えるこ

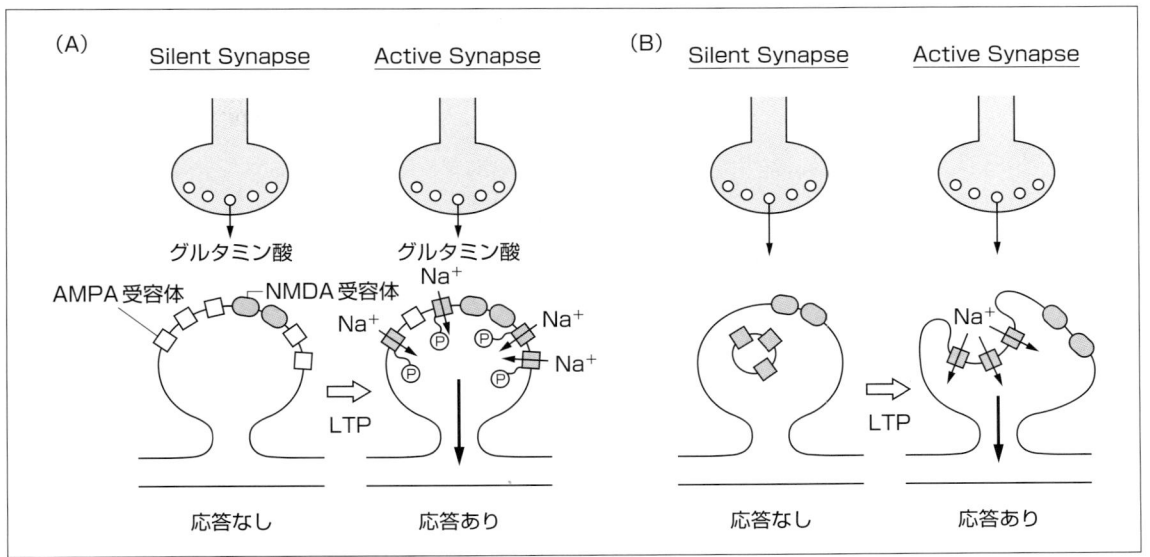

図5　silent synapse が LTP で active になる仮説
A：silent synapse のシナプス後膜にすでに AMPA 受容体が存在するがイオンを透過できない状態にある。それが LTP の誘導の際に何らかの形で修飾される（この場合はリン酸化としてある）ことにより，active な AMPA 受容体になり，シナプスも active synapse へと変化する。　B：silent synapse のシナプス後膜には AMPA 受容体は存在しない。LTP 誘導により，シナプス後膜の細胞質内にあった AMPA 受容体を含む小胞が膜融合により，シナプス後膜面に露出されることにより active synapse に変化する。

とで，シナプス応答が大きくなるという説である。これを支持するものとして，小胞が細胞膜に融合する際に必要な蛋白と蛋白の相互作用を阻害する薬物処理により LTP がブロックされるという Nicoll グループの報告（1998）がある。

このシナプス後細胞での変化に関して，最近興味ある仮説が提唱されている（図5）。それは，silent synapse というもので，通常はグルタミン酸が放出されてシナプス後細胞の AMPA 受容体に結合し，シナプス応答が誘発されるが（active synapse），この silent synapse ではグルタミン酸が放出されてもシナプス応答が誘発されない。しかし，NMDA 受容体チャネルが開くように，わざと細胞の膜電位をプラスに変化させてやると NMDA 受容体シナプス応答が記録できることから，シナプスが確かに刺激されていることがわかるわけである。

つまり，silent synapse とは，正常状態では NMDA 受容体チャネルは開かないため，シナプス応答はまったく記録できないが，NMDA 受容体が活性化しうる状態にしてやると NMDA 受容体シナプス応答が見られるシナプスをいう。この場合，AMPA 受容体はシナプス部に存在するが特性が変化しグルタミン酸が結合しても電流を流さなくなっている場合（図5A）と，AMPA 受容体自身がシナプスに存在していない場合（図5B）とが考えられる。このようなシナプスで LTP 誘導の操作を加える，つまり高頻度刺激などで NMDA 受容体を活性化させると，それまでまったく応答が出なかったものが，急に AMPA 受容体応答を出すようになる。つまり，nothing から something が生じるわけで，シナプス後細胞での伝達物質に対する感受性が上昇するという結果を生じることになる。

これは active な AMPA 受容体がシナプス後細胞の細胞膜に挿入されるために起こるのだろうという考えが現在のところ有力である。この "silent synapse" という考えが登場して，これまであった矛盾のほとんどが説明可能となり，現在では多くの研究者の同意を得るに至っている。実

基礎編 ①

際,最近の形態学的解析により,これに相当するシナプスが海馬にかなり存在することが証明されつつある。

アメフラシやショウジョウバエを用いた研究で,新たな蛋白の合成は短期記憶には不要であるが,長期記憶には必要であるということが示唆されている。海馬のLTPに関しても,蛋白の合成を阻害すると,1時間程度持続するLTPは誘導できるが,数時間持続する,いわゆるlate phase LTPは誘導できないということをKandelのグループが報告している。また,アメフラシなどの無脊椎動物では転写因子であるCREB(cAMP-responsive element-binding protein)が長期記憶に関与していることが報告されているが,哺乳類においてもシナプス可塑性にCREBが関与することが複数の研究室から報告されている。しかし,このlate phase LTPが本当に存在するかどうかについては,ほとんど追試が行われていないし,海馬CA1領域のシナプス可塑性におけるcAMP-Aキナーゼ系の関与に関してはまだ一般的な同意は得られていない。

人間の記憶が何十年にもわたり持続することを考えると,何らかの遺伝子レベルでの調節が関与していることはおそらく間違いないのであろうが,その解明はこの分野の最も重大な今後の課題の1つである。

c. 長期抑圧

これまでは,シナプス伝達効率が上昇するLTPについて解説してきたが,シナプス伝達の効率が上昇するLTPだけではいつかは伝達効率が一番高いところで飽和してしまい,動的な調節が不可能になる。それを回避するためには,伝達効率を下げる機構が要求されるが,海馬には実際そのような機構が存在する。

LTPの場合は,一般的に比較的高い頻度の刺激を与えると誘導されるが,伝達効率を長期にわたり下げる長期抑圧(long-term depression;LTD)の場合は,比較的低い頻度の刺激をやや長めに与える。スライス標本で現在最もよく使われるLTD誘導のプロトコールはBearのグループが1992年に報告したもので,1Hz程度の刺激を10〜15分間与えるというものである。

これに先立ち,山形大学医学部の藤井ら(1991)はLTPを誘導したあとに,これと同様の刺激を与えるとLTPが消去されること(depotentiation)を報告しており,これはおそらくはLTDと類似の機構により引き起こされているものと思われる。LTDもdepotentiationもLTPと逆の方向への変化であるため,忘却のモデルと考えられている。しかし,今のところ,物を忘れることとLTDとの相関関係を示した報告はない。

CA1領域のLTDに関しては,その誘導機構がかなり詳しく解析されている。1Hz刺激で誘導されるLTDはLTPと同様,NMDA受容体の阻害剤によりブロックされる。LTPとLTDのいずれにもNMDA受容体の活性化が関与するという一見矛盾するような結果であるが,これにはコンディショニング刺激の頻度の違いが関係している。

100Hz程度の高頻度刺激の場合,シナプス後細胞が強く脱分極するためNMDA受容体のマグネシウムブロックが十分はずれるとともに,グルタミン酸が大量に続けて放出されるため,NMDA受容体が十分活性化される。それに対し,1Hz程度の低頻度刺激では,ほとんど脱分極しないので,NMDA受容体の活性化は極めてわずかと考えられる。

したがって,高頻度刺激の場合は,シナプス後細胞に大量のカルシウムイオンが流入することになるが,低頻度刺激の場合は,ごくわずかにとどまる。LTPには,CaMKIIが関与する可能性があることを上で述べたが,CaMKIIの活性化のためには,細胞内のカルシウムイオン濃度がかなり上昇しなければならないことが知られている。低頻度刺激の場合のようなわずかな上昇では活性化されないと考えられるが,このようなかなり小さなカルシウムイオン濃度の上昇でも活性化する酵素として,カルシニューリン(calcineurin:蛋白脱リン酸化酵素2B)が知られている。

これは,カルモデュリン存在下にカルシウム濃度が上昇すると活性化される蛋白脱リン酸化酵素の一種で,海馬に多く存在することが知られている。スライス標本を用いた薬理学的な解析から,Malenkaのグループ(1994)は,シナプス後細胞において,カルシニューリン系が活性化されることによりLTDが誘導されることを報告した。

まず，カルシニューリンがリン酸化されたインヒビター1を脱リン酸化する。次に，リン酸化されたインヒビター1により活性を抑えられていた蛋白脱リン酸化酵素1（PP1）が，インヒビター1が脱リン酸化されたことにより活性化することでLTDが誘導されるという結果である。PP1が次にどの蛋白を脱リン酸化することによりLTDが発現するかについては明らかになっていないが，LTPの場合と同様，シナプス後細胞での伝達物質に対する感受性の減少が関与すると考えられている。

このモデルが正しいとすると，高頻度刺激時にもカルシニューリン系が活性化されるはずであるが，それでもLTPが起こる原因としては，（1）LTDも誘導されているが，LTPのほうが量的に大きい，（2）活性化されたCaMKIIがカルモデュリンを強く結合するため，細胞内の遊離したカルモデュリン濃度が下がり，脱リン酸化酵素の活性が抑制される，（3）カルシウム濃度上昇が高すぎる場合には，脱リン酸化酵素系が抑制を受ける，などが考えられるが，現在のところその機構は不明である。

d. CA3領域でのシナプス可塑性

CA1シナプスでの可塑性は，これまで述べてきたようにHebb型であり，シナプス前終末とシナプス後細胞が同時に活性化する場合にのみ誘導されるが，同じ海馬でもCA3領域の苔状線維シナプスではまったく異なった可塑的変化がみられる。

まず，苔状線維シナプスでのLTPはNMDA受容体を阻害してもまったく正常に誘導される。また，シナプス後細胞のカルシウム濃度上昇をブロックしても，やはりまったく正常にLTPが誘導されることから，このシナプスでのLTPはシナプス前終末で誘導され，その発現もシナプス前終末であると考えられている。すなわち，CA1領域でのLTPがシナプス後細胞での感受性の増大で維持されているのに対し，苔状線維シナプスのLTPでは伝達物質の放出確率の増加によるというのが定説となっている。

ここでも，カルシウムイオンが重要な役割を演じる。高頻度刺激によりシナプス前終末に多量のカルシウムイオンが流入するが，それに反応してアデニル酸シクラーゼが活性化され，シナプス前終末内のcAMP濃度上昇が起こり，それがLTP誘導のきっかけになるとされている。

このcAMPの濃度上昇がAキナーゼを活性化し，それが直接的あるいは間接的に伝達物質の放出機構を修飾するため，LTPが発現するというのがNicollのグループにより提唱されている有力な説である。しかし，これに反するデータが最近やはりNicollとSüdhofのグループから報告されている。つまり，シナプス前終末でのシナプス小胞からの伝達物質放出に関与するとされるRab3AのノックアウトマウスではLTPが消失するが，細胞内cAMP濃度を上昇させる作用をもつフォルスコリンにより誘導されるシナプス伝達増強はまったく正常であるというものである。この結果の解釈は難しいが，何らかの形で苔状線維シナプスLTPにcAMP系が関与している可能性は高いと思われる。

この苔状線維シナプスではこれまでLTPの報告しかなかったが，最近筆者のグループ（1996）が，やはり持続した低頻度刺激によりLTDがこのシナプスでも誘導できることを明らかにした。しかし，その頻度依存性はCA1シナプスとはかなりのずれがあり，シナプス前終末の特性は両者でかなり異なるようである。このLTDもNMDA受容体の阻害剤ではまったく影響を受けず，またシナプス後細胞も関与しないことがわかっており，この点でもCA1シナプスでのLTDとは大きく特性が異なる。

苔状線維シナプスLTDの特徴の1つは，mGluRの阻害剤によりブロックされることであり，筆者らと京都大学医学研究科の中西グループとのノックアウトマウスを用いた共同研究から，苔状線維シナプスのシナプス前終末に局在するmGluR2の関与が明らかとなっている。さらに，最近の実験結果から，このLTD誘導にもシナプス前終末へのカルシウムイオンの流入がやはり必要であることがわかり，さらにシナプス前終末に存在するCaMKIIが関与している可能性が示唆されている。

一方，これに対して，NicollとMalenkaのグループはシナプス前終末のcAMP濃度が減少する

ことによりLTDが誘導されるという結果を最近報告している。この点については、今後さらに検討が必要であろう。いずれにせよ、CA3苔状線維シナプスにおいても、両方向性のシナプス伝達効率の調節が行われており、それにカルシウムイオンが密接に関与している。

4. ノックアウトマウスを用いた記憶研究

これまで述べてきたように、LTPに関連する分子がかなり同定されてきたが、スライスのような標本で調べている限り、それらの分子が実際に生きた動物の記憶や学習に直接関与しているかどうかを明らかにすることはできない。

そこで威力を発揮するのが生きたままの動物も解析できる遺伝子ターゲッティング法である。これまで、多種多様の分子がノックアウトされ、中枢シナプス伝達および脳高次機能における役割が明らかになってきたが、ここでは、その中で特に記憶・学習を扱った研究について代表的なものを紹介したい。

中枢神経系において機能する蛋白ではじめてノックアウトされたものは、αCaMKIIである。利根川のグループ(1992)は、このノックアウトマウスを用いて、海馬CA1シナプスでのLTPと記憶学習能力のテストを行っている。変異型マウスでは、LTPが誘導できない例数の割合が増えるが、LTPが誘導できたものでは、その大きさは野生型のLTPと差がないという結果が出ており、αCaMKIIはLTPには必須ではなく、LTPの発現を調節する分子であろうという結論を出している。

行動学実験では、Morrisの水迷路学習で、野生型マウスは正常に台の位置を覚えることができるが、変異型マウスは覚えるまでにより多くの時間がかかり、覚えた台の位置を早く忘れてしまうことが明らかとなっている。したがって、彼らはCA1領域でのLTPと場所を覚える学習には相関関係があるのだろうと結論している。しかし、その後の研究からは、このノックアウトマウスには情動にも変化があることがわかり、この記憶学習能力の異常はそれによる二次的なものである可能性がある。利根川グループは、その後これ以外にも多くの種類のノックアウトマウスの解析結果を報告している。PKCγのノックアウトマウスでは、CA1領域でのLTPが消失するが、高頻度刺激に先立ち1 Hzの低頻度刺激を与えると、LTPが誘導できるようになるという結果を報告している(1993)。行動学実験でも、海馬依存性のタスクでわずかではあるが異常を認めている。

しかし、筆者らの研究室でこれとまったく同じマウスを用いてLTPを解析したところ、通常の高頻度刺激でLTPが正常に誘導できることがわかり、実験条件など、これまでのノックアウトマウスでの解析結果を再検討する時期に来ているように思われる。また、利根川グループはmGluR1のノックアウトマウスに関しても報告しており、このマウスでもCA1領域のLTPが減弱し、海馬依存性の文脈恐怖条件付けでもフリージングが変異型では少なく、文脈学習能力に障害があることを報告している(1994)。

しかし、mGluR1のノックアウトマウスについては、同時期に別のグループからも報告があり、結果にかなりの相違点が認められる。Conquetら(1994)は、変異型のCA1領域のLTPにはまったく異常がなく、CA3苔状線維LTPが減弱するとしている。Morrisの水迷路学習では、変異型で記憶能力の障害を認めている。しかし、いずれのグループもこのノックアウトマウスで、小脳の機能異常を認めているので、学習実験の解釈はかなり難しいと思われる。

さらに、チロシンリン酸化酵素のノックアウトマウスの報告がある。Kandelのグループは、src, yes, abl, fynなどのチロシンリン酸化酵素のノックアウトマウスの解析を行ったが、その中で、fynのノックアウトマウスだけが、細胞外電位記録によるLTPの減弱を示した。しかし、ホールセル記録ではまったく正常にLTPが誘導されているため、このLTPの障害は、LTPそのものではなく、それを調節する機構に異常があるのであろう。また、行動学実験では、Morrisの水迷路学習で学習能力の低下が観察されている。しかし、この変異型マウスも、情動に異常があることがわかり、この結果は単なる記憶・学習の異常ではない可能性が強い。

NMDA受容体のノックアウトマウスに関していくつかの報告がある。NMDA受容体のNR1サブユニットを欠損するマウスは生後すぐに死亡してしまうが，その原因が呼吸不全であるとのForrestらの報告(1994)があるが，この呼吸不全が一次的な死因かどうかは疑問がある。

というのも，NR2Bサブユニットをノックアウトした場合でも同様に死亡するが，この変異型マウスでは吸い込み反射に異常があり，ミルクを飲めないため死亡することが東京大学医学系研究科の三品グループなどの共同研究(1996)により明らかになっている。中枢神経系でシナプス構築に異常が見られるが，その点もNR1サブユニットノックアウトマウスと共通している。また，いずれの場合も，NMDAに対する応答やNMDA受容体シナプス応答はまったく観察できない。

一方，NR2Aサブユニットのノックアウトマウスは正常に発育するが，CA1領域のLTPが野生型に比べて約半分の大きさに減弱していることがやはり三品グループを中心とした共同研究(1995)により報告されている。NMDA受容体シナプス応答を測定したところ，やはり約半分程度に減少しているが，NMDA受容体はLTP誘導の際に重要な役割を果たすことは上で述べた通りであり，これがLTP減弱の原因だと考えられる。Morrisの水迷路学習テストにおいても記憶・学習能力の低下が認められている。

さらに，文脈恐怖条件付けにおいても，文脈(ケージの中の環境)曝露の時間を変化させることにより，変異型マウスで記憶成立のための閾値が上昇していることが城山ら(1998)により証明されている。それと同時に，高頻度刺激の強度を上げる，あるいは回数を増やすことにより，野生型と同程度のLTPが誘導できることから，LTPについてもその誘導閾値が上昇していることを筆者らが明らかにしている。これらの結果は，LTPと海馬依存性の記憶・学習が密接に関係していることを示唆しているのではないだろうか。

これまでに説明したノックアウトマウスは標準的な遺伝子ターゲッティング法で作製されたものなので，そこで見られている表現型が海馬での変化によるものかどうかはわからない。この問題点を克服するため，利根川のグループ(1996)は海馬CA1領域のNMDA受容体応答のみを消失したマウスを作製し，そのマウスでのLTPと記憶・学習能力を検討した。そのために，彼らはCre/loxPシステムを用いて海馬のNMDA受容体のみを欠損するマウスを作製した。

まず，αCaMKIIのプロモーターを用いて海馬の特定部位の特定細胞のみにCreを発現するトランスジェニックマウスを作製し，NR1サブユニット遺伝子を挟むように2つのloxPを組み込んだ遺伝子をもつマウスと掛け合わせを行った。このような方法で，彼らはCA1領域の錐体細胞のみにCreを発現するマウスを作製し，loxPを組み込んだマウスとの掛け合わせの結果，CA1領域のみでNMDA受容体応答がまったく消失するマウスの作製に成功した。この変異型マウスでは，電気生理学的には，NMDA受容体シナプス応答が消失している以外には基本的なシナプス伝達特性には異常が見られていないが，予想通り，CA1領域でのLTPがまったく誘導できない。しかし，やはりNMDA受容体依存性である歯状回でのLTPはまったく正常であることから，CA1領域のシナプス可塑性のみが変化していると考えられる。このようなマウスでMorrisの水迷路学習テストを行ったところ，記憶能力が顕著に低下していることがわかった。一方，海馬に依存しないと考えられるテストでは正常であった。

したがって，海馬，特にその中でもCA1領域の錐体細胞がこのような場所記憶に重要な役割を果たすことが証明されたわけである。また，海馬のCA1領域錐体細胞は，動物がいる場所に反応して活動電位を出すものがあることが知られているが，このノックアウトマウスのCA1領域錐体細胞を調べたところ，場所に反応する能力はあるのだが，その場所特異性が有意に減少していることもわかっている。このようなことから，NMDA受容体は記憶形成に本質的な役割を果たすことが，動物の個体を用いた研究で明らかになっている。

これまでは，分子をノックアウトすることにより，記憶・学習能力が低下する例ばかりを紹介してきたが，筆者のグループは東京大学医学系研究科の竹島グループ，名古屋大学の鍋島グループおよび関西医大の杉本グループとの共同研究(1998)

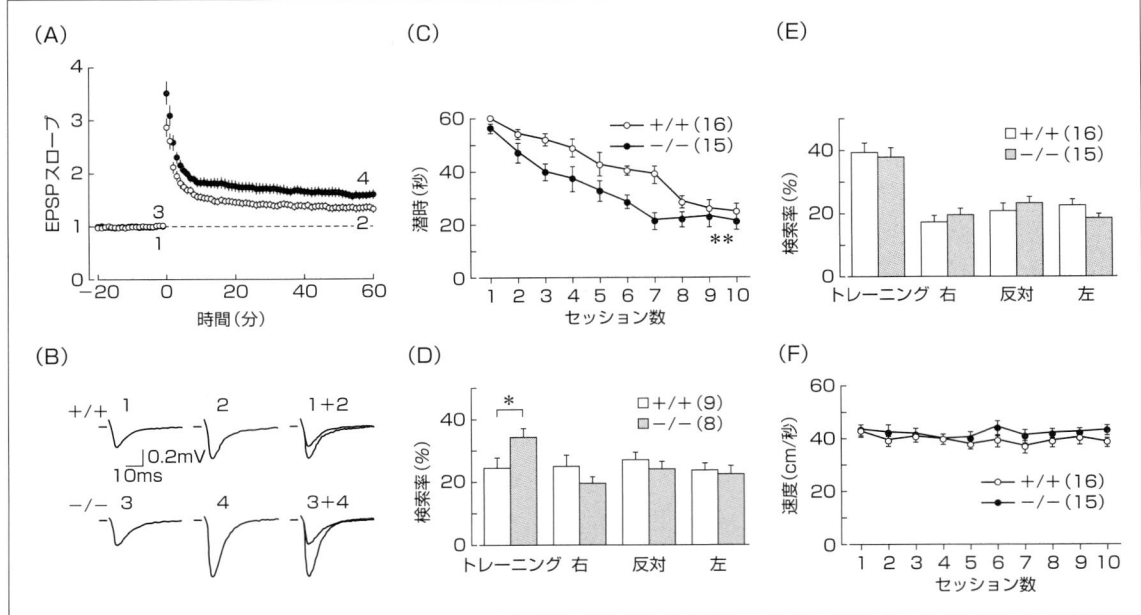

図6 ノシセプチン受容体欠損マウスでのLTPの増大と記憶・学習能力の亢進 (真鍋ら(1998)より改変)
A：海馬スライスにおけるLTPの時間経過。時刻0で100Hz，1sの高頻度刺激を1回与えた。白丸が野生型，黒丸が変異型。変異型でLTPが増大している。　B：Aの図の数字の時間に記録されたシナプス応答。C：Morrisの水迷路学習テストの時間経過。変異型のほうが早く台を発見するようになることがわかる。縦軸は，各試行で台を発見するまでの時間を表す。括弧内の数は実験に用いたマウスの数。　D：トランスファーテスト。4日間トレーニングしてから台を取り除き，台のあった場所を覚えているかどうかをテストする。変異型のほうは台のあった場所（トレーニング）をより多く探していることがわかる。野生型は，ランダムに探索している。　E：10日間トレーニングした後のトランスファーテスト。野生型も変異型も同程度に台のあった場所を探索している。　F：トレーニングの際に記録した泳ぐ速さ。両者で差がなく，上の実験結果が運動能力の差によるものではないと結論できる。

で，ノックアウトすると海馬のLTPが増強するとともに，海馬に依存する記憶・学習テストで，成績の向上する分子を発見した。

それは，ノシセプチン（オーファニンFQ）受容体で，オピオイド受容体と構造的に類似するが，最近まで内在性のアゴニストが不明であったため，これまでオーファンオピオイド受容体と呼ばれていたものである。しかし，最近この受容体のアゴニストである神経ペプチドが同定され，ノシセプチンと名づけられた。

ノシセプチンは，ある条件では，オピオイドの場合とは逆に疼痛を増強する作用があることが明らかとなっている。オピオイド受容体は海馬の錐体細胞には存在せず，オピオイドの効果はもっぱら介在ニューロンを介するものであることが，これまでの電気生理学的解析で明らかとなっていたが，ノシセプチンとノシセプチン受容体のいずれもが海馬錐体細胞に存在することが明らかとなっている。筆者のグループと理化学研究所の池田グループ（1997）は，ノシセプチン受容体が内向き整流性カリウムチャネル（GIRK）と共役することを報告したが，海馬のCA1領域およびCA3領域の錐体細胞で実際にノシセプチンによりGIRKを介した過分極性の電流が誘発され，興奮性を調節することを発表している。

したがって，ノシセプチン受容体をノックアウトすることにより，海馬でのシナプス可塑性が修飾され記憶・学習能力にも変化が出ることが予想

された。実際，この受容体を欠損するマウスでは，CA1領域での基本的なシナプス伝達特性には変化がないものの，高頻度刺激により誘導されるLTPが野生型の約2倍に増大していることがわかった（図6）。

さらに，行動学実験でも，Morris水迷路学習テストで，野生型よりも変異型のほうが台の位置を覚えるのが早いことがわかった。しかし，試行を繰り返していくと，野生型も最終的には変異型と同程度まで記憶できることも明らかとなっている。

また，やはり海馬に依存して学習が成立することが知られている受動的回避テストにおいても変異型のほうが成績がよいこともわかっている。このテストは，マウスが暗い場所を好むという性質を利用したテストで，明るい部屋と暗い部屋が隣り合ったケージで，まず明るい部屋にマウスを入れ自由に探索させ，マウスが暗い部屋に入った直後に床から電気ショックを与えることで条件付けを行う。マウスは暗い部屋に入ると電気ショックを受けることを覚えるので，その後はなかなか暗い部屋には入ろうとしないのであるが，ある程度時間が経つとそれを忘れてしまう。

しかし，ノシセプチン受容体欠損マウスでは条件付けから数日経過しても暗い部屋に入らないものがほとんどであるが，野生型ではかなりのマウスが入ってしまうようになる。したがって，海馬が関与するとされる異なった2種類の行動学実験でノシセプチン受容体欠損マウスは記憶・学習能力が野生型よりも優れていることが証明されたわけである。

ノシセプチン受容体欠損マウスでは，LTPの増大と記憶・学習の亢進がみられ，LTPが記憶の分子的基盤であることが支持された。しかし，最近報告されたPSD-95というシナプス後肥厚に存在する蛋白のノックアウトマウスでは，LTPが増大するとともに，高頻度刺激を繰り返し与えた際のLTPの飽和レベルも変異型マウスのほうが大きいが，行動学実験では，Morris水迷路学習テストにおいて場所を記憶する能力が著明に低下しているという結果がMigaudら(1998)により報告されている。この例では，コンディショニングの刺激頻度を1Hzから100Hzまで変化させ，その頻度依存性を調べているが，通常はLTDが起こるような低頻度刺激でもLTPが起こることがわかり，シナプス伝達効率の動的調節ができなくなったため，行動学的解析で変異型マウスの成績が悪くなったのであろうと推論している。

LTPが大きくなるというのは，最終的な結果であって，それを引き起こす原因によって行動学上の表現型も変わってくるのであろうと思われる。筆者の研究室では，ノシセプチン受容体欠損マウス以外にも，LTPの増大を示す3種類のノックアウトマウスを共同研究で現在解析しているが，それぞれ異なった行動学上の表現型を示しており，上の結論を支持するものである。

5. おわりに

海馬のLTPを中心に，記憶の分子機構について述べてきたが，ここで取り上げた内容はLTPに関してもごく一部であり，このテーマについては世界中で爆発的に研究が進められている。しかし，LTPが記憶・学習と関係しているらしいという間接的な証拠は数多くあるが，本当に直接的な因果関係があるのかについては未だに不明であるといわざるを得ない。遺伝子ターゲッティング法の出現が，この問題に解答を与えてくれるかもしれないという期待はあるが，現在でも状況証拠にとどまっているように思われる。

これまでは，ノックアウトマウスの利点のみを強調してきたが，実際にはいろいろな問題点があるのも事実で，例えば，ノックアウトにより発生上の問題が生じたり，あるいはある蛋白の欠失が，それに類似した蛋白により補償されてしまう可能性がある。したがって，上で要約した結果はひとつの蛋白のノックアウトによる効果を見ていないのかもしれない。

しかし，このノックアウトマウスの解析は決して意味のないものではないと筆者は信じている。スライスレベルなり個体レベルなりで欠損効果が出るということは，その分子が何かをしているということに間違いなく，それをきっかけに，正常動物での機能解析におけるヒントが必ず得られるものと思われる。ノックアウトマウスでの結果が必ずしも答えではなく，それから派生する新たな

研究によりその分子なりそれが関与する現象の本当の姿が見えてくるのではないだろうか。このような地道な研究の積み重ねにより，新たなブレイクスルーが必ずや訪れるものと信じたい。

参考文献
1) 真鍋俊也：シナプス伝達の長期増強. 蛋白質核酸酵素 臨時増刊「カルシウムイオンとシグナル伝達」（共立出版）Vol.43 No.12 1841-1848, 1998
2) Milner B, Squire LR and Kandel ER：Cognitive neuroscience and the study of memory. Neuron 20：445-468, 1998
3) Ozawa S, Kamiya H and Tsuzuki K：Glutamate receptors in mammalian central nervous system. Prog. Neurobiol. 54：581-618, 1998

基礎編 2

虚血ストレスと神経細胞死

小川　智　金沢大学教授・解剖学第3講座
玉谷実智夫　大阪大学大学院助教授・機能形態学講座

　脳を栄養する血管が何らかの原因によって閉塞する病態が脳虚血であり，その発生頻度は人口の老齢化に伴ってわが国でも急増しつつある．さらに，脳虚血に伴う神経細胞死は寝たきり症例の増加をきたし，長期入院や寝たきり入院の原因疾患として脳虚血は最も頻度が高い．
　中枢神経は，生体を構成する臓器のなかで最もエネルギー代謝の盛んな臓器でもあり，そのエネルギー産生はほぼ完全に好気的解糖に依存している．虚血の成立によって酸素やグルコースなどの供給が途絶えると，脳，特に神経細胞のエネルギー代謝はきわめて短時間に破綻してしまう．
　また，脳はグリア細胞やオリゴデンドロサイト，血管内皮細胞など異なった種類の細胞によって構成されるが，神経細胞は虚血に対して最も脆弱である．したがって，長時間の虚血では脳を構成するすべての細胞が死に陥るが，虚血が短時間である場合，神経細胞だけが死に至る．さらに，もっと軽い虚血が加わった場合，海馬や小脳のプルキンエ細胞など，一部の神経細胞だけが，しかも遅発性に壊死に陥ることも知られている．一見同じように見える神経細胞なのに，部位によって虚血に対する抵抗性が異なっているのも神経細胞死に特徴的な現象でる．
　ここでは虚血に伴う神経細胞死を理解するために提唱されてきたモデルや概念に関して概説し，虚血という病態を形成するストレスがどのような因子から成り立っているのか，また，このようなストレス環境から神経細胞を保護するための防御機構に関して考察する．

1. 海馬における神経細胞死とグルタミン酸カルシウム説

a. 海馬はなぜ虚血に脆弱なのか

　げっ歯類を用いた脳虚血モデルでは，短期間の虚血の後に海馬CA1と呼ばれる領域の神経細胞の大部分が神経細胞死に至る．これを説明する1つの考え方は，海馬領域など虚血に脆弱性を示す部位では元来血流に乏しく，強い虚血に陥りやすいとするものである（vascular theory）．しかしながら，虚血巣における神経細胞死を微視的にとらえると，完全に死滅した細胞と，少なくとも見かけ上は正常である神経細胞が混在することが多く，これらをすべて微小循環レベルでの血流と代謝の不一致で理解することには無理がある．
　現時点で，海馬領域の神経細胞の脆弱性を説明しうる仮説として，最もよく受け入れられているのはグルタミン酸・カルシウム説である．以前から，グルタミン酸などの興奮性神経伝達物質を脳内に直接与えると，虚血に際して海馬領域で見られるものと形態学的に非常によく似た神経細胞死が起こることが知られていた．これに加えて，1) 海馬領域にはグルタミン酸作動性神経細胞が豊富に存在し，虚血後に脱落する神経細胞の分布がグルタミン酸作動性神経細胞のそれときわめてよく一致すること，2) グルタミン酸作動性神経細胞からのグルタミン酸の放出は，温度依存が強く，低体温化等のグルタミン酸作動性神経細胞の興奮が抑制されるような状況により，神経細胞の脱落が

基礎編 ②

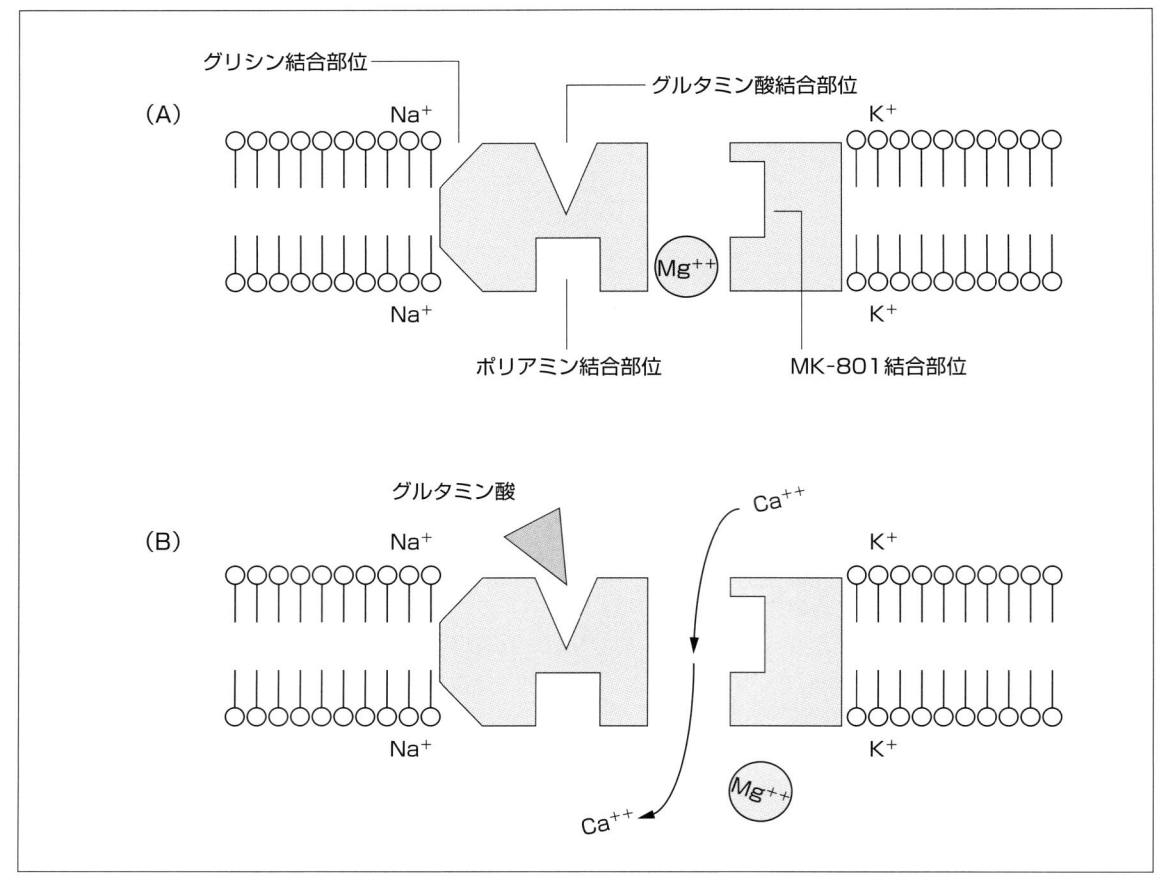

図1　グルタミン酸受容体の構造
グルタミン酸受容体は通常，マグネシウムイオンによってカルシウム不透過状態にあるが(A)，グルタミン酸が受容体に結合することによって，マグネシウムイオンの栓がはずれ，カルシウムが細胞内に流入する(B)。

防げること，さらに後述するように，3)グルタミン酸受容体阻害剤が，グルタミン酸作動性神経細胞の細胞死に，少なくとも in vitro の実験系で効果を示すこと，などの状況証拠から，海馬における神経細胞の脆弱性には，グルタミン酸が関与している可能性が濃厚である，と考えられている。

b. 海馬における虚血誘導性神経細胞死とグルタミン酸受容体

現在までに多くの種類のグルタミン酸受容体がクローニングされてきたが，それらは現在，イオンチャネルと，代謝調節型受容体の2種類に大別され，さらに前者は薬理学的なアンタゴニストによる分類法で，non-NMDA（N-methyl D as-partate）型受容体チャネルとNMDA型受容体チャネルの2つに分類される。

このうち，特に注目されてきたのがNMDA型受容体チャネルである。その理由は，NMDA型受容体チャネルの脳内における発現分布が，海馬，その中でも特に虚血に脆弱性を示すとされるCA1領域に一致すること，さらにNMDA型受容体チャネルが複雑な調節を受けており，虚血時などグルタミン酸の高い状態が遷延すると，神経細胞内への無制限なカルシウム流入を引き起こすチャネルとして働く可能性が示されているからである。

グルタミン酸受容体と共役するイオンチャネルは通常の膜電位では二価イオン，特にマグネシウ

ムイオンに対する透過性がきわめて悪く，マグネシウムイオンが栓をするような形となり，カルシウムイオンを通さない。ところが，このマグネシウムによるチャネル阻害は膜電位に依存しており，グルタミン酸が受容体に結合することによって引き起こされた膜の脱分極に伴い，マグネシウムの栓がはずれ，カルシウムの流入が始まる（図1）。

神経伝達の場では，シナプス小胞に蓄えられていたグルタミン酸がシナプス間隙に分泌され，後シナプス膜に存在するグルタミン酸受容体に結合するが，この結合は当然ながら，グルタミン酸の濃度依然性に起こる。このシナプス間隙に，興奮性神経伝達物質であるグルタミン酸が長期にわたって存在し続けると，無制限にカルシウムイオンが細胞内に流れ込むことになるため，神経細胞に対し悪影響を及ぼしかねない。

このため，中枢神経系にはシナプス間隙に放出されたグルタミン酸を積極的に回収・処理する機構が存在する。これを行っているのがグルタミン酸トランスポーターと呼ばれる膜蛋白である。グルタミン酸トランスポーターは神経細胞およびグリア細胞に存在し，細胞内外のナトリウム・カリウムの濃度勾配と共役し，能動的にグルタミン酸を回収している。しかし，虚血時の細胞のエネルギー代謝不全によって，細胞内外のナトリウム・カリウムの濃度勾配が保てなくなると，それに共役したグルタミン酸の能動輸送も機能不全をきたし，細胞内外のグルタミン酸濃度勾配を保てなくなると考えられている。砂ネズミの虚血モデルで得られたデータから，このシナプス間隙のグルタミン酸濃度の上昇は急速かつ大規模に発生することが予測されており，その濃度は非虚血時の15～20倍に達すると考えられている。

虚血や低グルコースなど細胞のエネルギー代謝に負荷がかかり，脱分極が遷延化した状態では，1）まず神経細胞において，ナトリウム・カリウムの濃度勾配と共役したグルタミン酸トランスポーターでのグルタミン酸輸送が逆転，2）さらに虚血が遷延すると，同様のグルタミン酸処理機構をもつグリア細胞からも大量のグルタミン酸の放出が起こり，3）これがNMDA型グルタミン酸受容体を介して神経細胞の脱分極を引き起こし，神経細胞内へのカルシウムイオンの流入を引き起こす。

ここで，カルシウムイオンが引き起こす細胞傷害について述べる前に，グルタミン酸に起因する神経細胞死を示唆するいくつかの状況証拠を述べてみたい。

MK-801はNMDA型グルタミン酸チャネルの非競合的阻害剤で，しかも血液脳関門を通過することのできる薬剤として開発され，実際の脳虚血の場でも神経保護作用を示す画期的薬剤として登場した。しかし，この神経保護作用はMK-801が引き起こした脳温低下による二次的なものである可能性が高いことが明らかとなって，その薬効が疑問視されている。またMK-801自身が向神経作用や脳組織の空洞化などの副作用をもつことから，その臨床応用もきわめて困難となりつつある。しかし，MK-801は，少なくとも培養神経細胞や脳スライスなどを用いた *in vitro* の実験系では明らかな神経保護作用を示す。

さらに，非NMDA型グルタミン酸チャネル阻害剤として開発されたNBQX（2,3-dehydroy 6-nitro 7-sulfamoylbenzo quinoxaline）が，比較的再現性よく虚血による神経細胞死を抑えることが報告されている。NMDA型チャネルはグルタミン酸の受容体であると同時にカルシウムの流入チャネルともなりうることから，NMDA型チャネルこそが神経細胞死に重要な役割を果たすものとして脚光を浴びてきた。

しかし，非NMDA型受容体でもグルタミン酸が受容体に結合することにより，神経細胞が脱分極し，他のカルシウムチャネルが開き，細胞内へのカルシウムイオンの流入が引き起こされるわけで，これらの実験的事実はグルタミン酸と海馬における神経細胞死の関連を否定するものではない。

もう1つ，海馬における神経細胞死に最も重要な環境因子として，温度があげられる。臓器温度を下げる操作は，脳虚血だけでなく心筋，肝臓など多くの臓器で細胞死を抑制する。これは温度が下がることによって二次的に引き起こされる，エネルギー代謝系への負荷軽減と関連していると考えられてきた。

しかし，他の臓器と異なり，海馬における虚血ではこの脳温の低下による神経細胞の保護効果がきわめて顕著に現れる。例えば，砂ネズミ海馬

基礎編 ②

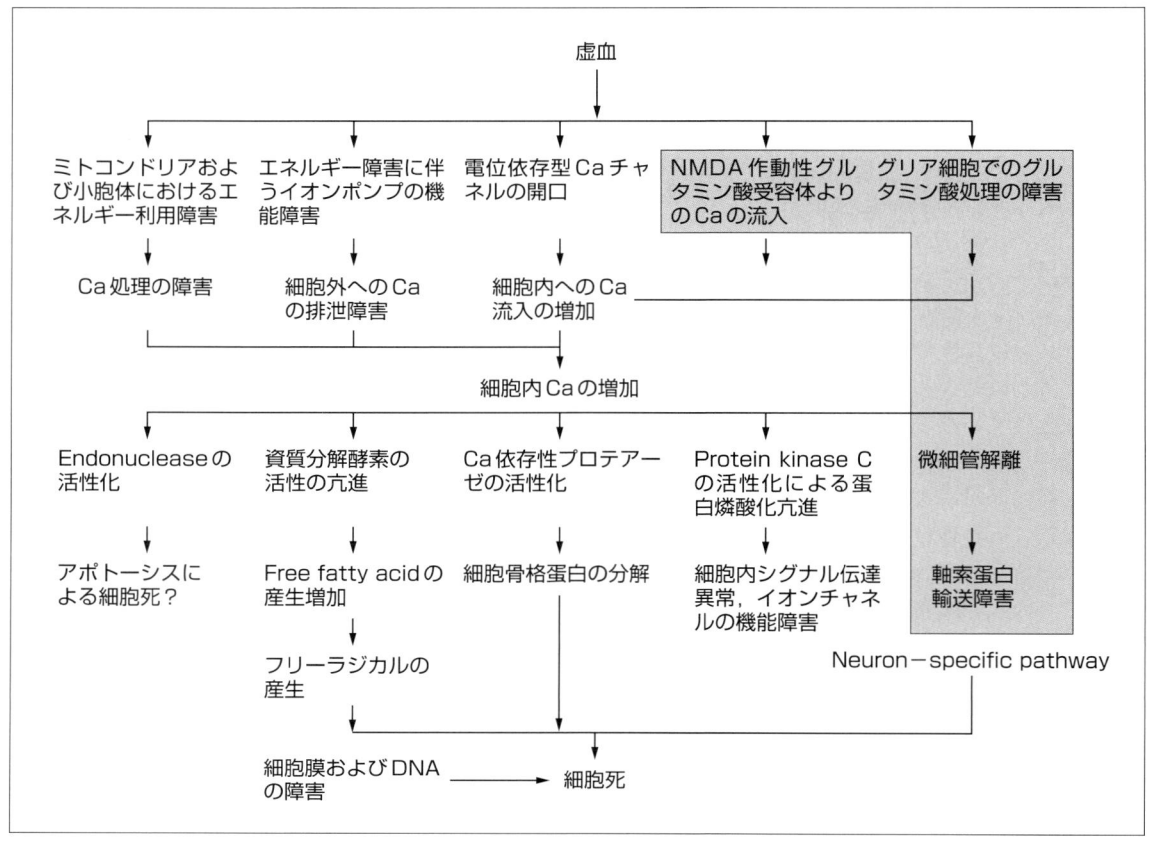

```
                                    虚血
        ┌──────────┬──────────┬──────────┼──────────┬──────────┐
        ↓          ↓          ↓          ↓          ↓          ↓
  ミトコンドリアおよ  エネルギー障害に伴  電位依存型Caチャ  NMDA作動性グル  グリア細胞でのグル
  び小胞体におけるエ  うイオンポンプの機  ネルの開口       タミン酸受容体より  タミン酸処理の障害
  ネルギー利用障害    能障害                          のCaの流入
        ↓          ↓          ↓
   Ca処理の障害   細胞外へのCa   細胞内へのCa
                  の排泄障害    流入の増加
        └──────────┴──────────┘
                        ↓
                  細胞内Caの増加
        ┌──────────┬──────────┬──────────┬──────────┐
        ↓          ↓          ↓          ↓          ↓
  Endonucleaseの  資質分解酵素の  Ca依存性プロテアー  Protein kinase C  微細管解離
  活性化          活性の亢進     ゼの活性化          の活性化による蛋
                                                  白燐酸化亢進          ↓
        ↓          ↓          ↓          ↓          軸索蛋白
  アポトーシスに   Free fatty acidの  細胞骨格蛋白の分解  細胞内シグナル伝達  輸送障害
  よる細胞死?      産生増加                            異常，イオンチャネ
                    ↓                                 ルの機能障害
                 フリーラジカルの                              Neuron-specific pathway
                   産生
                    ↓
                 細胞膜およびDNA ──→ 細胞死
                   の障害
```

図2 虚血によって神経細胞死が引き起こされる経路
虚血による神経細胞死は神経細胞に特異的なメカニズムによってのみ引き起こされるわけではない。むしろ他の細胞種と共通した経路が重要な役割を担っている。図においてシェードで囲まれた部分だけが神経細胞に特異的な経路である。

CA1領域では，正常温度では90％以上の神経細胞が脱落するにもかかわらず，正常温度(37℃)より4℃下げることにより，ほとんどの神経細胞が生存することが報告されている。一方，虚血誘発性の神経細胞よりのグルタミン酸放出も脳温を下げることにより，大きく抑制される。先に述べた砂ネズミの実験系でもグルタミン酸の濃度は，正常温度群の25％まで低下する。低体温がどのようなメカニズムで脳内のグルタミン酸濃度を下げたのか，その詳細なメカニズムはまだ不明である。意外なことに，これらの現象は，これまで神経保護作用があると報告された薬剤の多くが，体温低下作用を持っていたため，それら薬剤の作用が直接的なものではなく，脳温低下を介する間接的なものではないかという疑問さえ投げかけた。

先ほども述べたように，NMDA型グルタミン酸の拮抗薬として華々しく登場したMK-801の in vitro における薬効が，本当は脳温低下を介するものであったことも明らかとなってきている。ただ，海馬以外の他の部分，および，心や肝など他の臓器の虚血ではこれほど顕著な低体温による保護効果は認められないため，この現象をただ単なるエネルギー代謝系への負荷軽減だけで説明することは困難であり，逆に，むしろ海馬領域の神経細胞死におけるグルタミン酸の重要性が示唆される。

c. 海馬における虚血誘導性神経細胞死とカルシウムイオン

細胞内のカルシウムイオンの無制限な解放は，神経細胞だけでなく多くの細胞系でその細胞死を引き起こす。通常，細胞内のカルシウムイオンのほとんどはカルモジュリンなどのカルシウム結合蛋白に結合したり，小胞体やミトコンドリアなどの細胞小器官に隔離された形で存在する。さらにATPaseと共役した$3Na^+/Ca^{++}$交換系により細胞内の遊離カルシウムイオンは細胞外に能動的に排泄され，その濃度は細胞外環境の10,000分の1以下に調節されている。

これは，細胞内には，カルシウムイオンを介する細胞内刺激伝達系が存在し，しかもその多くが細胞の増殖や分化など重要な情報伝達系に関与しているため，なるべくそのS/N比を確保しておくため，これだけの濃度差が作られているのだと理解される。前にも述べたように海馬の虚血におけるグルタミン酸の関与は，グルタミン酸受容体にグルタミン酸が結合することによって，細胞内へのカルシウムイオンの流入を引き起こすことにある。実際，神経細胞以外の細胞でもNMDA型グルタミン酸受容体を強制発現すると，カルシウムイオンの流入により細胞死を引き起こすことができると報告されている。

逆にカルシウムイオンのキレート剤は，海馬における神経細胞死を阻止する。NMDA型グルタミン酸受容体からのカルシウムイオンの流入に加えて，虚血時には，1）遷延する脱分極によるカルシウムイオンチャンネルからのカルシウムイオンの流入，2）エネルギー枯渇によるカルシウム交換系の障害，さらに3）エネルギー代謝障害は小胞体やミトコンドリアのカルシウム保持機能を麻痺させ，これらに隔離されていたカルシウムイオンさえも遊離され，細胞内の遊離カルシウム量が増加すると考えられている。細胞内の遊離カルシウムイオンが細胞代謝に与える影響を図3にまとめる。

例えば，phospholipase A2（PLA2）やphospholipase C（PLC）などの脂質分解酵素はカルシウム濃度の上昇によって活性化され，細胞膜のリン脂質を加水分解し，PAF（platelet activating factor）やアラキドン酸を生成する。PAFは血小

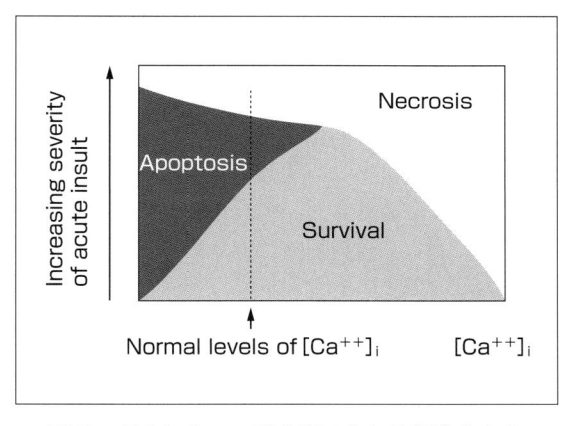

図3　虚血によって引き起こされる細胞内カルシウムの上昇と細胞死の関連

虚血による細胞死には細胞内カルシウムの濃度の上昇が重要な役割を演じている。しかし，同時にその細胞死を修飾する他の要因（increasing severity of acute insult）によって，アポトーシス，生存，ネクローシスによる細胞死へと運命が分かれる。このほかの要因には，ストレス蛋白の発現の有無，神経栄養因子の有無，神経細胞の分化の程度（一般に幼弱な神経細胞ほど虚血には強い）などが考えられている。

板を活性化したり，多核白血球の血管内皮細胞への粘着を高めたりして，虚血性細胞障害を助長するだけでなく，海馬神経細胞自身のグルタミン酸毒性を増強することも知られている。

また，アラキドン酸はcyclooxygenaseとlipoxygenaeの2つの経路を経て，いわるゆアラキドン酸カスケードを形成する基質となるが，この経路で発生する活性酸素は細胞障害を引き起こす。また，生成されるthromboxane A2（TXA2）も血小板凝集や血管収縮を引き起こし，虚血脳における微小循環をさらに悪化させるとともに，血管透過性を更新させ脳浮腫をも助長する。Calpainに代表されるカルシウム依存性プロテアーゼ（calcium activated neutral protease）もこの細胞内の遊離カルシウム上昇により活性化されると考えられる。これらの酵素は，正常状態では限局的に活性化され，細胞の分化・増殖に関与しているが，虚血時には遊離カルシウムの遷延した上昇により，無制限に活性化され，細胞内の蛋白が分解され細胞死を招く。また，虚血時にprotein kinase Cが活性化されると，異常な蛋白のリン酸

化が引き起こされ，細胞膜の受容体や細胞内情報伝達系の機能を変化させ，これらにより細胞死が引き起こされる。

ここで注目しておきたいことは，グルタミン酸受容体の興奮によりいったん神経細胞内にカルシウムの流入が始まると，それ以降，細胞死に至る経路は，決して神経細胞に特異的なものではない点である。図2に示すように，細胞内カルシウムイオン濃度の上昇は虚血による細胞死に極めて重要な役割を演じているが，同時に神経栄養因子の有無，神経細胞の分化の程度，ストレス蛋白の発現の有無が，その後の神経細胞の運命を決定する（図3）。

2. アポトーシスによる細胞死

アポトーシスは，元来形態をもとに定義された細胞死の形態であり，核の断片化，核内クロマチンの凝集，細胞の分断化（アポトーシス小体の形成），周辺の食細胞による貪食・消化を特徴とする。アポトーシスは蛋白合成を伴う能動的な細胞死と考えられ，形態形成，組織の恒常性の維持など生命維持の根幹的経路である。神経細胞死においても，アポトーシス経路で引き起こされると考えられる病態が多数報告されつつあり，実験的脳虚血モデルでも，アポトーシス関連遺伝子の活性化が報告されている。

a. アポトーシス実行のための基幹経路

脳虚血においては活性酸素や一酸化窒素，細胞内のグルタミン酸の増加がアポトーシスを引き起こす可能性が示されているが，このアポトーシスを実行するための基幹経路を形成するのがカスパーゼ（caspase）と呼ばれる一群のプロテアーゼである。カスパーゼは活性のない前駆蛋白として合成され，図に示す経路で次々と活性化される（図4）。カスパーゼにはcaspase-3，-6，-7のように実際に細胞蛋白を切断しアポトーシスの実行にかかわる実行型カスパーゼと，それらの活性化を行う活性化型カスパーゼに分類される。

実際に細胞内のさまざまな蛋白が，これら実行型カスパーゼの活性化に伴って切断されることが知られているが，最近，アポトーシスの最終段階であるDNA切断に必須のDNase（CAD）が同定され，その活性化にカスパーゼがからんでいることが証明された。すなわち，CADは通常核内でその特異的阻害因子であるICADと結合して存在し，活性が抑制されているが，実行型カスパーゼにより，ICADが分解され，CADが活性化され，最終的にDNAの破壊が起こる。

b. アポトーシスにおけるミトコンドリアの役割

Bcl-2遺伝子は癌関連遺伝子として同定され，アポトーシスを抑制する機能をもっていることが示されている。Bcl-2蛋白が発現していると，実行型カスパーゼの活性化が起こらないため，Bcl-2はカスパーゼカスケードの上流でアポトーシスを制御している。一方，ミトコンドリアの膜にはBcl-2が多量に存在する。さらに，ミトコンドリア内にはチトクロームcが豊富に存在するが，Bcl-2はミトコンドリア膜においてチトクロームcの流出を防いでいる。

Bcl-2と相同の構造をもつBaxは，むしろアポトーシスを促進させる。この2つの蛋白は通常はヘテロダイマーを形成し，お互いの機能を抑制しているが，ミトコンドリア膜に機能障害が起こると，Bcl-2抗原量の低下，Baxのホモダイマー形成が起こり，Bcl-2の機能が失われミトコンドリアからのチトクロームc流出が起こり，細胞内に流出したチトクロームcは，細胞質に存在するApaf-1と結合，この複合体にカスパーゼ9が結合し，カスパーゼ9の活性化が起こり，カスパーゼカスケードが開始される（図5）。

c. グルタミン酸カルシウム説と活性酸素

ミトコンドリアは元来活性酸素を発生しやすい小器官であり，活性酸素の消去系酵素を多く含んでいる。しかしながら，虚血や低酸素環境などでは，活性酸素の半減期が増加すること，さらにエネルギー代謝障害により活性酸素消去系が効率よく機能しなくなるため，活性酸素種の絶好のターゲットとなる。

虚血環境においてミトコンドリアを傷害する可能性のある活性酸素種はいくつか考えられるが，先に述べたグルタミン酸Ca説と関連するものとして，一酸化窒素（NO）が挙げられる。シナプス

虚血ストレスと神経細胞死

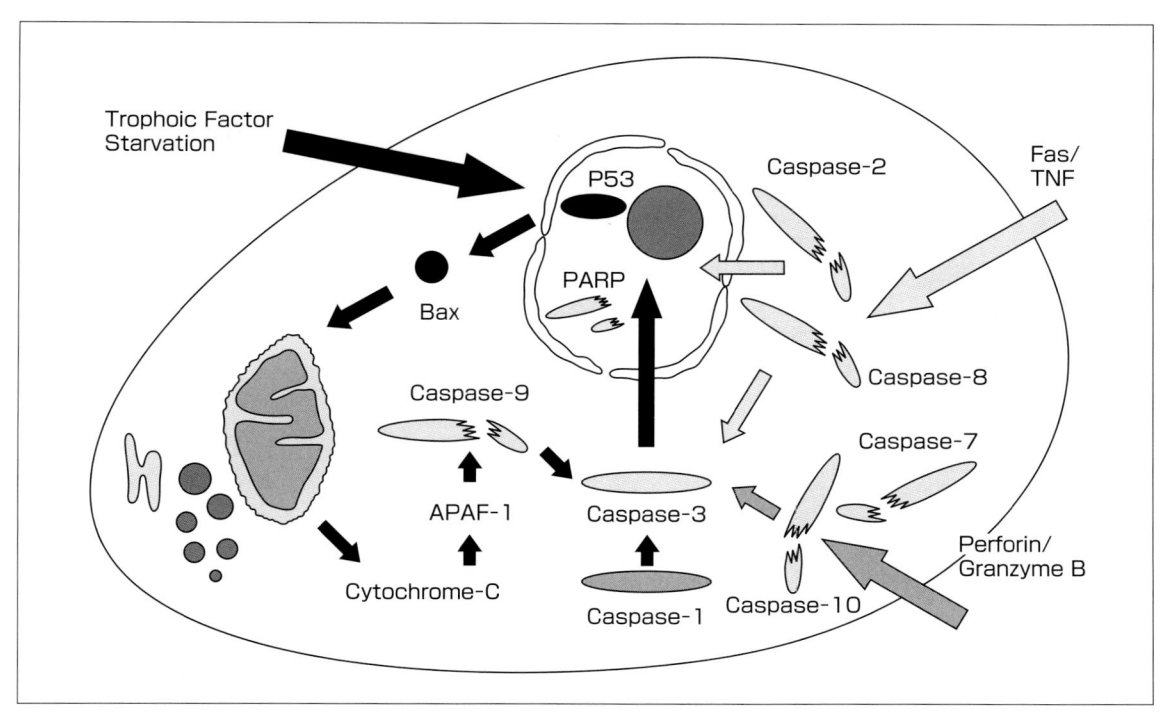

図4　アポトーシスのカスケード
現在知られているアポトーシスカスケードをまとめる。とりわけ，ミトコンドリアから流出するチトクロームCとApaf-1の結合を機転とする経路は，神経系のアポトーシスを理解する上で重要である。

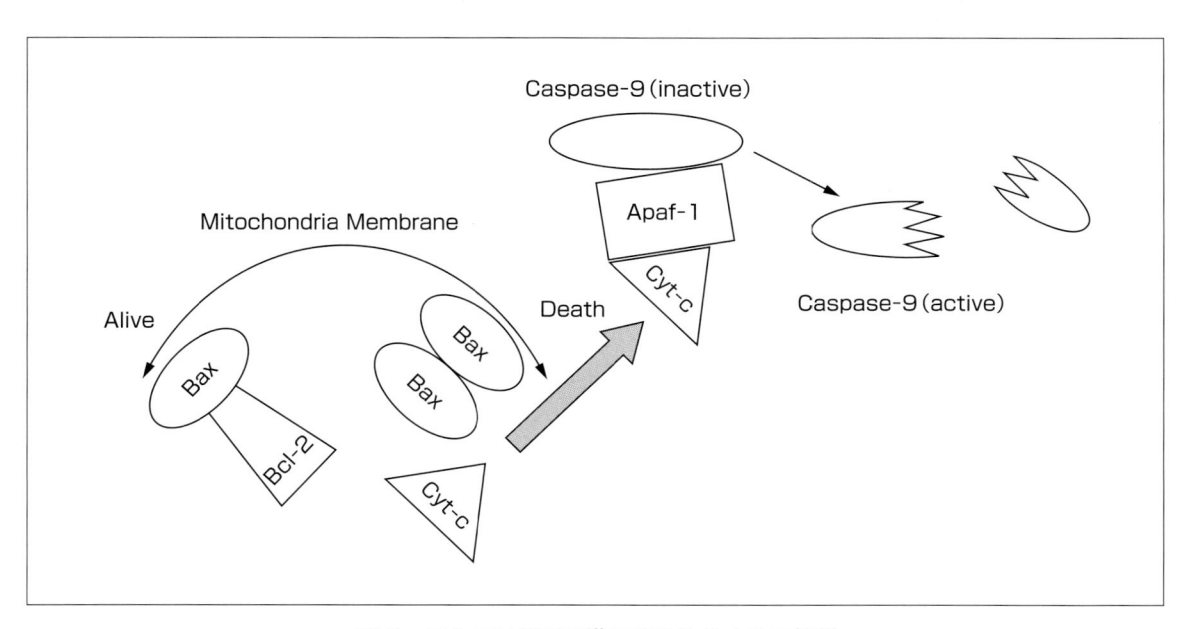

図5　ミトコンドリア膜におけるBcl-2の役割
ミトコンドリアの膜にはBcl-2が多量に存在する。ミトコンドリア膜に機能障害が起こると，Bcl-2抗原量の低下，Baxのホモダイマー形成が起こり，Bcl-2の機能が失われミトコンドリアからのチトクロームc流出が起こり，細胞内に流出したチトクロームcは，細胞質に存在するApaf-1と結合，この複合体にカスパーゼ9が結合し，カスパーゼ9の活性化が起こる。

31

基礎編 ②

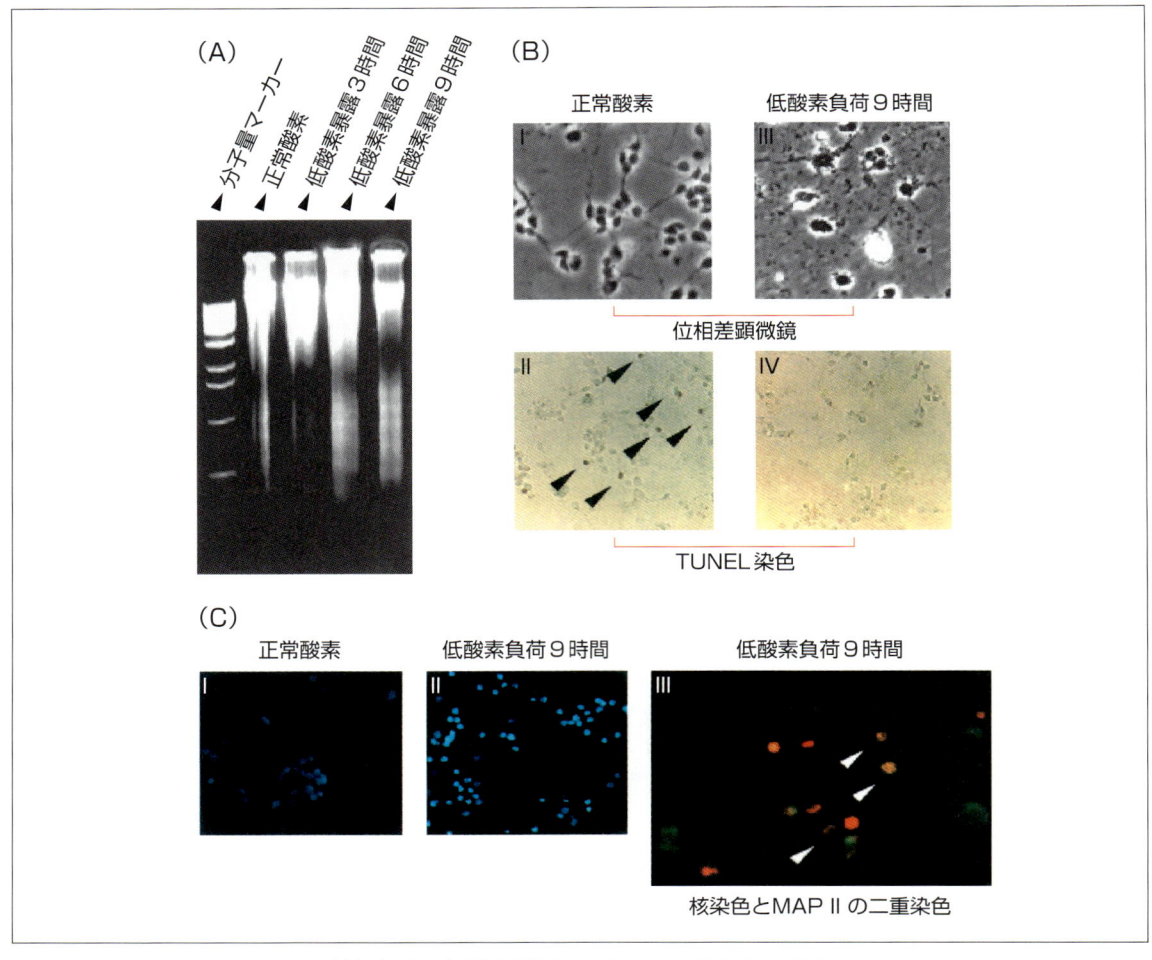

図6 神経細胞を低酸素暴露したときにみられるアポトーシス
低酸素によって培養神経細胞では形態的にアポトーシスと考えられる細胞死が加速される。低酸素暴露によってDNAの断片化（A），TUNEL染色性の増加（B）がみられる。さらに，Hoechst 33258色素による染色性の増加もみられる（C）。また，核染色と神経細胞のマーカー蛋白であるMAPII（microtubular associated protein II）による二重染色では，MAPII陽性細胞での核の分裂が観察され，神経細胞のアポトーシスが進行していることがわかる。

間隙のグルタミン酸の上昇は，神経細胞内のカルシウムイオンの上昇を引き起こし，カルモジュリン依存性蛋白キナーゼを活性化，これにより一酸化窒素合成酵素（NOS）の活性上昇が起こる。これによって細胞内に発生したNOは，それ自身が活性酸素種であると同時に，O_2^-と反応し，きわめて膜傷害性の強いperoxynitrite（$ONOO^-$）を形成し，ミトコンドリア膜を破壊すると考えられる。

d. 虚血による細胞死とアポトーシス

以上の事実は，虚血によって発生した活性酸素種がミトコンドリア膜を傷害し，アポトーシスが開始されることを示唆する。実際に，Bcl-2を過剰発現させたトランスジェニックマウスで虚血に伴う神経細胞死が抑制されたり，カスパーゼ阻害剤による梗塞巣の縮小効果が示されている。

さらに，培養神経細胞でも低酸素暴露によって，カスパーゼの活性上昇を伴った細胞死が起こるこ

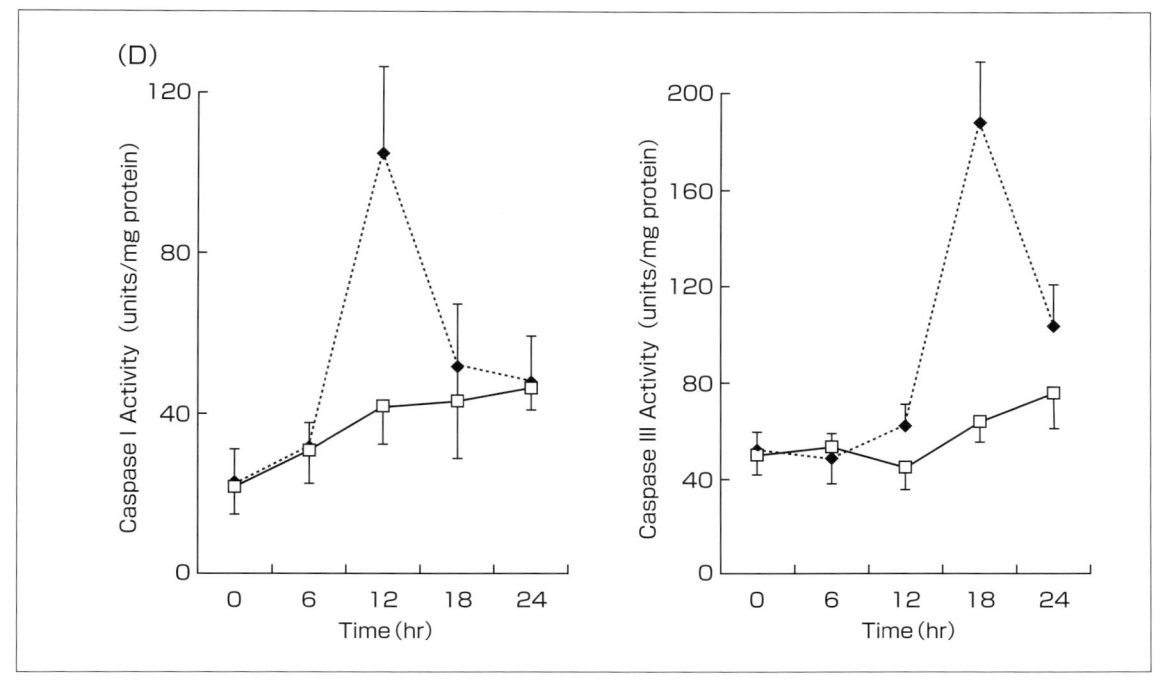

図6 つづき

パネルDでは，神経細胞を分離・培養し低酸素暴露（0～24時間）し，各時点におけるそれぞれの活性を特異的な基質を用いて計測している（破線）。正常酸素分圧下で培養された神経細胞では，これらカスパーゼの活性化はみられなかった（実線）のに対し，低酸素暴露された神経細胞ではカスパーゼ活性の上昇がみられる。

とが示されている（図6および7）。これらの細胞死はアデノウイルスによってBcl-2を強制発現することや，特異的なカスパーゼ阻害剤を添加することによって抑制される。以上の事実は，虚血環境における神経細胞死にアポトーシスの関与している可能性があることを示している。

3. 免疫応答と神経損傷

サイトカインや細胞接着分子など，生体における免疫反応を担当する物質は異物に対する免疫応答だけでなく，外傷や虚血の後の損傷治癒にも重要な役割を担っている。特に虚血周辺部では再灌流後に血管壁に多核白血球が付着する像が観察されるなど再灌流後の組織損傷は炎症におけるそれとの類似点が多い。

元来，感染に対する防御機構であるはずの免疫応答がどうして虚血・再灌流によって引き起こされるのかは不明であるが，再灌流によって引き起こされる免疫応答は脳だけでなく心筋虚血でも，また移植後の臓器でも確認されている。

中枢神経系においても免疫・炎症反応に関与するサイトカインや補体関連物質，また主要組織適合抗原（MHC）や抗原提示細胞（APC）とリンパ球とのco-stimulatory pathwayとして作用する接着分子などの誘導がみられることより，末梢組織と同様な免疫機構が存在することが示唆されている（図7）。

アルツハイマー病などの神経変性疾患や多発性硬化症などの病理所見でもグリア細胞の増殖や活性化がみられ，炎症性反応と病因との関連性について多くの事実が明らかとなっている。また，脳梗塞をはじめとする虚血性脳血管障害でも，動物実験のレベルで免疫抑制剤による梗塞巣の縮小が報告されており，虚血性神経細胞障害における脳内免疫異常が示唆されているが，その免疫異常の

基礎編 ②

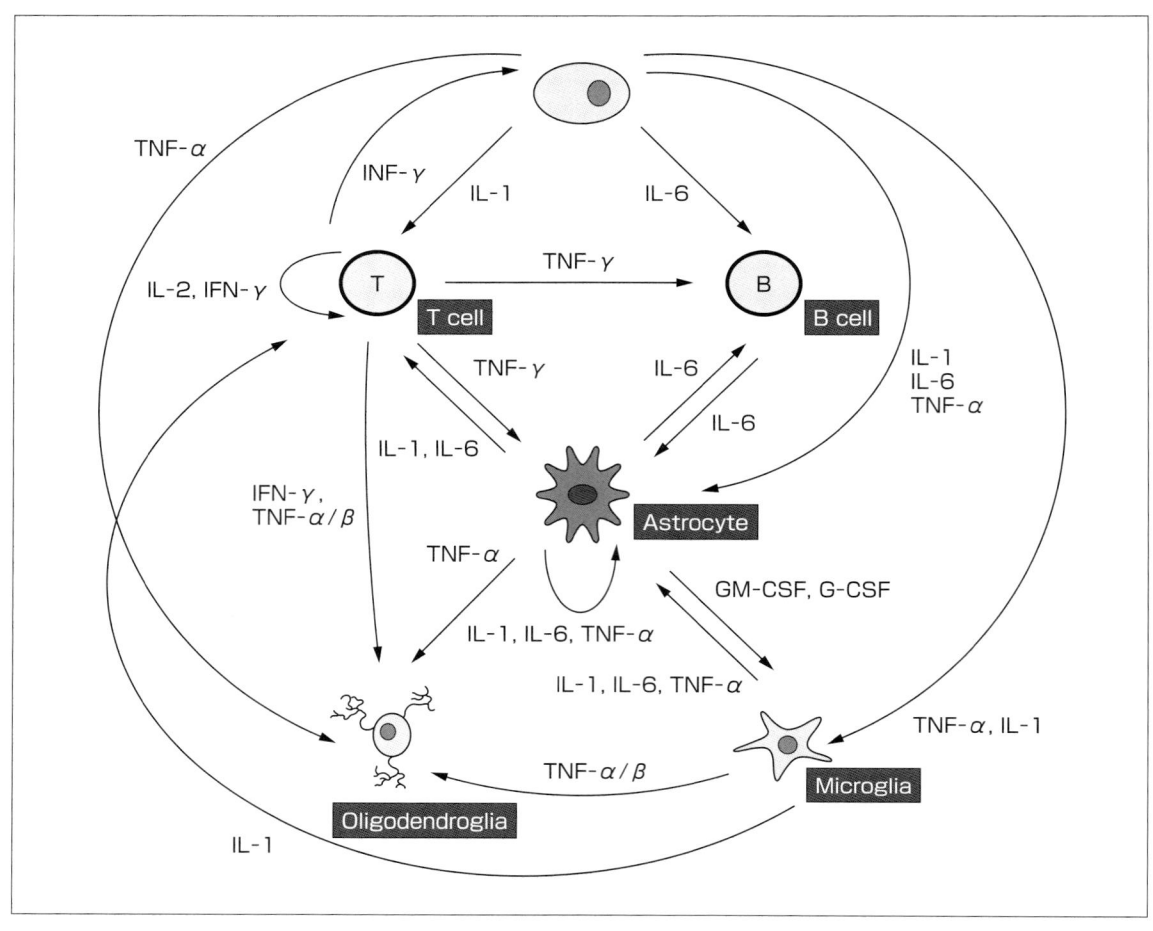

図7　中枢神経系のサイトカインネットワーク
中枢神経系にも末梢のそれと同様なサイトカインネットワークが存在する。その中心的役割を演じるのがアストロサイトやマイクログリアなどのグリア細胞である。

詳細は明らかではない。

a. 虚血負荷によるグリア反応

　砂ネズミやラットの一過性脳虚血負荷後，海馬の神経細胞が選択的に脱落する（遅発性神経細胞死と呼ばれる）ことはよく知られている。アストロサイトやミクログリアは神経細胞死の部位に一致して増殖を示すが，その反応性はミクログリアの方がアストロサイトに比べてより早期に出現する。

　このことより，脳虚血に際してはミクログリアは虚血負荷後の超早期より活性化され，神経細胞死の過程に関与している可能性が示唆される。ア

ストロサイトは glial fibrary acidic protein（GFAP）の免疫組織化学により同定されるが，GFAP陽性アストロサイトの増殖は虚血負荷後早期には認められず，遅発性神経細胞死が認められる虚血負荷後2日目以降にようやく観察される。このことから虚血負荷後のグリア作用にグリア細胞間で役割分担の存在することが示唆される。

　TNF-αはアストロサイトにMHC抗原を誘導し，その増殖を促す。また，TNF-αにはオリゴデンドロサイトに対する傷害作用が証明されている。さらに血管内皮細胞の活性化を介し，凝固機転の亢進や白血球浸潤にも重要な役割を有している。したがって，ミクログリアは虚血負荷に伴う

脳内免疫反応のトリガーのような役割を担っているとも考えられる。

虚血脳ではほかにIL-1β，TGF-β1などのサイトカインのmRNAの発現亢進も報告されている。中枢神経系におけるサイトカイン産生は脳挫傷モデルや実験的アレルギー性脳炎（experimental allergic encephalitis；EAE）モデルでも検討されている。これらのモデルでもサイトカインは刺激後数時間以内でその産生亢進が認められており，脳内でのサイトカインネットワークの活性化がいかに速やかに行われているかが注目される。サイトカインレセプターの中枢神経系での発現は培養系では数多く報告されているが，in vivoでの発現の検討は一部のサイトカインでしかなされていない。そのなかにはIL-1レセプター，IL-2レセプターなどがある。これらが虚血負荷に際していかなる変化を示すのかはいまだ検討されていない。

b. グリア細胞のサイトカイン放出機構

グリア細胞の虚血に対する応答は培養アストロサイトで検討されている。アストロサイトを低酸素下で培養した後，再酸素化すると，神経保護因子であるIL-6などのサイトカインが放出されるが，この現象には同時に誘導される熱ショック蛋白（HSP）やRNA結合蛋白が関与することが示されている。

これらのストレス蛋白はサイトカインの転写・翻訳および放出に重要な役割を演じていると想定されている。また，その産生には低酸素・再酸素化により発生する活性酸素が関与し，NF-kBなどの転写因子の活性化を介して生じるものと考えられている，虚血負荷による非常に速やかなサイトカイン産生亢進にはこのように活性酸素を介した種々の転写・放出因子の活性化が重要な役割を演じているのかもしれない。

c. 免疫担当細胞としてのグリア細胞

アストロサイト，ミクログリアともに末梢免疫担当細胞にみられるMHC抗原を発現することが培養系で報告されている。これらはTNF-αやIFN-γなどのサイトカイン刺激で発現が亢進する。虚血早期でのこれらMHC抗原の動態は明らかではないが，慢性低灌流脳ではこれらの発現細胞の増加が確認されている。

Binswinger病は，比較的わが国に多く，脳動脈硬化をベースに発症する疾患で，慢性低還流による神経細胞障害，脳血管性痴呆として注目されており，白質に主たる病変が存在するが，このような白質病変を有する患者剖検脳にMHC抗原陽性の活性化ミクログリアの著明な増殖が認められる。また，これらのミクログリアはTリンパ球と細胞接着分子を介しての接着がみられることから，慢性低灌流による軸索・髄鞘病変に関与する免疫反応がミクログリアを抗原提示細胞として発動する可能性を指摘している。しかしながら，最終的に組織傷害を引き起こす因子を放出するエフェクター細胞や組織傷害性リンパ球との関連性を含め，脳内での免疫機構の解明は依然として不明である。

ミクログリアには，活性酸素，一酸化窒素，TNF-αをはじめとするサイトカインなど細胞傷害を惹起する可能性のある物質の産生が知られている。したがって，抗原提示細胞であるミクログリアが同時にエフェクター細胞になる可能性もあると思われる。最近，ミクログリアでもtissue plasminogen activator（t-PA）の発現が報告され，そのt-PAノックアウトマウスでは興奮性アミノ酸による海馬神経細胞死が抑制されていたことから，ミクログリアにより放出されるt-PAと神経細胞死との関連性が注目されている。

d. 血管内皮細胞と免疫反応

虚血負荷は血管内皮細胞にも影響を与え，血液凝固機転や白血球・内皮細胞の接着を亢進させる。白血球や内皮細胞は活性酸素産生にも寄与し，さらに活性酸素は白血球の脳組織内浸潤を導くことが報告されている。TNF-αやIL-6などのサイトカインも虚血負荷により血管内皮細胞で産生亢進する。また，TNF-αやIL-1β，IFN-βは血管内皮細胞のICAM-1などの接着分子の発現亢進をもたらし，白血球の組織内浸潤を促進させる。特にTNF-αは虚血負荷後ごく早期に脳内で産生されるので，これによる血管透過性亢進が虚血再灌流障害の第二段階である白血球浸潤を伴った炎症状態を大きく修飾すると考えられる。

基礎編 ②

　慢性低灌流脳や脳梗塞完成期は別として虚血負荷の急性期においては白血球の脳内浸潤は明らかではない。しかしながら，免疫担当細胞と思われるグリア細胞は活性化され，種々の免疫関連物質の産生亢進がみられることは確かである。末梢における免疫反応は抗原の認識，提示，抗体や補体の産生あるいはリンパ球の活性化などいくつもの段階を経ることから，かなりの時間経過をもって遂行されると考えられる。したがって，脳虚血早期の反応はこれら一連の免疫反応の準備段階である可能性もあるのではないだろうか。
　中枢神経系に存在するこれらの免疫類似応答は元来，損傷治癒など組織の再構築の過程で発生する組織損傷を最小限にくい止め，至適な損傷治癒を促進するために機能するはずである。実際，TNFやIL-6などは神経細胞に対しその機能を保護するように働くが，反面，オリゴデンドログリアではTNFによってアポトーシスが誘導され，またこれらの炎症性サイトカインは血管内皮細胞に働き細胞接着因子を誘導する。
　多くのサイトカインはその働きが複数であるため，現時点では，再灌流によって発動された免疫機構が最終的に神経細胞にとって有利に働くのか，また不利に働くのかすら明らかでない。免疫担当細胞はこれらのサイトカインを介して極めて精密なネットワークを形成するが，脳虚血時に血液脳関門の障害や，これらサイトカインのクリアランスの遅延が起こった場合，本来のターゲットではない細胞にサイトカインが働きかける，いわゆる細胞間情報伝達のクロストークが再灌流後の組織障害に関与している可能性は否定できない。

4. 細胞を救うストレス応答

　これまでは，虚血環境において神経細胞を死に至らしめる因子を中心に議論してきたが，生体にはストレス蛋白と呼ばれる一連の蛋白群が存在する。これらの中でもっとも解析の進んでいるものが高熱環境で誘導される熱ショック蛋白（heat shock proteins；HSPs）であり，これが欠損すると，細胞は高熱環境を耐えることができない。しかも，この熱ショックに対するストレス蛋白の発現は，胎生期のごく一部の細胞を除いて，細菌か

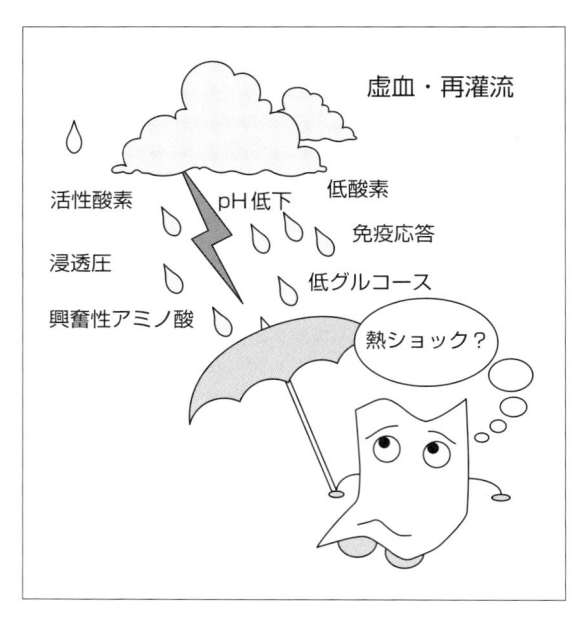

図8　虚血・再灌流によって神経細胞にふりかかるさまざまなストレス環境
神経細胞が脳虚血に際して生き残るためには，脳虚血によって引き起こされるさまざまなストレス環境を生き抜かねばならない。それらは栄養血管の閉塞によって引き起こされる酸素濃度やグルコース濃度の低下だけでなく，嫌気性解糖の亢進によるpHの低下，浸透圧変化，さらには再還流後に発生する活性酸素，免疫応答，また，神経伝達物質の処理障害による興奮性アミノ酸の濃度上昇などが挙げられる。

ら高等生物に至るまで共通した負荷応答である。
　虚血ストレスでも熱ショック蛋白（HSPs）の発現が伴うことから，虚血における神経細胞死は複合ストレスに対して神経細胞が起こした負荷応答の最終像であると考えるべきである。さまざまな化学的ストレスに対して細胞が作り出すストレス蛋白は，細胞を死から守る防御因子であり，細胞がその生存を危うくする危機的環境を生き抜くための必須のツールである。

a. 虚血を構成するストレス環境
　虚血は臓器を灌流する血管の閉塞によって引き起こされ，これにより種々のストレス環境が生じる。それらは血流の停止によって引き起こされる低酸素，低グルコース，嫌気性代謝への移行によって蓄積する乳酸によるpH低下，再灌流によっ

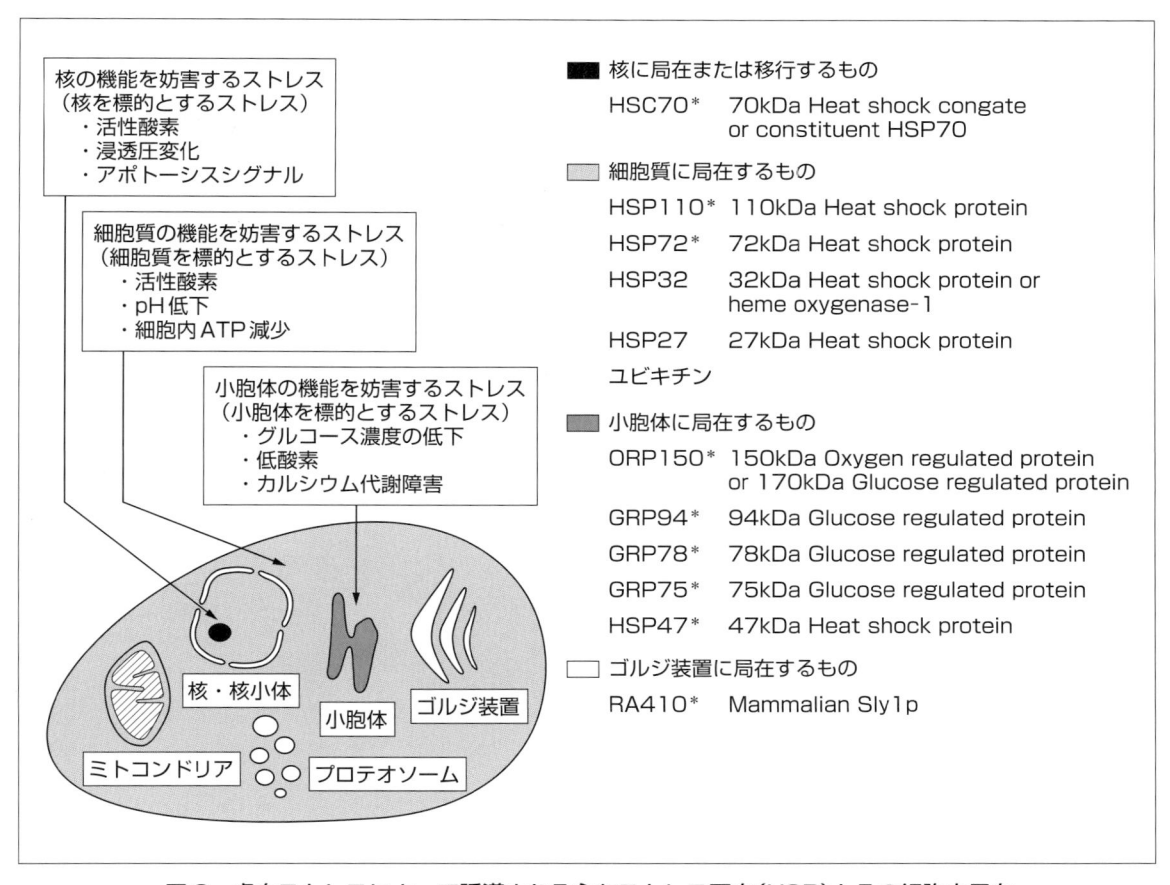

図9 虚血ストレスによって誘導される主なストレス蛋白(HSP)とその細胞内局在

核の機能を妨害するストレス
(核を標的とするストレス)
・活性酸素
・浸透圧変化
・アポトーシスシグナル

細胞質の機能を妨害するストレス
(細胞質を標的とするストレス)
・活性酸素
・pH低下
・細胞内ATP減少

小胞体の機能を妨害するストレス
(小胞体を標的とするストレス)
・グルコース濃度の低下
・低酸素
・カルシウム代謝障害

■ 核に局在または移行するもの
HSC70*　70kDa Heat shock congate or constituent HSP70

▨ 細胞質に局在するもの
HSP110*　110kDa Heat shock protein
HSP72*　72kDa Heat shock protein
HSP32　　32kDa Heat shock protein or heme oxygenase-1
HSP27　　27kDa Heat shock protein
ユビキチン

▰ 小胞体に局在するもの
ORP150*　150kDa Oxygen regulated protein or 170kDa Glucose regulated protein
GRP94*　94kDa Glucose regulated protein
GRP78*　78kDa Glucose regulated protein
GRP75*　75kDa Glucose regulated protein
HSP47*　47kDa Heat shock protein

□ ゴルジ装置に局在するもの
RA410*　Mammalian Sly1p

真核細胞に虚血ストレスによって誘導されるストレス蛋白とその局在を示す。グリア細胞に低酸素暴露によって誘導されるストレス蛋白は，そのほとんどが小胞体に局在するものであり，低酸素によって引き起こされるストレスが，少なくともグリア細胞では小胞体への負荷であることがわかる。

て生じる活性酸素であり，虚血晩期には種々の免疫応答などの環境変化が神経細胞を襲う(図8)。一方，1985年にNowakらが脳虚血巣における熱ショック蛋白の発現を報告して以来，熱ショック蛋白に代表されるストレス蛋白が虚血に対する不可応答の主役として注目されてきた。

熱ショック蛋白は高熱環境(43〜46℃)で誘導される細胞保護因子であり，その機能は分子シャペロンである。すなわち，熱ショック蛋白は，高熱において細胞内の蛋白が変性したときに，変性蛋白を認識・結合し，その蛋白の非可逆的な変性を阻止する，いわゆる蛋白分子に対する介添師(シャペロン)である。熱ショック蛋白は高熱環境における細胞機能の維持に必須であり，これを欠く

細胞は高熱環境では生存できない。細胞生物学において，高熱に対する細胞防御因子として同定されたこれら熱ショック蛋白が，どうして虚血という，一見，熱とは何の関連もなさそうな病態で出現するのであろうか。

b. 脳虚血におけるストレス蛋白の発現

その疑問に答える前に，虚血がさまざまな化学ストレスによって構成された複合ストレスで，おのおのが異なった細胞小器官をターゲットとすることを指摘したい。例えば，主に再灌流において発生する活性酸素はDNAを障害するし，細胞内のATP減少は，後で述べるように細胞質の蛋白を変性させ細胞質の機能を奪う。さらにグルコー

基礎編 ②

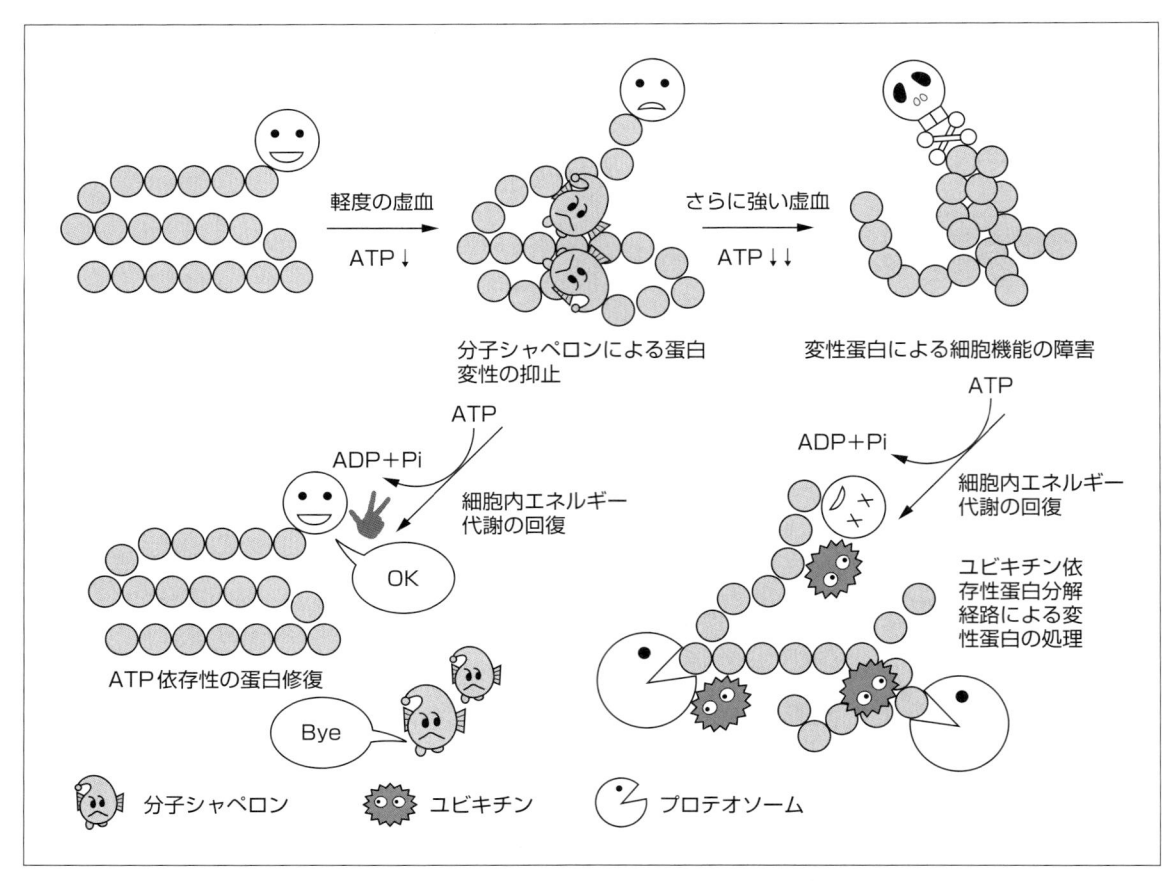

図10 虚血環境下における熱ショック蛋白の役割
虚血環境下では細胞内エネルギー環境の悪化に伴って，熱ショック蛋白が誘導され，細胞内蛋白の非可逆的な変性を防ぐ．さらに強い虚血で細胞内蛋白が不可逆的な変化をきたすと，それらはユビキチンによって標識される．いずれの場合も，虚血環境が終焉し，細胞内のエネルギー環境が回復すると，熱ショック蛋白はATP依存性に蛋白の変性を修復し，ユビキチン標識された，破棄されるべき変性蛋白はプロテオソーム内で分解処理され，最終的に細胞内の環境は虚血負荷以前の状況に復元される．

スや酸素濃度の低下は小胞体に重大な機能障害を引き起こす（図9）．これらに呼応するかのように，細胞内には虚血ストレスに際して，それぞれの小器官で多種のストレス蛋白が誘導される．

現在，虚血に対するストレス蛋白として注目されている熱ショック蛋白には，分子量72kDaのそれをプロトタイプとして，多くの類縁蛋白が存在し，熱ショック蛋白ファミリーを形成している．図9に脳虚血において報告された主たるストレス蛋白とその細胞内局在別を示すが，アステリスク（*）を付けた蛋白は熱ショック蛋白ファミリーのメンバーであり，多くの熱ショック蛋白ファミリーが虚血という複合ストレスから細胞機能を守る

べく機能していることがわかる．

c. 熱ショック蛋白の生理的役割

高熱などの環境変化は細胞内の蛋白の構造変化や変性をきたすが，細胞内の蛋白は酵素であったりレセプターであったり何らかの機能をもった分子であり，その構造崩壊が進むと，機能が失われるばかりか，細胞内で凝集するなど，細胞の存続にとって危機的な状況を生み出しかねない．

熱ショック蛋白は，これら蛋白の変性が比較的軽度で可逆的なときには，蛋白に結合し，蛋白の変性を阻止し，高熱環境が終焉するとATPのエネルギーを用いて蛋白の変性をもとに戻す．また，

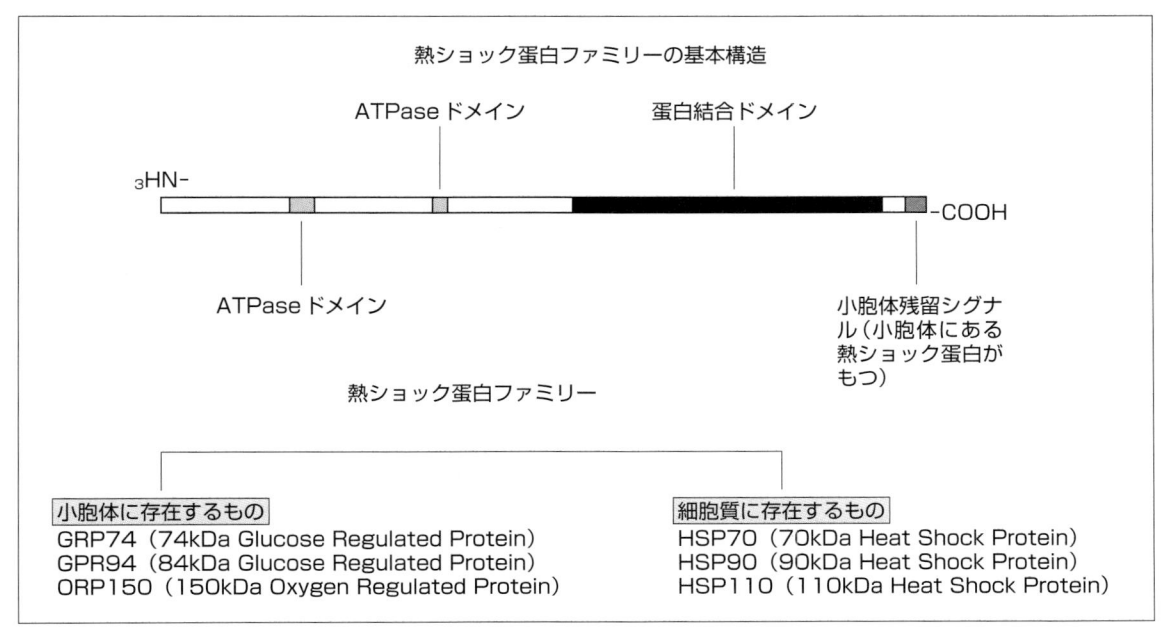

図11 ショック蛋白の基本構造とその細胞内分布

熱ショック蛋白には小胞体に存在するGRP/ORPファミリーと、主に細胞質に存在するHSPファミリーがある。共通の特徴として、N末端側にATPaseドメイン、C末端側に蛋白結合ドメインを有する。さらにGRP/ORPファミリーはC末端に小胞体に残留するためのシグナル（アミノ酸4個からなる）をもつ。

熱ショック蛋白ファミリーの基本構造

ATPaseドメイン／蛋白結合ドメイン／小胞体残留シグナル（小胞体にある熱ショック蛋白がもつ）

熱ショック蛋白ファミリー

小胞体に存在するもの
- GRP74（74kDa Glucose Regulated Protein）
- GPR94（84kDa Glucose Regulated Protein）
- ORP150（150kDa Oxygen Regulated Protein）

細胞質に存在するもの
- HSP70（70kDa Heat Shock Protein）
- HSP90（90kDa Heat Shock Protein）
- HSP110（110kDa Heat Shock Protein）

さらに変性の強い蛋白を識別，これらをユビキチンと結合させる。ユビキチン（ubiquitin）は分子量数kDの小分子であり，これが重合し変性蛋白に結合することにより，プロテオソームによる蛋白処理が開始される。すなわち，熱ショック蛋白は蛋白の変性により生じる細胞機能の障害に対する防御因子である。

d. 虚血環境における熱ショック蛋白の役割

虚血環境における熱ショック蛋白の発現は細胞内のエネルギー負荷と密接に関連していることを示している。すなわち，虚血環境において熱ショック蛋白を誘導している最大の因子には細胞内エネルギー環境の悪化があげられる。

それではなぜ，虚血における細胞内のATP枯渇が熱ショック蛋白の誘導を引き起こすのであろうか。一般に，細胞内には複雑な構造をもった蛋白が幾種も存在しており，その中には細胞骨格蛋白のようにATP分子があってはじめて正常な構造を保てるものも少なくない。虚血という複合ストレスは細胞内エネルギー代謝を障害し細胞内ATPを枯渇させる。そればかりでなく，嫌気性解糖によるpHの低下，活性酸素の発生などがさらに細胞内の蛋白の変性を促進し，このストレスは熱ショックを引き起こされたのと同じ現象である。これに対する防御因子として熱ショック蛋白が誘導され，細胞内蛋白の非可逆的な変性を防ぐ。さらに強い虚血で細胞内蛋白が不可逆的な変化をきたすと，それらはユビキチンによって標識される。いずれの場合も，虚血環境が終焉し，細胞内のエネルギー環境が回復すると，熱ショック蛋白はATP依存性に蛋白の変性を修復し，ユビキチン標識された，破棄されるべき変性蛋白はプロテオソーム内で分解処理され（図10），最終的に細胞内の環境は虚血負荷以前の状況に復元される。

e. 小胞体ストレスと分子シャペロン

熱ショック蛋白が高熱負荷に対する負荷応答の主役であり，主に細胞質での蛋白崩壊を阻止しているのに対して，小胞体でも熱ショック蛋白ファ

基礎編 ②

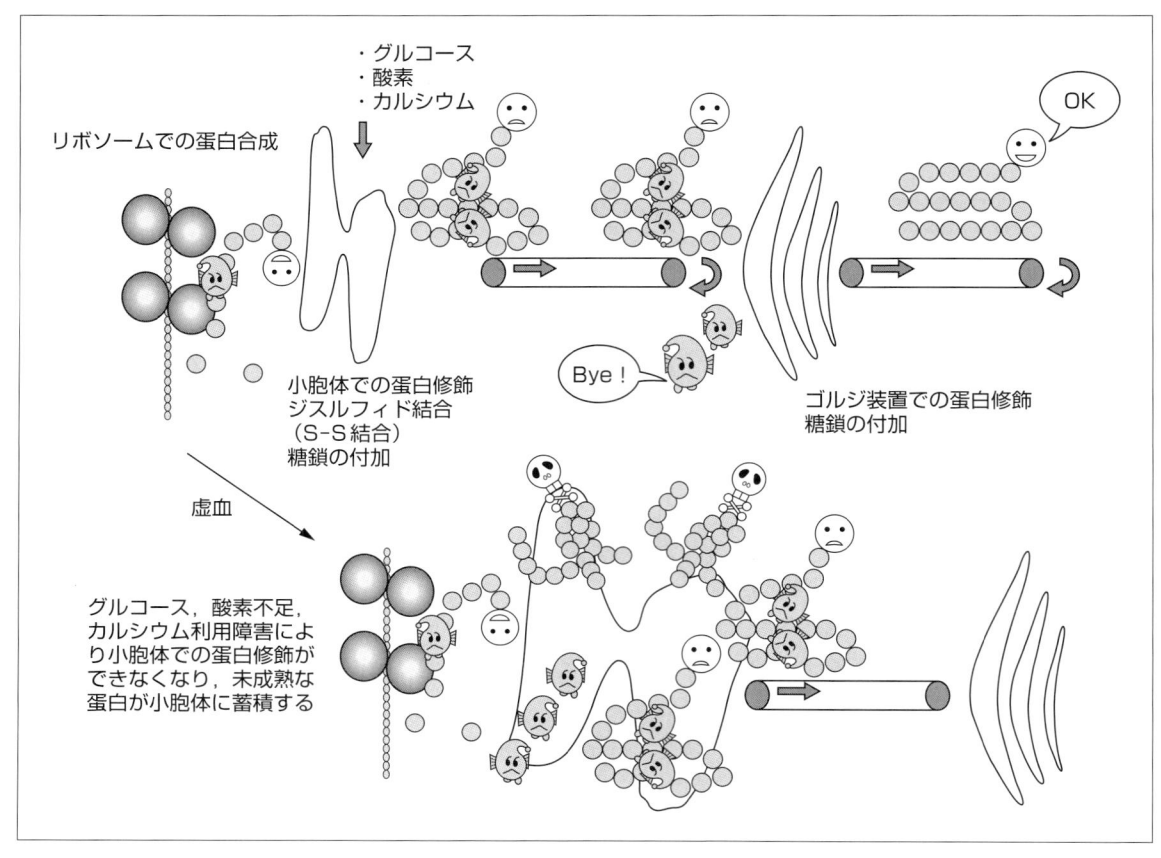

図12 虚血環境下における小胞体分子シャペロンの役割
虚血環境では，小胞体における蛋白修飾が十分に行えない。さらに小胞体には蛋白の品質をチェックする機構があり，蛋白修飾が未完成な蛋白は未熟蛋白として認識され，小胞体から出ることができない。こうして小胞体内には未熟な，正常な形態を保てない蛋白が蓄積するため，これらが非可逆的な変性を起こさないよう小胞体の分子シャペロン（ストレス蛋白）が多量に誘導・動員され，ストレス環境が去った後，正常の経路に戻される。

ミリーのメンバーがストレスに対して誘導される。これら小胞体に誘導されるストレス蛋白群は，構造的には熱ショック蛋白と類似しており，その機能も分子シャペロンである。しかしながら，驚くべきことに，小胞体に誘導されるストレス蛋白群はそのほとんどが熱ショックで誘導されずに，他のストレス，たとえば低グルコース，低酸素，小胞体でのカルシウム利用障害などで誘導される。このため，小胞体に誘導されるストレス蛋白は，GRPs（glucose regulated proteins）やORPs（oxygen regulated proteins）と呼ばれている。これらGRPs/ORPsも，その本態は熱ショック蛋白同様，分子シャペロンであるため，小胞体の熱ショックファミリー蛋白の虚血環境における役割も，細胞質に誘導された熱ショック蛋白のそれと同様に考えることができる（図11）。

リボソーム，小胞体からゴルジ装置に向かう蛋白輸送経路は，真核生物以上に見られる細胞外への基幹的な蛋白輸送経路であり，この中には成長因子やサイトカインなどの分泌蛋白だけでなく，それらのレセプターなど細胞膜に輸送される蛋白もこの経路によって輸送される。言い換えれば，この基幹経路がなければ，多細胞生物ならではの細胞間情報伝達や細胞接着，さらには細胞外からのシグナル伝達といった機能が働かない。

これらの多彩な機能を可能とするため，リボソ

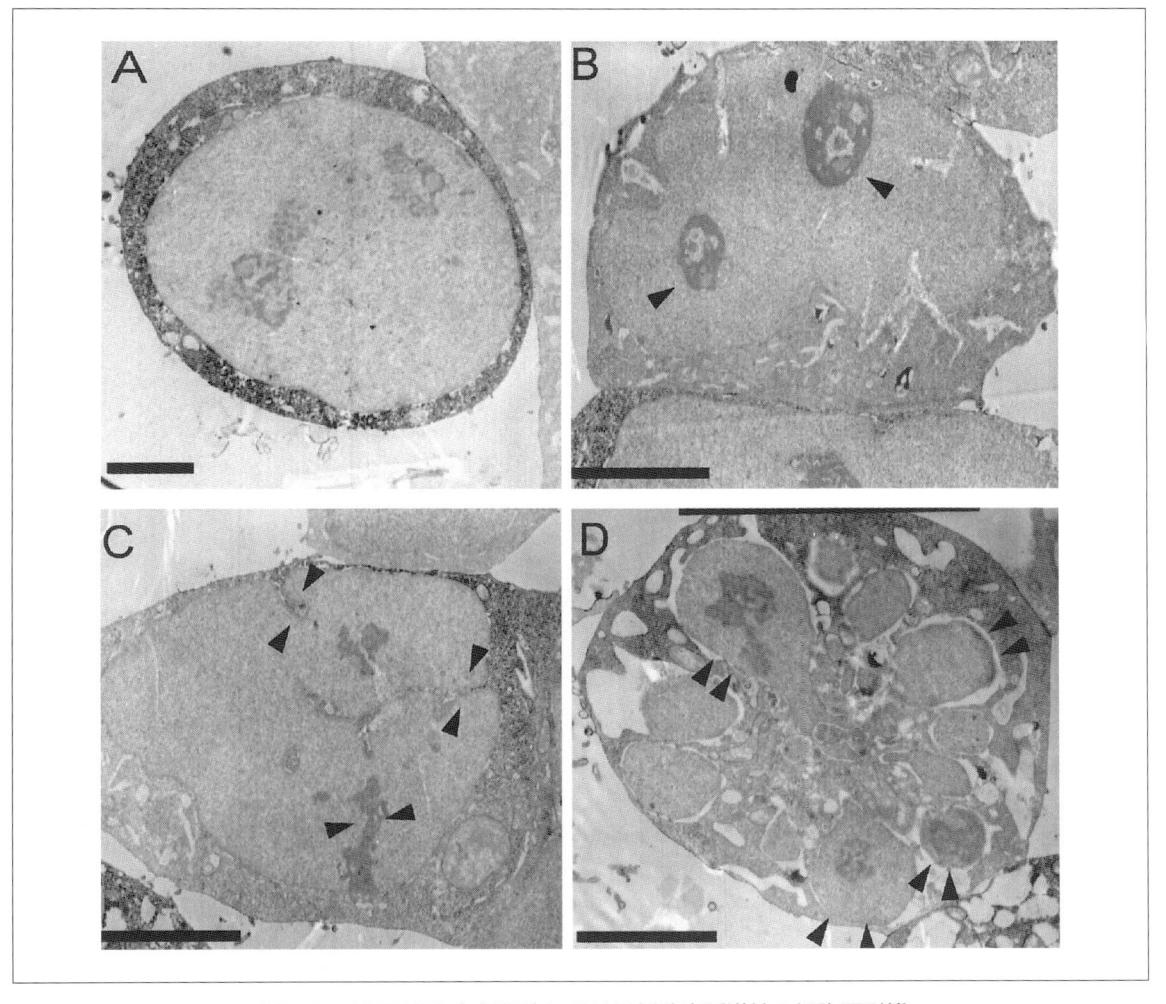

図 13　ORP150 欠損細胞における低酸素誘導性の細胞死形態
　低酸素環境で ORP150 を発現できる細胞は長時間の低酸素環境に耐える(A)のに対し，ORP150 発現ができない細胞では，低酸素暴露後 8 時間後にクロマチンの凝集，12 時間後に核に亀裂がみられ，14 時間後には典型的なアポトーシス小体の形成をみる(図中のバーは 5 μm)。

ーム，小胞体からゴルジ装置に向かう基幹経路を通過する蛋白は，小胞体やゴルジ装置においてジスルフィド結合や糖鎖の付加など，複雑な蛋白修飾を受ける。この経路を通過する蛋白は，これらの修飾が完成してはじめて正常の形状をとることができるため，リボソーム，小胞体からゴルジ装置で最終修飾を受けるまで，小胞体分子シャペロンが，蛋白の形状が崩れないように阻止している。
　ところが，この小胞体における蛋白修飾は大量のグルコース，酸素，カルシウムを必要とするため，これらの利用障害が起こる虚血環境では，小胞体における蛋白修飾が十分に行えない。さらに小胞体には蛋白の品質をチェックする機構があり，蛋白修飾が未完成な蛋白は未熟蛋白として認識され，小胞体からでることができない。こうして小胞体内には未熟な，正常な形態を保てない蛋白が蓄積するため，これらが非可逆的な変性を起こさないよう小胞体の分子シャペロン(ストレス蛋白)が多量に誘導・動員され，ストレス環境が去った後，正常の経路に戻される(図12)。

f. ストレス応答の崩壊と細胞死

以上のストーリーは，細胞が虚血を構成するさまざまな化学的ストレスに応答し，その負荷応答が成功裏に終わるシナリオに関して述べたものである。それではこれらストレス蛋白群の総動員をもってしても対応できないような強い虚血が起こった場合，細胞はどのように対処するのであろうか。

筆者らは中枢神経系で虚血に強い抵抗性をもつアストログリアに注目し，新しいストレス蛋白ORP150（150 kDa oxygen regulated protein）のクローニングに成功した。この蛋白は強い低酸素によって小胞体に誘導されるストレス蛋白（分子シャペロン）であり，この蛋白を欠損した細胞は遷延した低酸素環境を生き抜くことはできない。すなわち，ORP150は細胞が低酸素環境を生き抜くための必須のツールである。驚くべきことに，このORP150を欠損した細胞では，低酸素に暴露されると，小胞体の膨化が進行し，形態学的にアポトーシスと認識される細胞死を引き起こす（図13）。すなわち，少なくとも，小胞体において，虚血環境下，既存の分子シャペロンの総動員でも対応しきれないような強い蛋白変性が起こってしまった場合，細胞は自ら死を選ぶのである。

5. おわりに

従来，脳虚血に伴う神経細胞障害は，細胞のエネルギー代謝の瓦解によって発生する不可逆的な現象であると考えられてきた。ところが，これまで述べてきたように脳が虚血にさらされることによって，グルタミン酸などの興奮性アミノ酸の漏出，活性酸素の発生，低酸素，免疫応答，浸透圧変化などのさまざまなストレス環境が派生する。虚血巣でのHSPに代表されるストレス蛋白の発現は，少なくとも虚血に対して，蛋白新生を伴うダイナミックなストレス応答，すなわち虚血に対する防御機構が惹起されていることを示している。

したがって，脳血管障害など虚血によって引き起こされる神経細胞傷害に対して，なんらかの治療によるインターベンションを考えた場合，脳機能にとって至適な負荷応答を誘導することは，きわめて重要であると考えられる。虚血などによって生じる環境変化に対する脳細胞のストレス応答を，細胞生物学的に理解し，これらにおける細胞間シグナル伝達のクロストークを極小に保つことで脳虚血に伴う組織傷害を最小限に抑えることが，脳虚血の今後の研究ターゲットになることを期待するものである。

参考文献

1) 三須良實，赤池昭紀（編）：別冊・医学の歩み，神経細胞死制御．医歯薬出版，1998
2) 佐野圭司（編）：脳虚血 Update－最新のトピックスと実験手技．文進堂，1994
3) Korsmeyer J：Regulators of cell death. Trends. Genet. 11：101-105, 1995

基礎編 3

損傷神経の再生・機能修復

木山博資（きやま ひろし）　大阪市立大学大学院教授・機能細胞形態学

1. 神経再生

　脳卒中で失われたさまざまな機能は取り戻すことができるのだろうか。脊髄損傷の患者さんは再び歩けるようになるのであろうか。パーキンソン病や筋萎縮性側索硬化症（ALS）の進行を食い止めることはできるのであろうか。これらの障害はすべて神経細胞の変性・死に起因した問題であり、神経細胞を死から守る、もしくは新たな神経細胞を補充してやることが可能であれば克服することができる。

　発生の過程で視神経や錐体路のような主要な神経投射回路が形成される。これは、何らかの誘導因子群のcueに従って形成されるものであり、巧妙にプログラムされている。主要投射路のような幹線回路の形成は、いったん完成するときわめて安定した状態になりほとんど変化は見られない。しかしこのような回路の接合部、すなわちシナプス部分では、脳が定常状態であってもシナプス部分の微細構造（ハード）はダイナミックに変化している。このようなハードの変化に加え、化学的な伝達に見られるシナプス伝達効率（ソフト）の変化も見られる。このようなシナプス部分でのハードとソフトの両面の変化が学習・記憶、脳の可塑性を生みだしている（図1）。

　脳卒中や外傷などによる脳の障害は、このような定常状態から一変した状態へと脳を移行させる。すなわち、幹線回路の崩壊、回路素子（神経細胞）の脱落である。あまりにも傷害が大きい場合には個体の死に至るが、部分的な障害である場合、障害後も多くの神経細胞は生存を続けている。

　例えば、脊髄損傷などの外傷直後には、直接傷害を受けた部分は即細胞死に至るが、周辺の多くの神経細胞は依然生存している。これらの細胞は軸索や樹状突起自身に傷害を受けたり、周辺の高濃度のグルタミン酸にさらされたり、過度に発生したフリーラジカルの攻撃を受け、瀕死の状態あるいはアポトーシスへのスイッチが入った状態になっている。一時的な脳虚血も同様で、梗塞の中心部分は細胞が死んでしまっているが、周辺部の神経細胞はすぐには死なない。

　このような状態から機能再生を目指す方法に2通りの考え方が生まれる。1つは、損傷を受けたが残存している神経細胞を何とか生存させ、後にこれらの細胞自身による軸索再生を目指すやり方で、もう1つは、死にゆく細胞の脱落を防ぐのではなく、それを補う細胞を加えてやろうという方向である。「温存」か「補充」かともいえるこの2つの方法の選択は、もちろん損傷の種類や治療の時期などにも強く依存する。

　「温存」の立場からすると、急性期のグルタミン酸やラジカルの攻撃をいかにかわし、いったんONになったアポトーシスへの時限爆弾のスイッチをOFFにするか。また、細胞死を免れ生存した細胞は、失われた幹線回路を再構築すべく軸索の伸展を行うが、これを阻害する増殖したグリアのバリケードや軸索伸展自身を抑制する抑制因子の存在は大きなハザードであり、これをいかに克服するか。

基礎編 ③

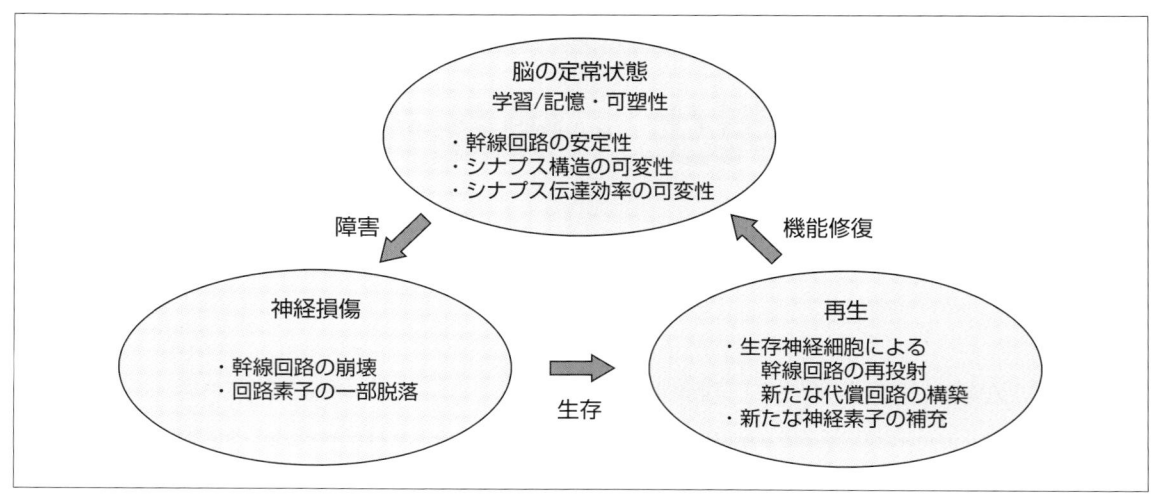

図1 脳の障害から機能修復への過程

また,「補充」の立場からすると,どのような補充部品(神経細胞)をどこから調達するのか。補充した部品がもくろみ通り機能するか。いずれの場合も克服されなければならない問題が山積している。一部には,「温存」・「補充」によらず,損傷を受けていない領域での新たな代償回路の形成が試みられる場合もある。いずれにしても,機能修復に必要な新たな回路の再構築がなされなければならない。主要回路の再構築により,脳はもとの定常状態に近い状態に戻ることができ,最終的には,微小回路であるシナプスレベルでの構造変化や伝達効率の変化を行い,高次神経活動の再開となる。幹線回路修復の延長線上にシナプス部分の修復があるとすれば,再生の後期の最終部分は可塑性と極めて類似した現象が起こっていると考えることもできる。

さて,このような「温存」・「補充」の両者の立場における再生・機能修復の過程において,大きな役割を担っているのが一群の神経栄養因子と呼ばれる分子群である。神経栄養因子は損傷後の神経細胞の生存,軸索投射,神経幹細胞の分化など,多くの局面において,重要な役割を担っている。そこで本章では,神経栄養因子やサイトカインについて概説し,さらに機能修復を目指して行われている研究について紹介していきたい。

2. 神経栄養因子

a. 歴史

末梢神経は再生することは古くから知られていたが,胎仔や新生仔の動物において軸索切断を行ったり末梢の標的器官を取り除くと,後根神経節や運動神経細胞は再生のための応答を示さず死に至ることが1930〜40年代に知られていた。

1950年代前半にこの現象の原因となる分子の同定を行ったのが,Levi-MontalciniとHamburgerのグループであり,有名な神経成長因子(nerve growth factor;NGF)の発見へとつながった(Levi-Montalcini et al 1954)。これにより交感神経節をはじめ神経堤由来の神経細胞は,胎生期や生直後でも軸索損傷後や標的器官なしでも生存することができるようになった。その後,さまざまな神経生存活性を指標にして多くの神経栄養因子群が検出されるに至っている。

また,免疫学などをはじめ他の分野において,神経生存活性以外の生物活性を指標にして数多くの分子が同定されたが,その中にはIL-6,LIFなどのサイトカイン群がある。

1998年12月末現在最も新しい神経栄養因子(neurotrophic factor;NTF)であるartemin(4番目のGDNFファミリー)に至るまで,極めて多くの分子が神経生存活性を有することが明らかに

なっているが，特に運動ニューロンに対して生存活性を有するものだけを挙げても表1のように数多く見られる。

表1は運動ニューロンについて示したもので，NGFなどのような自律神経系や知覚神経系に働くものは含んでいない。このような神経栄養因子の同定に引き続き，それらの受容体の探索においても激しい競争が行われた。同定された受容体は癌遺伝子としてすでに得られていたものであったり，共通なドメインを有することが判明した。NGF，BDNF/NT-4，NT-3の高親和性受容体については，それぞれTrkA，TrkB，TrkCと呼ばれ，受容体構造が比較的類似しており，これらがホモダイマーを形成することがシグナルを細胞内へ伝えるのに重要であることが示されている。

ここで興味深いのは，これらの受容体は細胞内の領域にチロシンキナーゼドメインを有しており，これが（神経）栄養因子受容体の共通のドメインであることが予想された。これを利用してチロシンキナーゼドメインを細胞内に有するものを探してゆくことによってもいくつかの受容体が同定されている。TrkA，TrkB，TrkCのようにホモダイマーによりシグナルを伝えるもののほかに，神経栄養因子の認識サブユニットとシグナルを細胞内へ伝えるサブユニットが異なる構造を取る例としてGDNF受容体がある。GDNFはチロシンキナーゼドメインを細胞内に有するシグナル鎖とリガンド認識鎖からなる。

また，サイトカインの受容体は一般にはチロシンキナーゼドメインを有さないが，GDNFと同様にリガンド認識鎖とシグナル伝達鎖の複合体を形成することも興味深い。実際GDNFは広義のTGFβファミリーに属すると考えられており，GDNFはサイトカインと神経栄養因子の中間に位置づけられる。

以下にNGF/BDNF/NT-4/NT-3ファミリーとGDNFファミリー，サイトカインのIL-6ファミリーについて，リガンドおよびその受容体を概説する。

b．NGFファミリーとその受容体

NGFは最初に同定された神経栄養因子であり，神経堤由来の自律神経節や後根神経節細胞の生存

表1　運動ニューロンの生存活性が認められる分子群

glial cell-line-derived neurotrophic factor（GDNF）
brain derived neurotrophic factor（BDNF）
ciliary neurotrophic factor（CNTF）
leukemia inhibitor factor（LIF）
neurotrophin-3（NT-3）
neurotrophin-4（NT-4）
insulin
insulin-like growth factor-1（IGF-1）
insulin-like growth factor-2（IGF-2）
fibroblast growth factor-1（FGF-1）
fibroblast growth factor-2（FGF-2）
fibroblast growth factor-5（FGF-5）
platelet-derived growth factor（PDGF）
hepatocyte growth factor（HGF）
transforming growth factor-beta（TGF-β）
cardiotrophin-1（CT-1）
interleukin-6（IL-6）

活性が高いことで知られていた。NGF以降に同定された他の神経栄養因子と1つのファミリーを形成しており，このファミリーの主要メンバーは，NGF，BDNF，NT-3，NT-4である。これらの高親和性受容体はそれぞれTrkA，TrkB，TrkCと呼ばれ，先に癌遺伝子として同定されていた。

リガンドと受容体の特異性はNGF/TrkA，BDNF（NT-4）/TrkB，NT-3/TrkCが最も高い組み合わせであり，これらには若干の交叉性も知られている（図2）。このほか，低親和性の共通の受容体としてp75が従来より知られているが（p75はNGFの受容体として最も早く同定された），この受容体に関してはTNF受容体との類似性から，アポトーシスを起こす受容体として異なる機能が最近クローズアップされている。また，Rhoファミリーへシグナルを送るという知見も発表されており，その正確な機能を記述するにはもう少し待ったほうがよいと思われる。最近の考え方としては，高親和性の受容体と低親和性の受容体が共発現している場合は神経栄養因子として作動するが，低親和性受容体のみの発現の場合にはアポトーシスのスイッチとなると考えられつつある。最近これらの神経栄養因子や受容体のノックアウトが進むにつれて，末梢神経系の神経栄養因子依存性がかなり明確に対応していることが明らかになった。知覚神経節のnociceptorや交感神経節細胞

基礎編 ③

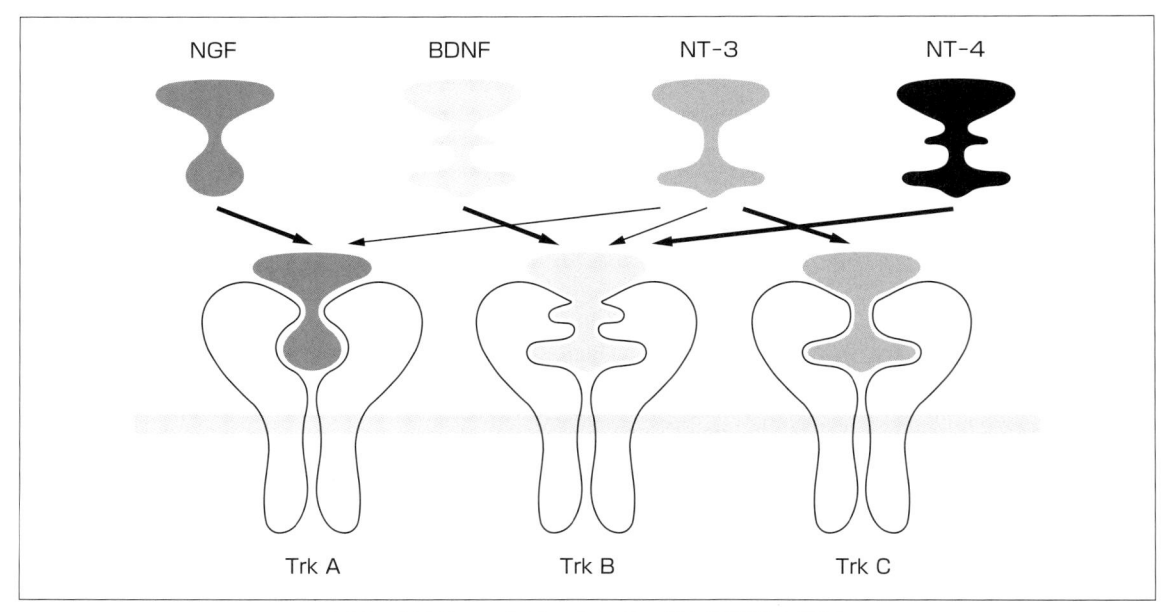

図2 NGFファミリーのリガンドと受容体の関係

はNGFに，proprioceptorやauditory mechanoceptorはNT-3に，mechanoceptorやbaroreceptorはBDNFに極めて強く依存する．すなわちNGFやその受容体であるTrkAのノックアウトマウスでは後根神経節のnociceptorが生存できなくなってしまう．ここで大変興味深いのは，後根神経節で特定の機能を有する神経細胞が決まった神経栄養因子の支配によって生存しているという点である．

このように，同じ発生学的なバックグラウンドをもつ神経細胞であっても，それらの神経栄養因子依存性には特異性があり，このような特異性は中枢神経細胞にも見られると考えられている．中枢神経系の多くの神経細胞はNGFよりはBDNF依存性であると考えられているが，より詳細な対応関係があるに違いない．TrkA，TrkB，TrkCともに細胞内にチロシンキナーゼドメインがあり，Shc，Grb2-Sosなどのアダプター分子を介して，Ras-MAPキナーゼへと向かうシグナリングやPI3K-PKBなどのルートも知られている．神経の再生時にはどの細胞内情報伝達経路が重要なのかはいまだ明らかではない．しかし，運動ニューロンではPI3K-PKB経路が，別のニューロンでは（例えば視神経節細胞）Ras-MAPキナーゼ経路が重要であるというふうに，神経細胞の種類に応じて異なることが予想される．

c. GDNFファミリーとその受容体

GDNFファミリーは，GDNF，nerturin，persephin，arteminの4種のリガンドからなる．

GDNFは広義にはサイトカインのTGFβスーパーファミリーに属し，受容体の構成は後述のサイトカイン受容体と比較的近いパターンを取る．GDNF受容体はリガンドの認識鎖であるα鎖GFRα-1～GFRα-4（4種のリガンドにそれぞれ高親和性）とシグナルを細胞内へ送る共通鎖のc-Retからなる（図3）．c-Retは細胞内にチロシンキナーゼ活性をもつドメインがあり，NGFファミリーの受容体と同様，Ras-MAPキナーゼ系，PI3K-Akt(PKB)系，PLCγなど複数の細胞内情報伝達系へシグナルを送ることができる．GDNF，nerturin，artemin，persephinに対する特異的受容体のα鎖はそれぞれ，GFRα-1，GFRα-2，GFRα-3，GFRα-4であるが，nerturinとarteminはGFRα-1にも低い親和性で結合することができる．GDNFもGFRα-2に若干の交叉性

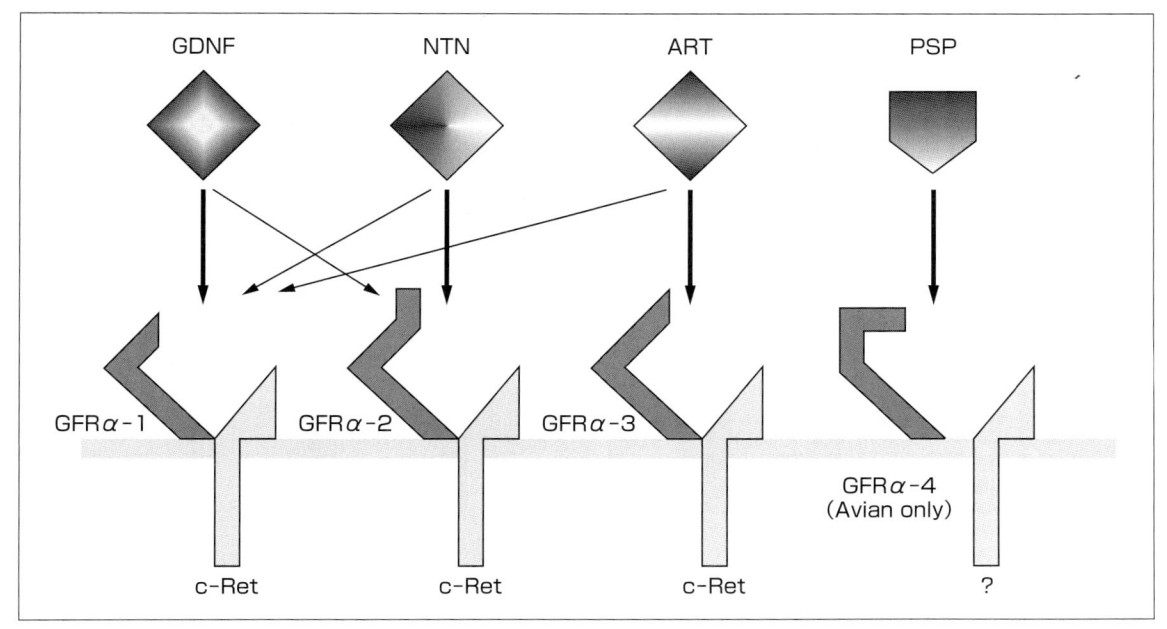

図3 GDNFファミリーのリガンドと受容体の関係
NTN；nerturin, ART；artemin, PSP；persephin

が認められる。また，GFRα-4は鳥類で認められているが，哺乳類では見つかっていない。GDNFは運動神経やドパミン細胞の生存に極めて重要な因子であることが証明されている。一方，nerturinは知覚神経系の，artemin はドパミン細胞と知覚，交感神経系の細胞の生存に重要であり，リガンドの細胞生存活性は細胞種によって異なる。

これは，ひとつには受容体のα鎖の発現の有無が重要で，知覚神経はGFRα-2を，運動神経はGFRα-1を通常優位に発現していることからも理解できる。標的の骨格筋や損傷部位よりも遠位端のシュワン細胞において，GDNFの発現が上昇する。また，軸索に損傷を受けた運動ニューロン自身はGFRα-1やc-Retの発現を亢進させ，生存のためにシグナルを促通させるべく応答する。

d. サイトカインファミリーとその受容体

サイトカインとはリンパ球由来のリンフォカインや単球・マクロファージ由来のモノカインを含め一般に免疫系の細胞から分泌される生理活性をもつ高分子群をさすが，その定義はかなりあいまいである。サイトカインの機能も極めて複雑であり，免疫系の細胞に作用するだけでなく内分泌系や神経系の細胞にも作用する。これが「神経・免疫・内分泌のクロストーク」というキーワードを生み出すゆえんでもある。一部のサイトカインも神経栄養因子群と同様に神経再生に強くかかわる。

サイトカインはその種類が極めて多いが，一部の受容体や細胞内の情報伝達分子にはかなりの収束が見られる。すなわち，多くのサイトカインが共通の受容体や共通の情報伝達経路を共有している。ケモカインとして知られるIL-8の受容体は膜を7回貫通するいわゆるG蛋白結合型の受容体であるが，他の多くは膜を1回貫通するか膜に結合し細胞外に局在するヘテロなサブユニットの複合体である。多くは，特異的なリガンドを認識するリガンド結合鎖と細胞内へシグナルを伝えるシグナル伝達鎖からなる。例えば，IL-2，IL-4，IL-7，IL-9，IL-15の受容体は共通なガンマー鎖と呼ばれるシグナル伝達鎖と，それぞれ特有なリガンド認識鎖からなる。IL-6，IL-11，LIF，OMなども共通のシグナル伝達鎖であるgp130を

基礎編 ③

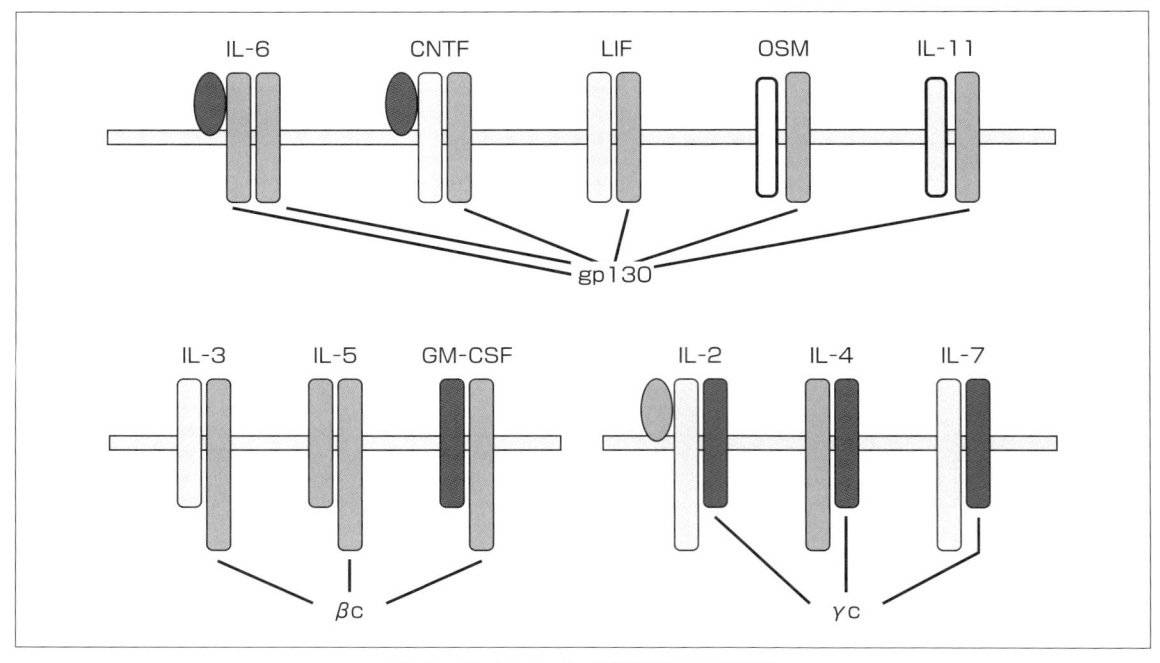

図4　サイトカイン受容体間の共通鎖

有する。また，IL-3，IL-5，GM-CSFも共通のβ鎖を有する（図4）。

これら受容体のうちシグナル伝達鎖は細胞内ドメインを有するが，神経栄養因子受容体と異なりチロシンキナーゼドメインはもたない。代わりにシグナルメディエータとしてJAKファミリーに属する分子が，さらにJAKの下流には2量体を形成することにより転写因子として作動するSTATファミリーに属する分子が存在する。したがって受容体の下流はJAKファミリーの1つもしくは複数のメンバーの組み合わせが，さらにその下流では，STATファミリーのどれかまたは組み合わせがシグナル分子として作動している（図5）。JAK，STATともにメンバーの数が多くはないので，同じ分子が多くのサイトカインの細胞内情報伝達路に顔を出す。JAK-STATの主要な経路のほかに，例えばgp130などではRas-MAPキナーゼ系へ情報を伝えるフォスファターゼのSH-PTP2の存在も知られており，神経栄養因子受容体の下流とのクロストークが存在する。神経再生関連では，IL-6，LIFなどgp130関連分子が最も神経生存活性や軸索伸展活性が高い。gp130，IL-6のリガンド認識鎖，LIFのリガンド認識鎖がいずれも神経損傷後に発現上昇することが明らかになっているほか，その下流のJAKファミリーではJAK2，JAK3の発現が上昇することが知られている。

3. 中枢神経の再生

ラモニ・カハール（Ramon y Cajal）以来，成熟中枢神経細胞には再生は起こらないことになっていたが，まさに20世紀末になって，その分裂・再生能力の存在がいろいろな形で証明されつつあり，中枢神経細胞はある条件さえ整えれば積極的に再生させることができると考えられる。「ある条件」とは，前述の神経栄養因子やサイトカインをはじめ，さまざまな因子の関与である。ここでは，以下に中枢神経再生へ向けてなされてきたいくつかの試みを紹介したい。

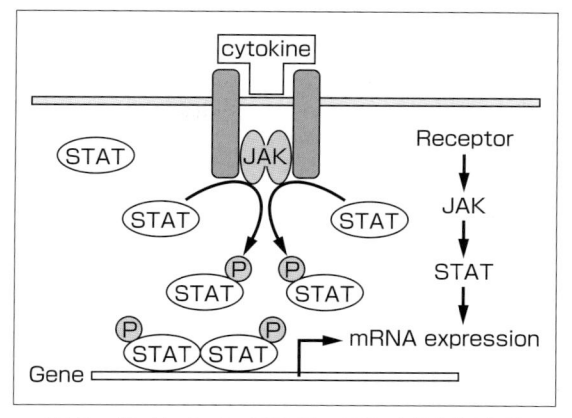

図5 サイトカイン受容体の細胞内情報伝達系

a. 末梢神経の移植

1980年代前半にカナダのAguayoのグループが，中枢神経系に属するとされる網膜の神経節細胞の再生を証明した．神経節細胞の軸索すなわち視神経を切断すると，ほとんどの視神経節細胞は死に至ることは，従来考えられていた中枢神経系の特徴であるが，軸索のおかれている環境を整えてやることで，神経を生存させ，さらに軸索伸展を促し，機能を修復させることが可能になる．

末梢神経系は極めて再生能が高く，この再生能には末梢のシュワン細胞が関与していると考えられている．坐骨神経などの末梢神経を損傷視神経断端に移植することにより，移植された神経内を通って視神経が再び伸展することが示された．実際，移植した末梢神経のもう一方の断端を視神経が本来投射している中脳の上丘につなぐと，再生軸索断端は上丘内に投射し，機能シナプスを形成する．このことから本来再生しないとされてきた中枢神経系のニューロンが末梢神経のようなpermissiveな環境さえ与えれば再生すると考えられた．

このような再生を誘導する末梢神経の移植は，脊髄損傷のモデルでも用いられている．スウェーデンのOlsonらは脊髄の髄節を切除し，その間を肋間神経でつないでやると，肋間神経のブリッジを通過して軸索が伸び，機能回復が起こると発表している．これら末梢神経の移植において，坐骨神経などの移植される神経は主にシュワン細胞か

らなるわけだが，切り出された神経のシュワン細胞には極めて豊富なGDNFやBDNFなどの神経栄養因子が発現している．このような因子群に加えて未知の因子群のカクテルが分泌されることと同時に，再生軸索が好んで接着し軸索を伸ばす足掛かりとしているシュワン細胞の基底膜の存在などが，再生軸索にとって心地よいpermissiveな環境を提供していると考えられる．このことは，シュワン細胞がもっている機能分子をうまく使ってやれば，末梢神経の移植なしに同様の現象を中枢神経で再現できる可能性を示唆している．

b. 神経伸展抑制因子

末梢神経は再生が容易であるが中枢神経では再生が難しいこと，末梢神経の移植により中枢神経を再生させることができること，などを手掛かりに，末梢と中枢の違い特にシュワン細胞とオリゴデンドロサイトの違いに着目したのがスイスのSchwabである．

Schwabはシュワン細胞が再生のための特定の分子をもっていると考えるのではなく，中枢でミエリンを形成するオリゴデンドロサイトが再生を抑制する分子を産生しているのではないかとの仮説を立て，そのような分子の精製を試みた．精製された分子はそのサイズが35Kdと250Kdであったことよりneurite growth inhibitor NI-35, NI-250と命名した．

この分子の遺伝子の同定が難航していたなかで，1990年になってから中和抗体を脊髄切断後に注入することで再生神経をある程度伸展させることに成功した．最近この中和抗体（IN-1）を産生するハイブリドーマを脳に移植することによって，極めて興味深い現象が起こることをSchwabらが報告している．すなわち，脊髄の片側を切断したとき，IN-1の存在下では健常側の軸索のsproutingが著明になり損傷側へ侵入し，新たな代償回路が形成され機能回復するというものである．さらに障害とは無関係にIN-1は軸索のsproutingや可塑性を引き出すことも示した．

このことは，成熟脳ではNI-35やNI-250といった神経伸展抑制因子（neurite growth inhibitor）が軸索の発芽や可塑性を抑制していることになり，この抑制を外してやりさえすれば成熟神経が

失わずにもっている再生や可塑性の機能を引き出してやることができることになる。2000年になって，ついにオリゴデンドロサイトが産生する再生抑制因子がSchwabらによりクローニングされ，Nogoと命名された。さらにその受容体の候補分子も2001年にはクローニングされた。今後，この分子の特徴については一段と研究が進展するものと考えられる。

c. グリアの増殖瘢痕の阻止

今まで述べてきたように，中枢神経が再生しない原因としては，中枢神経系に何らかの因子が不足しているとする説と軸索再生を抑制する分子があるとする説がある。加えて，グリアの増殖瘢痕による物理的な障害が再生を抑制するとの考え方がある。

中枢神経系に傷害を与えたときには，ほとんどの場合アストロサイトやミクログリアなどのグリアの増殖が生じ，いわゆるglial scar formation（グリア増殖瘢痕）が生じる。これが，中枢神経の再生を阻止する最大の原因であるとする考え方である。

この説の正当性を確かめるためにデザインされた興味深い実験を紹介する。アメリカのケースウェスタンリザーブ大のDaviesらによってなされた実験である。中枢神経が再生しないのは抑制因子などによるnon-permissiveな環境が原因なのか，グリアの瘢痕による物理的な障害が原因なのかを解明しようとしたものである。グリアの増殖を起こさないように中枢神経系の白質に神経細胞を移植すれば，白質に存在するオリゴが分泌するnon-permissiveな因子によって軸索を伸展できないはずである。彼らは，微量の成熟ラット後根神経節細胞浮遊液を成熟動物の白質に微小ピペットを用いて移植した。

この方法では，移植部でのグリア増殖瘢痕はほとんど形成されない。移植した細胞はCGRPなどのマーカーを用い細胞体と軸索を染め出すことができる。このようにして移植された細胞は，すぐに軸索を伸展し白質の中を再生軸索が長距離伸展し灰白質へと侵入していった。また，移植の再生がうまくいかない場合は，移植片近傍の細胞外基質中のプロテオグリカンが増えており，これが少ない場合は比較的再生がよいことも示した。このプロテオグリカンを産生するのはグリアであり，損傷に応答したグリアが作る細胞外マトリックスが軸索の伸展抑制に関与していることを示している。この実験結果はSchwabらの説と異なるもので，基本的に中枢神経系も軸索伸展に関してはpermissiveであることを支持する。しかし，SchwabらがクローニングしたNogoは通常オリゴデンドロサイトからは分泌されず，損傷によりオリゴデンドロサイトから放出されるとしており，Daviesらのマイクロトランスプラントではオリゴデンドロサイトの損傷がほとんどないためNogoが放出されない，とSchwabらは考察している。

京都大学の川口教授らも中枢神経系はpermissiveであるとの見解をもっており，損傷部位の状態によっては（グリアの増殖瘢痕や空間的ギャップが生じなければ）成熟動物の錐体路も十分再生することを証明している。現時点で，中枢神経系軸索伸展にとってpermissiveなのかnon-permissiveなのかははっきりと結論が出ていないが，どうも本来permissiveであるという考えが多い。

d. 神経幹細胞

今まで述べてきたものはすべて，生存した神経細胞の軸索を伸展させ再生もしくは代償回路を形成しようとする試みであった。これらとは異なり，外から新たに部品となる神経細胞を入れてやろうという試みを以下に示す。

一般に成熟神経細胞は分裂能を失っており，いったん細胞死を起こすとそれを補う細胞は存在しないと考えられてきた。しかし，最近成熟脳の中に未分化な細胞（自己増殖能を有しさらに神経系の細胞に分化する能力を有する細胞）が存在することが証明された。神経幹細胞と呼ばれる細胞がそれで，通常の成熟脳では嗅球から側脳室にかけての脳室近傍にあるsubventricular zone（SVZ）と呼ばれる領域，海馬の歯状回の顆粒細胞層の最内層などに多く見られる細胞で，成熟動物でもこれから神経細胞やグリアが分化し移動すると考えられている（図6）。ただし，このような特徴を有する細胞の数は極めて少ない。成熟動物の脳から

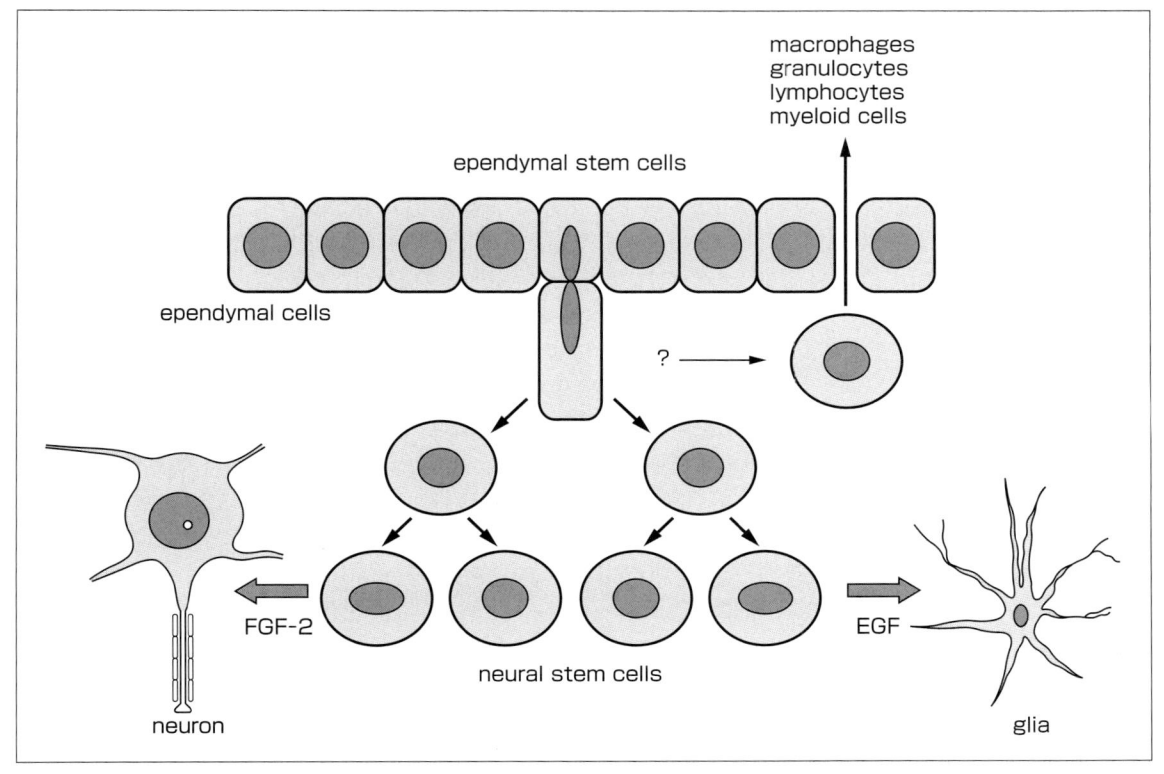

図6 上衣細胞からの神経幹細胞への分化

　このような未分化な神経幹細胞を取り出し株化することが試みられ，これによって得られた株化幹細胞を脳内に移植すると，移植された領域の環境によって幹細胞は分化し，移植された領域に本来存在する細胞と極めて類似した形態を有するようになることが証明された。

　このような幹細胞の存在はネズミにおいて分裂増殖のマーカーとなるbromodeoxyuridine（BrdU）の取り込みを指標にして，わずかではあるが分裂・増殖している細胞が，個体が生存しているかぎり存在していることが示された。1998年の終りにスウェーデンのErikssonとソーク研究所のF. Gageらのグループによって，生前にBrdUを投与されたヒトの剖検脳を用いて，ヒトの海馬に分裂増殖している神経細胞の存在が証明された。

　これによって，ヒトにおいても個体が生存している間ずっと，若干の神経細胞が新たに生まれ続けていることが明らかになった。このような事実により，にわかにヒトからの神経幹細胞の株化と，それを用いた移植による神経機能再生の臨床応用が現実味を帯びてきた。幹細胞の分離と株化はいくつもの研究グループで成功しており，現在はこれを目的の細胞に正確に分化させるための方法に関しての研究が進んでいる。

　また，解決されねばならない問題点として，ヒトの脳のなかでこのような細胞がどのように維持されているのか，いかにして増殖がコントロールされているのか，また分化を促す因子は何なのかなど，多くの性質が不明のままであり，このような解析が進めば臨床応用へ向けて大きく飛躍すると考えられる。また，脳から神経幹細胞を取ってくるのではなく，より未分化な全能性細胞であるES（胚性幹）細胞（embryonic stem cell）をとり，それを神経幹細胞に分化させる研究も進んでいる。さらに，このような幹細胞に遺伝子導入して特別な機能をもたせ脳内へ移植する試みも数多く

特にパーキンソン病のようなドーパミンを補充してやれば改善するということがわかっている場合には，幹細胞に合成酵素を発現させドーパミンを合成分泌する能力をもたせてから移植し，ある程度の効果が得られている．今後，グリアの増殖瘢痕を引き起こさずにうまく目的の領域へ幹細胞を移植し，さらに癌化したり目的以外の細胞に分化しないよう，うまくコントロールする方法の開発が必要である．

e. 上衣細胞は神経系と血球系の幹細胞か

幹細胞について極めて興味ある発見が1999年1月に相次いで発表された．上述のように神経幹細胞は神経細胞やグリア細胞に分化する能力をもった細胞であるとされたが，この神経幹細胞の少なくとも一部の起源は脳室壁に並ぶ上衣細胞であるというものである（図6）．

成熟動物の上衣細胞の一部が分裂しsubependymal zone (SEZ) へ移行し，これが前駆細胞となって神経細胞やグリア細胞へ分化することをスウェーデンのJohanssonらのグループが証明した（Johansson et al, Cell 96 (1999) 25-34）．

彼らは当初脳室内に注入した色素やマーカー分子の発現が上衣細胞に限局しているが，時間とともに標識された細胞がSEZに認められるようになることに気が付いた．さまざまな神経幹細胞のマーカーを用いた検索により，上衣細胞がいわゆる神経幹細胞の特徴を有する細胞へ分化していると結論づけた．

SEZに存在する神経幹細胞はFGF-2の刺激で神経細胞に，またEGFなどの刺激でグリア細胞に分化することは知られているので，上衣細胞がこれら神経幹細胞の起源として考えられる．また彼らは，脊髄損傷時に見られるグリアの増殖瘢痕を形成するアストロサイトが，上衣細胞由来であることも証明した．これらの事実より，成熟動物で神経幹細胞の起源として上衣細胞が注目されている．

この論文が報告されてから2週間後にBjornsonとRietzeらのグループがこんどは，神経幹細胞が造血幹細胞に分化しうることを証明した．ROSA26系マウスは遺伝子導入によりLacZ標識されており，免疫学的なバックグラウンドが異なることから，ROSA26マウスより分離された神経幹細胞はBalb/cなどのマウスに移植すると容易に区別することができる．またそこから分化した細胞もホストの細胞とは区別できる．このような神経幹細胞は培養下では神経細胞やアストロサイト，オリゴデンドロサイトに分化する能力を有しているが，造血系の細胞には分化しない．ROSA26成熟マウスの脳から分離された神経幹細胞を放射線照射によりあらかじめ造血細胞をたたいておいた動物に移植（静脈内に注入）すると，神経幹細胞由来の顆粒球，マクロファージ，リンパ球などが見られるようになった．このことは，神経幹細胞は環境的な要因により造血系の幹細胞に分化し，さらにそこからさまざまな血球へと分化したことを示している．

このような神経系の細胞にも造血リンパ系の細胞にも分化しうる能力を有する幹細胞が成熟動物の神経系に存在することは，今までのドグマを覆すものであり，今後さまざまな面での見直しが進み，可塑性・再生に新たな概念が形成されるものと思われる．また，発生の起源でいまだ解決を見ていないミクログリアの起源についても大きな手掛かりとなる可能性がある．

4. 再生の分子メカニズムを求めて

従来，中枢神経系は再生しないが末梢神経系は再生するとなっていた．しかし上述のようにこの概念は最近になって崩れたと考えてよい．中枢神経系が再生しにくいのは，神経細胞自身のポテンシャルがないわけではなく，周辺の環境に負うところが大きい．したがって，系の単純な末梢神経系の神経再生の分子メカニズムの解明は，中枢神経系の再生をも理解するうえで多くの情報を提供してくれると思われる．

筆者らは，このような考えのもと，確実に再生することがわかっているラットの運動神経，特に舌の運動を支配している舌下神経の損傷モデルを用い，損傷後の神経が再生してゆく過程で，いかなる分子群が発現制御を受けるか明らかにしたいと考えている．すなわち，軸索に損傷を受けた神経細胞が変性せずに細胞死を免れ，さらに軸索を

発芽させ標的臓器へ向けて軸索を投射してゆく全過程を分子レベルで説明したいと考えている。これには，一連の過程に関与しうる分子を集めるスクリーニングが必要であり，以下のようなアプローチにより遺伝子探索に乗り出した。

a. 遺伝子探索の実際

遺伝子探索の方法としてディファレンシャルディスプレイ法と損傷神経核のライブラリー作成を試みた。ディファレンシャルディスプレイ法（DD法）は異なる2群以上の細胞や組織で発現しているmRNA量の違いを一度に比較する方法として知られており，従来からよく用いられているサブトラクション法と同様にある条件下で発現量が変化している遺伝子を探索する方法である。

ラット舌下神経はそのほとんどが運動神経からなり，延髄にある起始の神経核からは完全に同側性に投射する。したがって片側の神経に損傷を与えれば，同側の舌下神経核に存在する運動神経細胞はすべて傷害を受けることになる。ラットの片側の舌下神経を切断し，一定期間の後に術側と健常側の舌下神経核をそれぞれ切り出し，それよりRNAの精製を行った。術側および健常側から得られたRNAをcDNAにした後，それを鋳型に任意のプライマーを用いてPCRを行う。

このときプライマーとして，12塩基ほどのランダムな配列を有するプライマー1本のみを用いて行った。したがって1本のプライマーがフォワードとリバースの両プライマーとして偶然作動し，しかもPCRで増幅が可能な範囲のcDNA断片が増幅されることになる。ここでPCRを行うときにアイソトープ標識した核酸を基質に加えることによってPCR産物は標識され，電気泳動で展開後にオートラジオグラフィーをすることにより，PCR産物はラダー状のパターンを示す。得られたラダーパターンは健常側と術側でほとんど同じであるが，その中で術側においてバンドが濃くなったり，健常側には見られないが術側において新たにバンドが得られるものが存在する。これが神経損傷により発現が増加または新たに発現した目的の候補遺伝子cDNA断片となるわけである。

以上の過程を，プライマーを変えて繰り返すことによって，数多くの候補遺伝子断片が得られた。DD法の欠点は擬陽性が多いことであり，得られた候補をさらに何らかの方法によってスクリーニングする必要がある。これには，組織学的なスクリーニング（in situ ディスプレイ）が有効であった。あらかじめ片側の舌下神経を切断しておいたラットの延髄の組織切片を用意しておき，DD法で得られた候補遺伝子断片をプローブとして次々にin situ ハイブリダイゼイション法を行った。これにより，損傷側の舌下神経核で実際にmRNAの発現が上昇しているものを選び出すことができた。このようにして最終的に残ったcDNA断片は塩基配列を決定するとともに，データベースへアクセスし，既知のものであるか未知のものであるかを検索し，さらに解析を行うかどうかを判断した。

このほかの遺伝子探索として，神経再生に関連する遺伝子が沢山含まれるcDNAライブラリーの作成を試みた。筆者らは，このために約1,000匹の片側舌下神経損傷ラットを作成し，それらから舌下神経核を集めた。集めた組織より得られたcDNAライブラリーを用いることによって，通常の脳のcDNAライブラリーには含まれていないような遺伝子が得られた。また，このライブラリーからランダムに700クローン程を拾い出し，塩基配列を決定するとともに，一部in situ ハイブリダイゼイション法を行ってみると，3割弱のクローンにおいて損傷舌下神経核での発現上昇が確認できた。この割合は，DD法によって最終的に陽性クローンを得るよりもある意味では効率が良く，神経損傷時に発現する遺伝子探索にはこのライブラリーが極めて効果的であることが明らかになった。

以上のような道具を用いて，神経傷害後に発現する遺伝子群を探索してみると，得られた遺伝子群は機能別に以下のグループに分類することができた。

（1）ミトコンドリアのエネルギー合成系の分子群，（2）蛋白合成に関与するリボソーム関連の分子群，（3）細胞骨格，分子輸送関連分子群，（4）各種プロテアーゼやプロテアーゼインヒビター，（5）特定の細胞内情報伝達系分子群，（6）グルタミン酸毒性の抑制に関与する分子群，（7）ラジカルの消去系，

表2 神経生存のための防御反応

1. 神経栄養因子・サイトカインによる防御機構
   (GDNF, BDNF, NT-3, CNTF, LIF, IL-6, etc)
2. グルタミン酸毒性に対する防御機構
   (GLAST, EAAT3, EAAT4, GS)
3. 活性酸素消去による防御機構
   (Mn-SOD, GPx, Catalase)
4. 酸化蛋白の還元的修復による防御機構
   (Trx, GSH-Red)

(8)細胞内の還元的修復に関与する分子群。

(1)と(2)は損傷後に神経の生存や軸索の伸展のために必要な多くの蛋白合成やそれに要求されるエネルギーを供給するために必要なものであろう。実際, 神経損傷後の神経細胞にはリボソームが著しく増加している。(3)は軸索を伸展するのに必要なチュブリンの合成や神経断端で取り込んだ神経栄養因子の逆行性輸送や膜成分の順行性輸送に関与するキネシン・ダイニンといったモーター分子群が含まれる。(4)は損傷後の過程では一時的に不要になった蛋白の分解, 軸索伸展を行うための細胞外基質の分解にあたる酵素, また蛋白分解から自らの構造を守るためのプロテアーゼインヒビターであると考えられる。(5)では数ある細胞内情報伝達系のなかでも, 不思議といくつかの情報伝達系に含まれる分子のみが検出された。したがって, この情報伝達系が神経再生には重要なシグナルを送っている経路であると示唆される。(5)から(8)はいずれも損傷後に神経細胞死の防御を担う分子群である。もちろんこれに加えて極めて多くの未知遺伝子も得られており, それらの解析が待たれている。

このように眺めてみると, やみくもに遺伝子群が発現しているのではなく, 必要なものが極めて巧妙な発現制御を受けていると考えられる。これらのうち, 分子メカニズムが比較的明らかになっている神経生存のための防御応答について以下に述べる。

b. 神経細胞死防御の分子メカニズム

遺伝子探索から得られた, 神経再生関連分子群のうち損傷後の細胞死防御に関連するものをまとめてみると, 表2に示したように4つのグループに分類することができる。これらの分子群が神経の生存に本当に必要な分子群であるかどうかは, 神経損傷により神経細胞が生存する場合と死ぬ場合に発現がどのように変化するかを見てみればよい。

このため筆者らは軸索損傷に起因する神経細胞死のモデルを用いた。運動神経は幼若な時に軸索損傷を受けると細胞死に至るが, 成熟動物では神経細胞は生存する。この違いに着目し, 幼若な時期の舌下神経損傷と成熟動物の舌下神経損傷による, 各種分子の発現応答の違いを検討した。

神経栄養因子, サイトカインによる防御機構として, 神経栄養因子やその受容体の発現亢進がある(表3)。さらにそれら受容体の下流に位置する細胞内情報伝達系の分子群にも発現上昇が認められる(図7)。

神経損傷後に発現が促進する成長因子には, GDNF, BDNF, NT-3, CNTF, LIF, IL-6があり, それらの受容体のGFRα-1, c-Ret, TrkB, gp130のいずれにも発現上昇が見られた。また, 受容体のアダプター分子であるShc, Ras-MAPキナーゼ系に属する14-3-3, MEK, ERKなど, さらにPI3K, Aktなども遺伝子発現の上昇が認められた。これらのうち, 幼若な時期に傷害後明らかな発現応答が見られないか, または発現レベルが低下するものとして, GFRα-1, TrkB, Akt, ERKがある。すなわち, 幼若な時期の損傷に対する耐性の欠如は, ここに浮かびあがってきた神経栄養因子受容体とその下流の2つの情報伝達経路に起因する可能性が考えられた。

そこで筆者らは, Ras-ERK経路の主要な分子であるMEKとAktについてアデノウイルスを用いて遺伝子導入することにより, 傷害に脆弱な幼若な神経細胞の神経細胞死を防げないかを検討した。その結果, Aktを介する系は確かに神経細胞を生存させる活性があることが証明された。

神経系に損傷が生じると細胞外のグルタミン酸の濃度が上昇することが知られている。グルタミン酸の濃度は通常細胞内の方が細胞外よりも圧倒的に高く, 傷害によりグルタミン酸が外へ移行する。ほとんどの神経細胞はグルタミン酸受容体を有し, このため細胞外の高濃度のグルタミン酸に

表3 軸索損傷時における神経栄養因子の細胞死防御と受容体の発現応答

神経栄養因子	生存活性	受容体		軸索損傷に対する発現応答	
				新生仔	成熟動物
GDNF	++++	GFRα-1/c-Ret	c-Ret	↗	↑
			GFRα-1	↓	↑
BDNF	+++	TrkB	TrkB	↓	↑
CNTF	++	CNTFRα/LIFR/gp130	LIFR	↓	↑
NGF	−	TrkA	TrkA	n.d.	n.d.
NT-3	++(+)	TrkC	TrkC	↓	↓

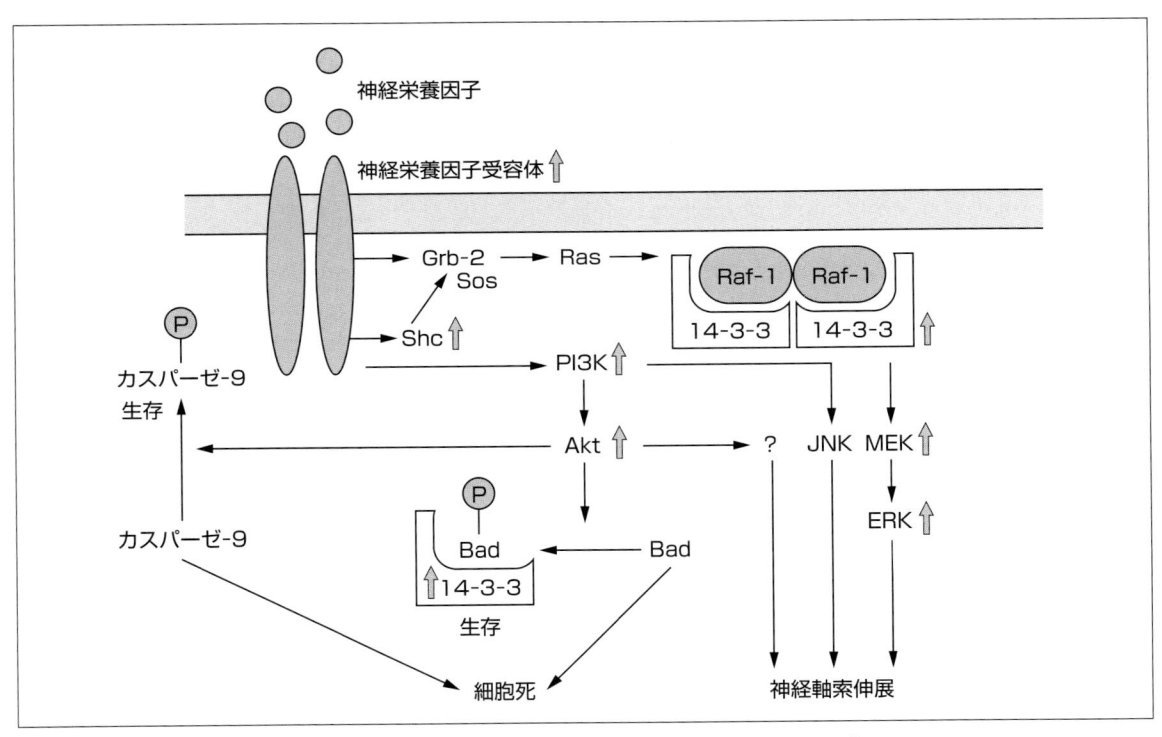

図7 神経栄養因子受容体下流の細胞内シグナリング

より過興奮し,細胞内のカルシウム濃度が上昇し,細胞死へのスイッチが入ると考えられている。このため,細胞外のグルタミン酸は一刻も早く細胞内へと取り込まれなければならない。

この役割を担っているのがグルタミン酸トランスポーターである。グルタミン酸トランスポーターにはグリア型のもの(GLT-1, GLAST)と神経細胞型のもの(EAAC1, EAAT4)があるが,このうち神経傷害後にはEAAC1の発現が増加する。また,アストロサイトではGLASTの発現が亢進する。さらに,グルタミン酸をグルタミンに変換するグルタミン合成酵素は通常アストロサイトやオリゴデンドロサイトに存在するが,神経損傷後には神経細胞においても発現が亢進する。こ

基礎編 ③

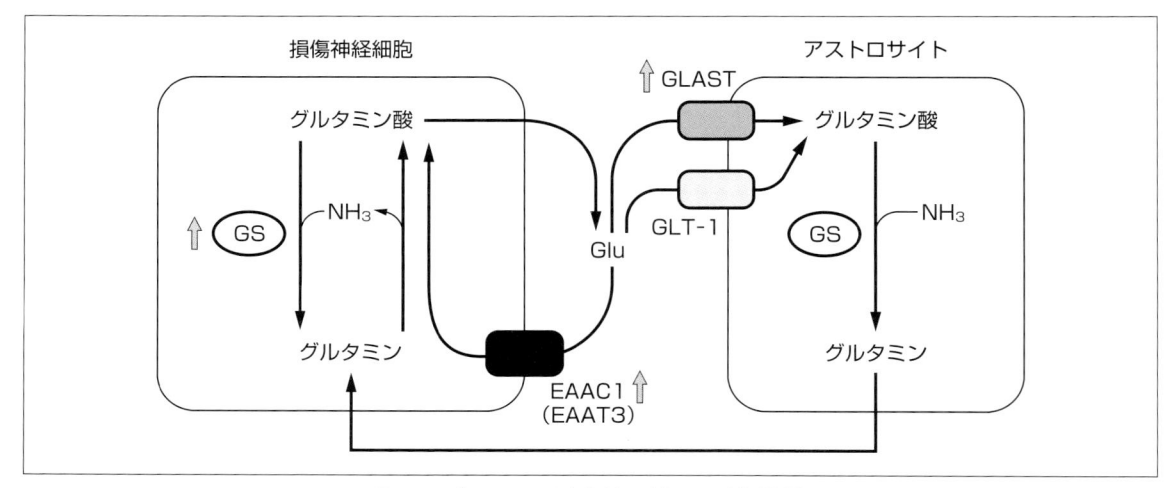

図8　グルタミン酸毒性に対する防御機構

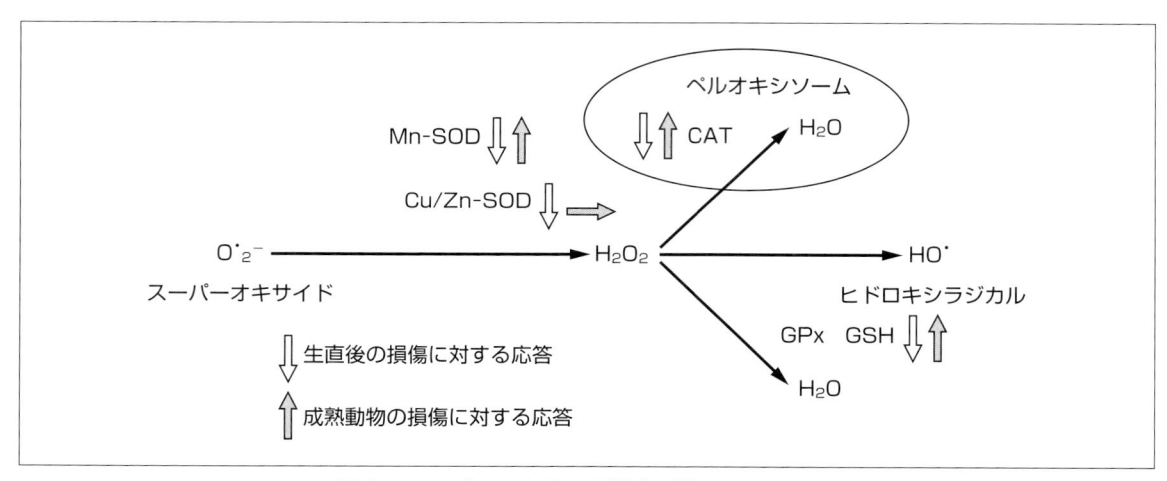

図9　スーパーオキサイド消去系分子の発現制御

れは，グルタミン酸の取り込みを促進させるうえで有効であるとの結果が，培養細胞を用いた実験で示されている（図8）。また，グルタミンは各種のアミノ酸へ変換しやすいので，再生時の蛋白合成のためにグルタミンの要求性が増すとも考えられる。これらのうち幼若な時期の神経損傷に対してはEAAC1が著しい発現抑制を示していた。

家族性のALS（筋萎縮性側索硬化症）の原因遺伝子の1つとしてSODの変異が見つかったが，SODのうちMn-SODやグルタチオンペルオキシダーゼ，カタラーゼなどのスーパーオキサイドの代謝・消去系に属する分子群が神経損傷後にはいずれも発現促進が見られる（図9）。傷害に脆弱な幼若運動ニューロンでは，これらすべてと，Cu/Zn-SODの発現が低下する。

神経細胞は神経損傷後には強い酸化ストレスを受けると考えられている。これらの酸化ストレスにより多くの蛋白が酸化され機能不全になると考

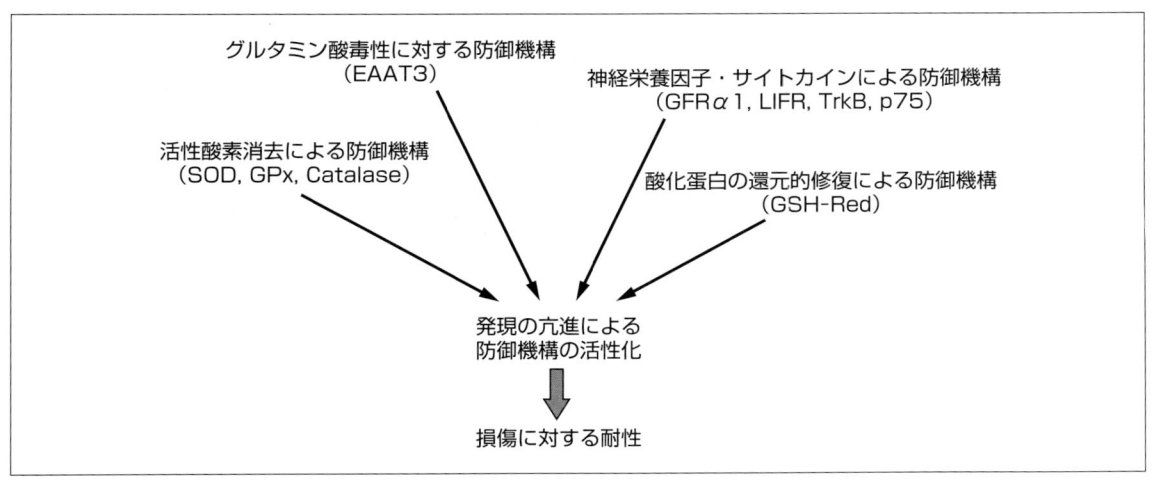

```
┌─────────────────────────────────────────────────────────────┐
│         グルタミン酸毒性に対する防御機構                      │
│              (EAAT3)          神経栄養因子・サイトカインによる防御機構 │
│                               (GFRα1, LIFR, TrkB, p75)      │
│    活性酸素消去による防御機構                                 │
│    (SOD, GPx, Catalase)      酸化蛋白の還元的修復による防御機構│
│                               (GSH-Red)                      │
│              ↘  ↓   ↓  ↙                                    │
│              発現の亢進による                                │
│              防御機構の活性化                                │
│                    ↓                                         │
│              損傷に対する耐性                                │
└─────────────────────────────────────────────────────────────┘

図10 損傷に対する耐性のメカニズム

えられている。このような酸化蛋白の内因性の還元剤として主要なものにグルタチオンがある。還元に使われたグルタチオンはグルタチオンリダクターゼによって常にリフレッシュされ，新たな蛋白の還元に用いられる。神経傷害後にはこのグルタチオンリダクターゼの発現が著しく亢進する。

また，別の還元蛋白として知られるものにチオレドキシンがある。この酵素分子も神経傷害に応答してその発現が亢進する。チオレドキシンは通常核内に豊富に存在するが，傷害後には細胞質内に豊富に認められるようになる。幼若な系ではグルタチオンリダクターゼは発現が低下する一方，チオレドキシンは成熟動物と同様発現が亢進する。このことから，神経損傷に対する応答という観点では2つの還元系は異なった役割を担っていることが考えられる。

以上のように神経傷害後にはいくつもの防御機構，すなわち生存のための応答が作動することが明らかになってきた（図10）。

## 5. おわりに

1928年にカハール（Cajal）は，神経の再生と変性に関する著述のなかで，成熟神経細胞は分裂増殖せず，再生は起こらないとした。しかし，今世紀末になってこのドグマが崩壊しつつあり，神経再生の概念が大きく変革しつつある。「温存再生」と「補充再生」の両者が現実味を帯び，治療へ向けて大きく門が開かれた。2つの再生を十分理解し，それを併用することができれば再生治療という大きな社会的貢献が期待される。

ただし，十分な理解のためにはより詳細な再生の分子メカニズムが解明されねばならない。ドグマの崩壊により見えてきた損傷神経の機能修復の研究は，まさに新局面を迎えたと考えられる。
```

技術編

1) DNAチップの利用と研究戦略の転換
2) SPRセンサーの原理とポストゲノム研究手段
3) オンライン酵素センサーを用いた
   神経伝達物質のリアルタイム測定
4) 蛍光プローブを用いた神経活動の可視化
5) マイクロダイアリシスの基礎と将来研究
6) 記憶学習とマイクロダイアリシス
7) PETを用いた神経活動の画像化の将来像
   ―ヒスタミン神経系を例に
8) 光学技術を用いた脳機能計測
9) 記憶とその障害―PET/脳磁図による臨床応用
10) Functional MRI：実践のための基礎知識
11) 情動とストレスのモニタリング
12) 免疫毒素による誘導的細胞ターゲティング（IMCT）
    ―記憶研究への展望

技術編 1

DNAチップの利用と
研究戦略の転換

石川紘一（いしかわ こういち） 日本大学教授・薬理学
浅井 聰（あさい さとし） 日本大学講師・薬理学

　ヒトゲノムプロジェクト（HGP）は最終段階に入り，明日にでもヒト全遺伝子の解読が終わるような勢いである。このような状況に伴い，この遺伝子情報をどのように医学・生物学領域で利用するか，すなわち遺伝子解読後（ポストゲノム）の研究戦略に興味が移りつつある。

　いうまでもなく，我々の行う研究は「人類の健康と福祉」のために利用されることを目指すべきであり，医学領域の研究についてみれば，疾病の診断と治療，さらにはその予防のために活用されるものでなければならない。

　医学が勃興し今日に至る経過の中で，研究の戦略は丸ごとの個体の観察から異常を発見し，その異常を改善する（治療する）ことから始まった。ついで，生体の部分を拡大して観察すること（顕微鏡の発明），生体構成成分を解析すること（分析化学の進歩）などが可能となり，研究の対象は次第に微細なものへと変わっていった。そして，現在では生体の究極的な構成要素である遺伝子の塩基配列が明らかにされ，その利用が考えられている。ゲノムプロジェクトの最終目標が全遺伝子の解読を掲げていることは，この遺伝子から得られる情報が人体のすべてにかかわるものであり，その変動はすべての生体機能にかかわるものとなる。

　このような観点に立てば，医学研究はその戦略を変更せざるを得なくなるものと考えている（図1）。すなわち，遺伝子という設計図から，最終的な機能的分子である蛋白を発現させる過程を解析することにより，より短時間で，より多数の情報を得ることが可能となる。一般には，遺伝子の塩基配列から時々刻々と変化する転写産物（mRNAなどを含む）の総体に対してトランスクリプトーム（transcriptome）という用語が使われ，さらに下流に当たる蛋白の発現を含めた全体像をプロテオーム（proteome）と呼んでいる。そこで本稿においては，トランスクリプトームの解析との観点から，話を進めることにする。

1. DNAチップ（Stanford方式とAffymetrix方式）

　近年，数千ないし数万の単位で遺伝子の発現を同時に観察する方法が使われるようになり，その応用範囲が広いことから注目されている。このような方法を可能にしたのは，遺伝子などの生体構成分子（プローブ）を，ガラス板などの基板上に配列する技術（アレイ array 技術）が開発されたことによる。このような技術のうち，特に配列の密度を高めたものをマイクロアレイと呼び，この技術（マイクロアレイテクノロジー）が確立されたことによって多数の遺伝子発現を同時に観察することが可能となった。

　このうち，核酸（遺伝子など）をプローブとして用いたマイクロアレイテクノロジーは基本的に従来のブロッティングを利用したハイブリダイゼーション法を応用した手法である。厳密な定義をすることはあまり生産的ではないが，その手法について用語の混乱があるので，ここで明確にしておきたい。

　一般には，プローブがDNAで構成されている

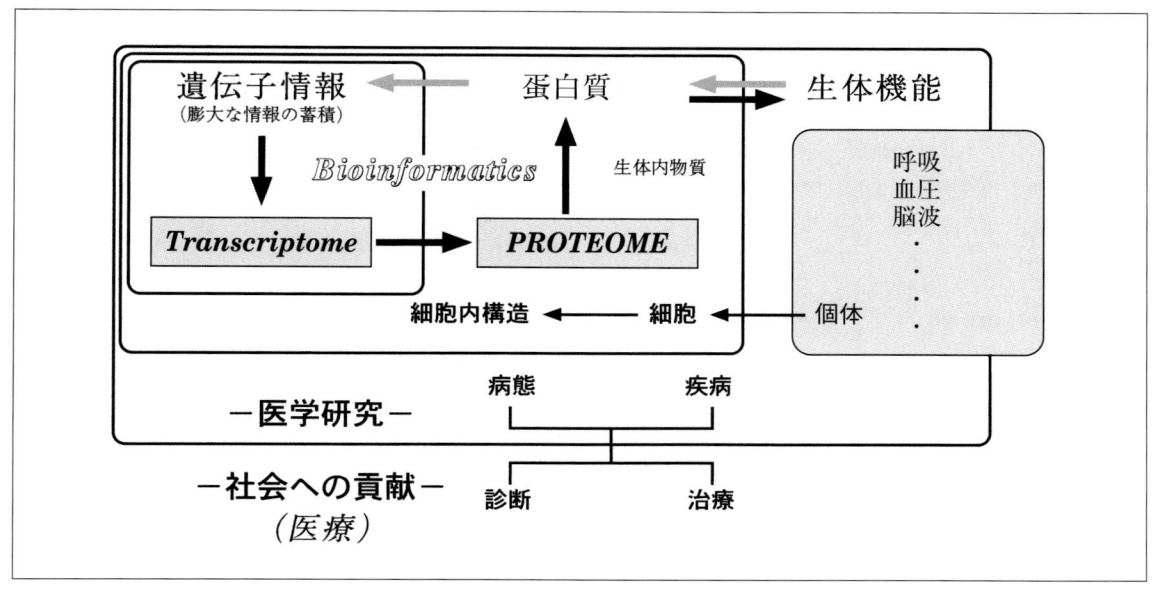

図1 医学・生物学における新しい研究戦略
従来の研究においては，まず生体機能の異常を「丸ごとの動物」や組織・細胞から見つけ，その原因となっている蛋白を探索し，ゲノム情報へと展開してきた（ドット矢印）。しかし，大量のゲノム情報が蓄積されている現在にあっては，ゲノムの異常から逆に蛋白，さらには生体機能の異常を探索する方が効率的と考えられる（実線矢印）。今後は，ゲノムとそれから発現する蛋白を機能的に結びつけてプロテオーム（PROTEOME）としてとらえ，新しい研究が展開されるはずである。そこで重要になるのは，多数の情報を同時に解析するシステムとしての Bioinformatics の確立であり，これなしには今後の研究戦略は成り立たなくなるものと考えられる。

ものを特に"DNAチップ"と呼んでいる。我が国において多くの研究者が用いているのは，あらかじめ生体から切り出し，それをさまざまな方法で増幅・調整されたcDNAを，スライドグラスなどの基板の上に貼り付ける（スポットする）方法である。この方法はStanford方式と呼ばれ，基板上にスポットするための機械が発売されており，個々の研究者が必要に応じて任意のcDNAを配列したチップを作成することができるという特徴をもっている。これに対して，筆者らの使っているのは"GeneChip"または Affymetrix方式と呼ばれるもので，スポットの仕方が他のDNAチップとは異なっている。

2. GeneChipの原理と特性

GeneChip™においても，既知のプローブをあらかじめ基板に貼り付け，そこに生体から採取した試料（mRNA）を流し込み，ハイブリダイズしたものを蛍光で検出するという原理は同じである。しかしGeneChip™の場合，利用されるプローブはcDNAの全長ではなく，18〜25merの塩基配列からなる短いサイズのプローブ（オリゴヌクレオチドプローブ）であり，これを50または24 μmm平方のプローブセル（これをタイルと呼ぶ）ごとに高密度に配置して，各タイルには数百万個にも及ぶプローブが固定されている（図2）。またプローブが，光化学反応を利用して半導体と同様の工程を経て人工的に合成される点でも，他のDNAチップと異なっている（図2a，b）。

このように合成されるオリゴヌクレオチドプローブのセットは，目的とする遺伝子のコーディング領域，ユニークな塩基配列，またはハイブリダイズ能力等に基づいて決定され（このノウハウはAffymetrix社の特許），プローブアレイ製造に使用されるフォトリソグラフィックマスクの設計に

技術編 ①

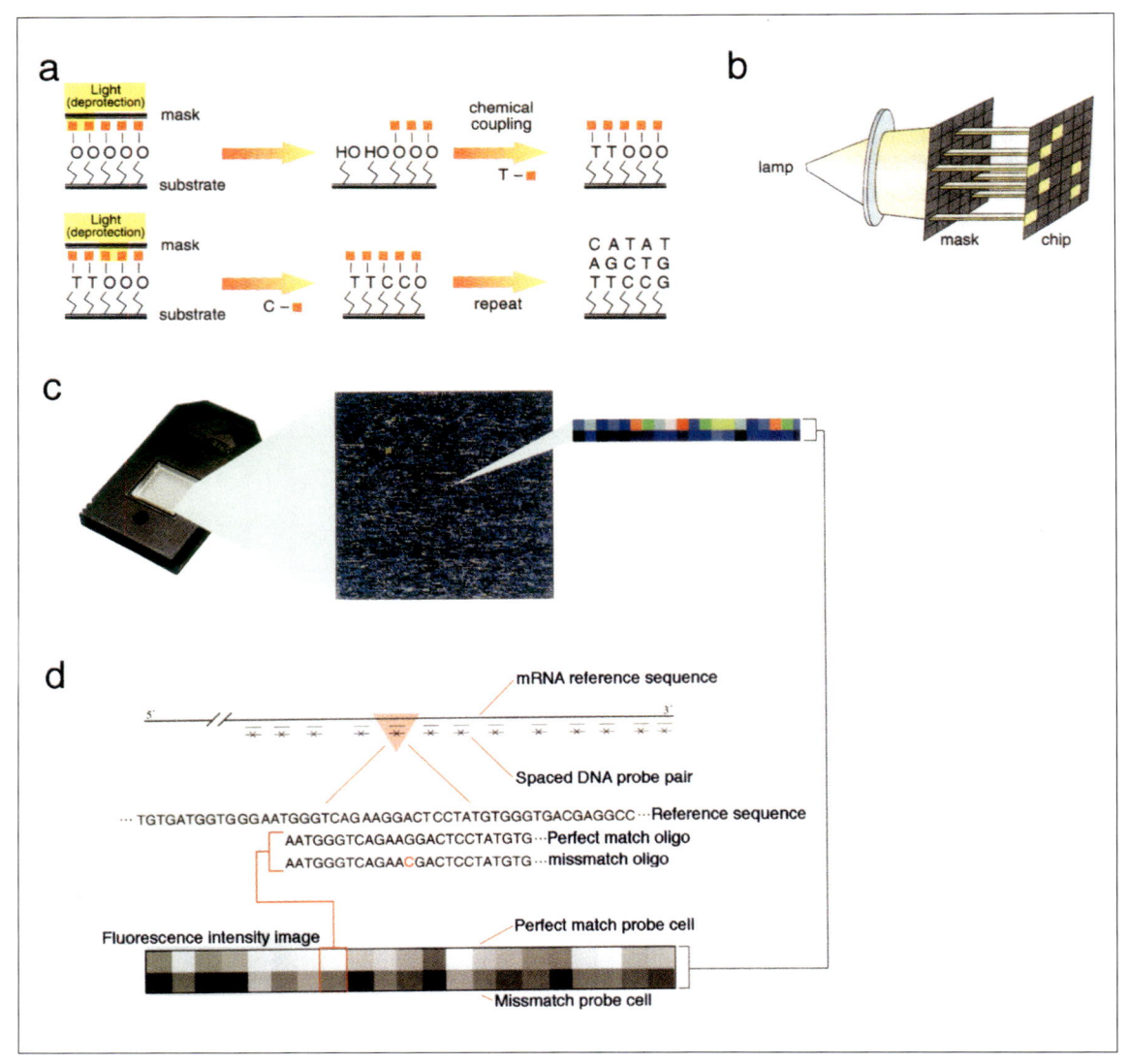

図2 光化学反応によるオリゴヌクレオチド合成方法とGeneChipプローブとアレイのデザイン
a：固体の支持層上には，光に反応するような分子残基によって保護された共有結合性のsubstrateが固定されている。光はマスクされていない間隙を通して照射され，この光によって，これまで保護されていた部分が活性化され，塩基が結合できるようになる。これを繰り返すことによって，任意の塩基配列をもつDNAプローブを作成することができる。b：実際の合成方法の模式図。c：実際のチップとその拡大図。d：DNA全長の中から，ある法則に従って（この詳細については公表されていない），18〜25merのオリゴヌクレオチド（oligonucleotide）を，基盤上に光化学反応を応用して直接合成される（perfect match oligo；PM）。その際，このperfect match oligoと1塩基のみを他の塩基で置き換えたmismatch oligo（MM）を同時に合成する。このようなPMとMMを組み合わせたプローブ（プローブセット）を，1.28 x 1.28 cmのアレイに配置をする。このようにして，現在では35Kのヒトゲノム情報が3枚のチップに納められているが，将来はさらに高密度化するものと思われる。

表1 DNAチップとGeneChipの比較

	cDNAチップ (Stanford方式)	GeneChip (Affymetrix方式)
プローブ	DNAまたはオリゴマー	オリゴマー
プローブ長	制限なし	25塩基が限度
プローブ密度	6,500/cm^2	244,000/cm^2
クロスハイブリダイゼーション	問題あり	問題は少ない
定量方法	2種類の蛍光色素	1種類の蛍光色素
塩基配列情報	不要	必須
カスタム化	容易	不可能
条件の統一		全遺伝子に適用可能
メーカー	Molecular Dynamicsほか多数 (個別研究機関)	Affymetrix

表2 現在発売されているGeneChipプローブアレイ

遺伝子発現解析用プローブアレイ	アッセイ用プローブアレイ
ヒト遺伝子/EST 　　HuGene FL (5.6K) 　　Hu35K (4 subsets)	HIV PRT plus GeneChip p53 GeneChip CYP450
マウス遺伝子/EST 　　Mu19K (3 subsets) 　　Mu11K (2 subsets)	SNPマッピング用プローブアレイ 　　GeneChip HuSNP (1.5K)
ラット遺伝子/EST 　　Rat Genome U34 (4 subsets) 　　Rat Toxicology (850)	
酵母ORF (全ゲノム) 　　Ye6100	

(2000年6月1日現在)

適用されている．このため，研究者個人でチップを作成することはできない(必要な場合には，Affymetrix社が研究者のオーダーに応じてカスタムチップを作成してくれるサービスがある)．このようなプローブ作成上の特徴から，いくつかの特性が付与されている(表1)．

プローブが人工的に作られることから，遺伝子発現解析をするために各タイルごとに，パーフェクトマッチ(完全に一致した塩基配列をもつ真のプローブ)とミスマッチ(1塩基だけ配列の異なるプローブ)の"プローブペア"を配置することができる(図2d)．さらに，18〜25mer程度のプローブサイズでは，プローブの中央の1塩基をミスマッチで置き換えたミスマッチプローブは，ハイブリダイズしにくいという現象を活用し，ハイブリダイゼーション実験により得られた蛍光強度の信号から，プローブとサンプルの非特異的な結合によって発生する擬陽性信号を除外することができ，定量性を著しく向上させることができるという特性が生じる．このようなプローブ作成上の特徴から，1塩基配列の違いを解析するGenomic mutation analysisも可能であり，すでにP53, HIV, P450, SNPチップなどが発売されている(表2)．

一方，GeneChip^{TM}は，チップ上のプローブとサンプルを結合させるハイブリダイゼーションオーブン，洗浄標識を行うFluidicステーション，

技術編 ①

チップを読みとるスキャナー，さらに読み込んだ情報を処理解析するコンピューターから構成され，システムとして完成されているばかりでなく，サンプル調製からデータ収集まで実験条件がキットを用いることで最適化されていて，再現性の高いデータを得ることができる。さらに，チップ上の数千の遺伝子の発現量を正確に定量するため，チップ上にコントロール遺伝子用のプローブを配置し，コントロール遺伝子由来のcRNAの一定量をサンプル中に混合することにより（スパイキング），サンプル中の遺伝子の定量と同時に，実験操作過程の精度もチェックできる。また，ハウスキーピング遺伝子であるGAPDHやアクチンなどのプローブを利用した測定結果を合わせて利用することにより，複数の異なった実験結果の比較解析が行われ，ユーザーは実験条件の検討などにわずらわされることなく，高い感度と広いダイナミックレンジをもつ，信頼性の高いデータを容易に得ることができる（国際的標準化が可能である）。

3. 実際の実験例

筆者らの行ってきた研究を紹介し，GeneChip™の有用性について述べてみたい。

a. 研究の目的

脳が虚血状態に陥ると，一定の時間経過後，神経細胞が壊死に陥ることが知られている（delayed neuronal death）。この現象には，その時間経過から，プログラミングされた過程が関係すると考

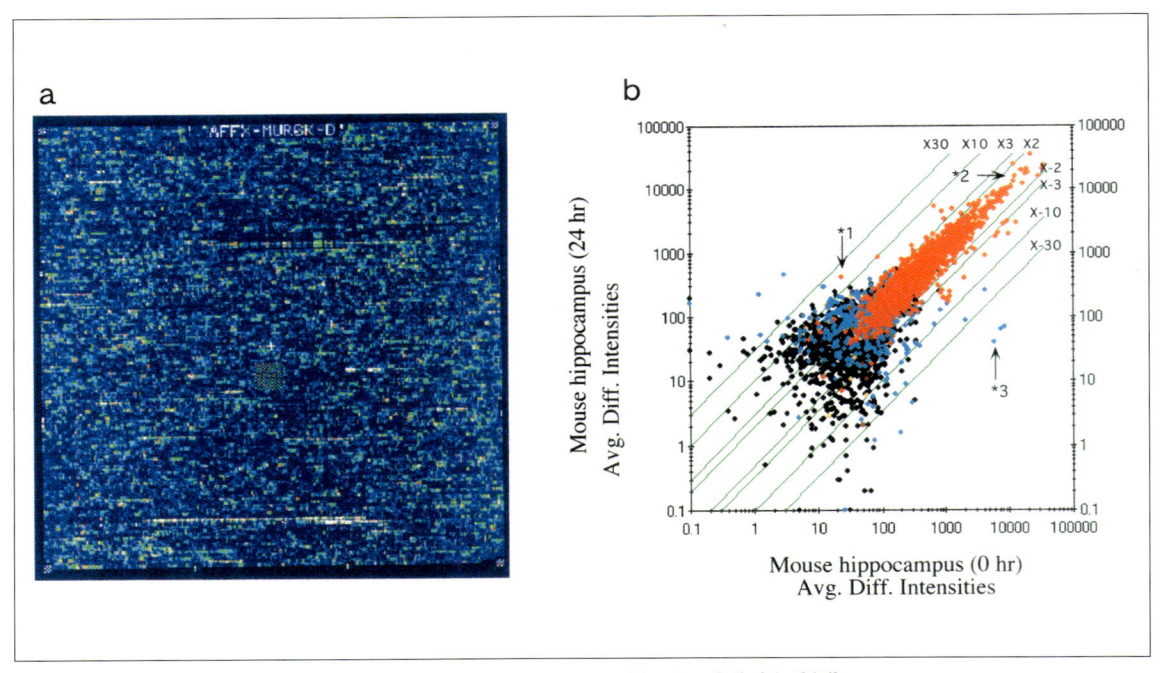

図3　脳虚血病態で発現する遺伝子の変化（実験例）
a：GeneChipアレイによって読みとられたゲノム発現量。b：最も簡単な解析結果。6,500種類の遺伝子について，虚血後24時間後の発現量変化を0時間と比較した解析結果をグラフにした。各々の遺伝子変化に統計学的な意味があるか否かをEDMTによって判定し，信頼性のあるデータかどうかがプロットごとの色分けとして表示される。ここでは，赤い印で信頼性の最も高い"Presence"が，黒い印で信頼性の比較的低い"Absence"が表示され，青い印はその中間にある"Marginal"を表示している。また，各々のプロットをクリックすることで，その遺伝子を同定でき，さらに独自の解析-検索系を構築することで，外部のデータベースにアクセスし，一連の快適な解析環境を作ることも可能である。なお，→で示した遺伝子は，*1の場合は，虚血前後に30から600に20倍程度発現が増加，*2では，変化なし，*3では，7,000から70に約1/100減少したことを示している。

えられ，関係するゲノムの解析が行われている。現在報告されているゲノムの多くは，heat shock protein（HSP）など非特異的とされているもので，厳密な意味で脳虚血から壊死へ至る過程のプログラミングに特異的に関係しているゲノムについては不明である。そこで，GeneChip^{TM}により，多数のゲノムの変化を同時に解析することによって，この過程に関係する特異的なゲノムを見つけることを目的として実験を行った。

b. 実験方法

成熟マウスの両側総頸動脈を露出し，これを10分間結紮して血流を遮断し，虚血モデルとした。その後血流を回復し，経時的に屠殺した。屠殺した動物から海馬を取り出し，mRNAを抽出した。このmRNAからcDNAを合成し，さらにビオチン化されたcRNAの作成，ターゲット・ハイブリダイゼーションなどの行程を経て，GeneArray Scanner用の試料を作成した。

c. 実験結果

ゲノムの発現量は，図3aに示すような疑似カラーで表現される。この量を併設されているシステムをを用いて解析した。

今回の実験では，一過性の虚血処置を行ってから2，6および24時間後に屠殺した動物について試料が用意されていたので，この間のゲノム発現量の変化が経時的に観察できた（図3b）。

この結果から，従来から虚血処置によって変動すると報告されてされていたいくつかのゲノムのほかに，多数のゲノムの発現量が変動することを確認できた。それらのゲノムについては，GeneBankに蓄積された情報をもとに特定ができており，虚血に関連する遺伝子群としてすでに国際特許を申請した。

d. 今後の研究

GeneChip^{TM}を用いた実験では，膨大な数のゲノムの発現量を測定することができる。しかし，どのゲノムが実際に機能しているかは不明である。もちろん，変化したゲノムがその候補であることに疑いはないが，多数の中から特異的なものを見つけ出すのは，難しい作業といわざるを得ない。さらに，ゲノムの発現が，機能をもつ蛋白の発現と平行するものであるかどうかについても，十分に考察をする必要がある。そこで「PROTEOME」という概念が必要となってくる。これまでの研究の多くは，ゲノムの発現に留まっており，この結果，その発現が特異的なものであるか否かの議論がなおざりにされていた。21世紀の医学・生物学研究では，この点を十分に考慮する必要があろう。

4. バイオインフォマティクス（Bioinformatics）の重要性

GeneChip^{TM}システム，サンプル調整からデーター解析に至るまでの過程を包括したシステムである。その定量性に対する信頼度が高いことから，大量のデータを効率的に利用するため，Bioinformaticsの重要性がにわかにクローズアップされている。

GeneChip^{TM}システムには，Bioinformaticsツールとして，独自のGeneChip^{TM} Laboratory Information Management System（LIMS）およびGeneChip^{TM} Expression Data Mining Tool（EDMT）が併設され，データを遺伝子関連解析技術の標準化のためのオープンコンソーシアム（GATC）で定められた形式のSQL対応データベースへ出力し，インターネット上のさまざまな公開遺伝子情報データベース（GeneBankなど）とリンクすることを可能にしている。

しかし，バイオインフォマティクは現在発展途上のため，筆者らもこのシステムだけでは不十分と考えている。小中規模の研究施設においては，数人のデータベースを各々ファイリングし，個別に解析する必要性が生じてくるし，他の解析プログラムを使ってデータを加工，グラフ化したり，統計計算を行う必要性も生じてくる。筆者らは，個々の研究者が共同でこのシステムを使用するため，メタフレーム技術を用いて，DOSとMacのどちらにも対応できるOS環境を作り，用途に応じて他の比較的使いやすい解析ソフトを組み合わせて，研究者個人のOS環境でデータ処理ができる，独自のBioinformaticsの環境を構築している。

具体的には，個々のOS環境からメタフレーム

技術編 ①

を経由してLIMS-SQLサーバーにアクセスし，EDMT様ツールを用いたデータ加工をするのはもちろんであるが，個々のデータをGATC互換拡張データベースで保存し，Gene Spring（米国シリコン・ジェネティクス社）を用いて，クラスタリング，図表化や検索を行い，情報データベースサーチを行っている。また，統計計算や各々のGeneの機能的ヒエラルキー（階層化）を行うために，Stingray（米国アフィメトリクス社）を用い解析を行っている。

5. 今後の応用法

筆者らの実験結果では，GeneChip^{TM}は，極めて再現性がよく，定量性に関してもTaqMan PCR法に匹敵する感度を得ている。また近年の文献でも，再現性や定量性に関して肯定的な論文も数多い。したがって，1ポイント実験に要するチップの単価は約40万円と高価ではあるが，得られたデータが定量性を兼ね備えているおり，人件費，実験時間等のコストパフォーマンスの観点からみれば，極めて効率的な方法である。

さらに，Bioinformaticsを用いたデータの信頼性の評価や多角的な解析なども含めれば，短時間で極めて多くの成果が期待できる。この方法を導入することにより，今まで複雑で困難であった*in vivo*や臨床検体のゲノムワイドな高速大量解析，機能解析は飛躍的に発展し，医薬品開発および生命現象の解明において大いに貢献すると思われる。

今後は，GeneChip^{TM}によって機能解析された遺伝子や独自のcDNAクローンを，マイクロアレイ技術（スライドガラス等にあらかじめ合成されたDNA断片をスポッターを利用して固定する方法）を用い，研究者自身でDNAチップを作製して効率的に研究を進める方法が，一般的な戦略になるものと考えている。

技術編 2

SPRセンサーの原理と
ポストゲノム研究手段

碇山義人（いかりやま よしひと）　元・国立身体障害者リハビリテーションセンター研究所

1. はじめに

　金属薄膜表面の電荷はプラズマ状態で伝播する。この表面層に何らかの電磁波（光）が入り込むと，プラズマは電磁波と相互作用する。このときにプリズムを用いて，全反射角度で金属表面に光を入射させるとしよう。

　光は入射点より離れたところから反射光として返ってくる。それではそのとき光はどうしているであろうか。光は浸み出し光として媒体中に入っていく。すなわち，これがエバネッセント光（減衰光）である。表面に金属薄膜を形成したプリズムを用いるとプリズム表面（詳細は後述）において表面プラズモンとエバネッセント光が共鳴を起こす[1]。この時に共鳴現象は薄膜界面の屈折率（誘電率）を鋭敏に反映する。

　したがって，金表面に抗体，ホルモンレセプター，一本鎖DNA，アンチセンスRNAを固定化するとそれぞれ抗原，ホルモン，DNA，RNA等が検出できたり，定量したりすることが可能となる。

　本稿では，SPR計測法の原理とポストゲノム研究手段としてのいくつかの可能性を提案してみたい。

2. SPR現象とSPR方式免疫センサー

　金の薄膜表面で抗原抗体反応が起こると，金薄膜界面の誘電率（屈折率）変化が起こる。したがって屈折率の変化を追跡すると，生体内の相補的結合のダイナミクスや定量が行えることになる。Nylanderが1982年に提案した革新的方法は，表面プラズモン分光と呼ばれるオプティカルな方法に基づいている。この方法は抗原抗体反応の速度論を追跡しうる，まったく新しい手段として登場した[2-4]。NylanderらはKretschmanによって提案されたATR（attenuated total reflection）反射法で表面プラズモンを励起することに成功し，ガス状のハロセン[1]や溶液中の抗体[5]を計測するのに成功した。

　クレッチマン配置について少々説明しよう。図1に示す高屈折率のプリズムに全反射条件で光を入射させるとき，プリズム表面から浸み出し光としてエバネッセント光が出てくる。多くの人は光は一点に入射し，そこから反射されるものと理解しているが，入射点より1だけ離れた所より出射されてくる。これをGoose-Henschenシフトという。

　ところで，エバネッセント光は指数関数的に減衰していくが，プリズム表面に金属薄膜があればエバネッセント光の波数と薄膜の表面プラズモンの波数が一致するとき共鳴現象が起こる。このときに金の薄膜と接するようにサンプルが存在すると，サンプルの屈折率に応じて共鳴角が変化する。すなわちSPRは薄膜近傍の高感度屈折計（誘電率計）といえる。

　表面プラズモンの波数は試料の屈折率に依存し，その屈折率はSPRの角度変化等を観測することによって知ることができる。膜表面で抗原抗

67

技術編 ②

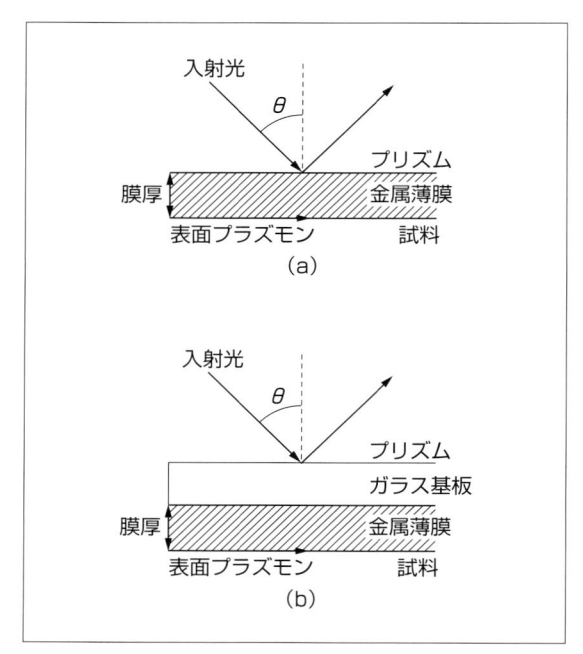

図1　プリズム表面の金属薄膜を用いた表面プラズモンの励起とSPR現象
（a）クレマッチン配置方式
（b）金属薄膜形成ガラス基板方式

体反応が起こると屈折率が変化することから，SPR方式の免疫分析(SPRI)が可能となる。SPRIでは標識剤を必要としないうえに，抗原と抗体との結合をリアルタイムで追うことが可能となる。さらに，抗体を共有結合することによって結合・解離を繰り返して行うことができるようになる。

光源としては，He-Neレーザー，半導体レーザーあるいは発光ダイオードが用いられている。レーザーを用いる場合には，特定の入射角度における反射光の強度から共鳴角の変化を推定する方法が採用される。レーザー光を用いる場合には，干渉を起こさないように光学系を組む必要がある，くさび型に光を入射することが難しいものの，理論に近い結果が得られるなどの特徴がある。これに対して，LEDを用いると，くさび型に光を入射できるので可動部が不要になるという特徴がある。

リアルタイム計測が可能ということは，固相抗体と抗原を含む蛋白等を含む試料中から，目的蛋白のみを立ち上がり速度から求めることができる。すなわち，反応速度を求めることができ，その結果抗原と抗体間の親和性や活性化エネルギーなどを求めることができる。現在では酵素免疫分析法に匹敵する感度(ng/ml)が達成されている。

すでに述べたが，表面プラズモン(SP)はある種の金属薄膜と誘電媒体の界面において励起される。エバネッセント波の電場は薄膜と試料の界面で最大となり，試料側に向かって指数関数的に減衰する。

図2に示す簡単なプリズムを用いたカップリング装置で，単色光を用いて表面プラズモンを励起できる[5-8]。プリズムは金属フィルムに接している誘電体にエバネッセント光を導入するために用いる。このときにプリズムの屈折率(n_1)と誘電媒体の屈折率(n_2)との間に$n_1 > n_2$が満たされれば，エバネッセント波が試料に到達できる。エバネッセント波はビームの入射光が臨界角以上に大きくなったときに生じる。

臨界角(θ_c)は金属薄膜がないときの全反射と部分反射の境界値に相当する。すなわち，n_1およびn_2をそれぞれプリズム，誘電体の屈折率とすると臨界角との間に(1)式が成り立つ。

$$\theta_c = \sin^{-1}(n_2/n_1) \qquad (1)$$

入射波の電場は入射面上にある必要があり，その結果プリズム面に対して垂直な電場成分が得られることになる[8]。

反射の角度依存性は図2に示す共鳴パターンを有することになる。この共鳴曲線はある入射角θで最大となり，SPとエバネッセント光の速度が満足する条件は，

$$V_x = V_{sp} \qquad (2)$$

となる。ここで，

$$V_x = \frac{c}{n_1} \sin\theta_1 \qquad (3)$$

が，プリズム－金属界面に平行な入射光の位相速度(phase velocity)となる。なお，ここでcは真空中での光速度，V_{sp}は入射光の波長における位相速度である。共鳴角度は接触する媒体の光学定数の関数であり，すべての，あるいは一部の入射

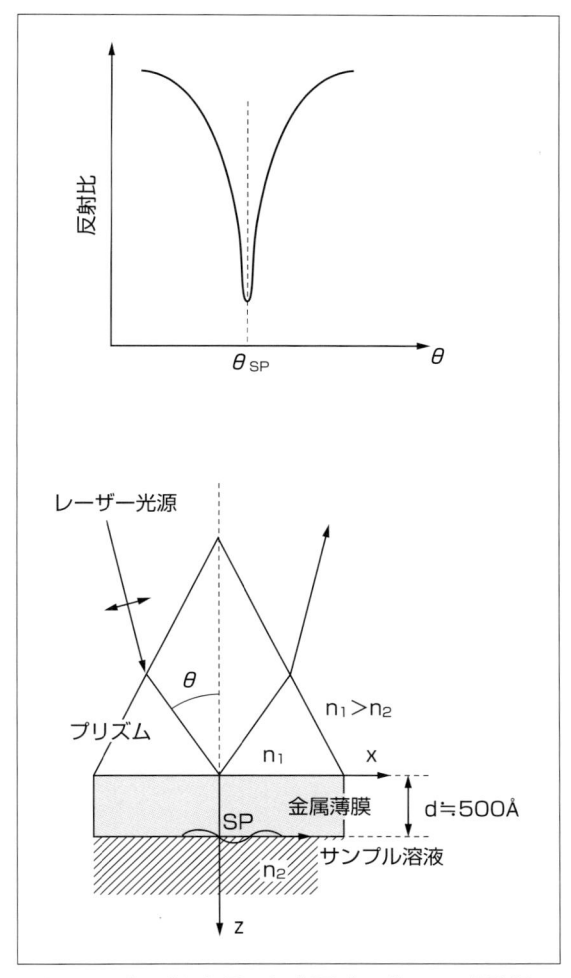

図2 プリズムを用いた表面プラズモンの光励起
$n_1 > n_2$ が満足されるとき，プリズムの役割はエバネッセント波を誘導体溶液に導くことにある。

光のエネルギーは共鳴条件によっては表面プラズモンに移行する。したがって実際にプリズム－金属境界における反射と角度との関係（R－θ 曲線）は θ を変化させることによって計測できることになる。エバネッセント波の波数は入射角 θ の変化によって変化し，エバネッセント波の波数と表面プラズモンの波数とが一致する角度が存在する。表面プラズモンがエバネッセント波によって励起される条件下では，エバネッセント波の一部が表面プラズモンに吸収されることになる。その結果，表面プラズモンの励起に由来する吸収ピークは

R－θ 曲線に表れてくる。最終的にはサンプル中の（生物）化学種の濃度に関する条件が角度ピークのシフトなどから求められる。金属薄膜の厚さは表面プラズモンに変換される入射光エネルギーの割合を決定することになり，金や銀ではエネルギー変換はおよそ500～600Åの厚さで最も起こりやすい。

SPR現象に注目することにより，ガス状状態や液状状態の物質の検出ができる有力な手段が可能となった。特に有力かつ重要な手段は免疫反応のモニタリングである。図3(a)にはSPR法を用いて抗体（あるいは抗原）を計測するときの原理を示してある。プリズムと同じ屈折率を有するガラス基盤を，マッチングオイルで密着させる。このときガラスのもう一方の表面に金属薄膜を形成しておく。このような金属薄膜を抗原（あるいは抗体）溶液に浸漬するが，空気の屈折率に対して溶液のそれは大きいので，内部反射（total internal reflection）は空気－プリズム界面に対応する値よりも大きな角度で起こる。すなわち，図3(b)に示すように，共鳴曲線のシフトが起こることになる。ここで金属に抗原（あるいは抗体）が吸着し単分子層を形成すると，共鳴曲線のさらに大きな角度へのシフトを起こす。抗原を含んでいる溶液を抗原分子に特異な抗体分子溶液に変えてみると（図3(c)），抗原に対して抗体が結合し，金属薄膜上の蛋白層の厚みが増す（屈折率が大きくなる）。その結果，共鳴角度はさらにシフトする。共鳴曲線において抗体の結合効果を時間的に追ってみると図3(d)のようになる。ここで T＝0，T＝T_1，そして T＝T_2（$T_2 > T_1 > 0$）である。結果的に共鳴角の変化の初速度をとることにより，溶液中の抗体濃度に関する情報が得られる（図3(e)）。

本稿で，著者は金表面に共有結合した低屈折率の高分子物質を用い，SPR測定の高感度化への手法につき述べ，SPRセンサーの小型化を目的とするために欠くことができない耐振動性や温度制御の簡易化にも言及する。最後にDNA複製，エクソン部の構成，DNA発現制御等のトランスクリプトソーム研究，プロテオーム研究におけるSPR法の有効性についても触れる。

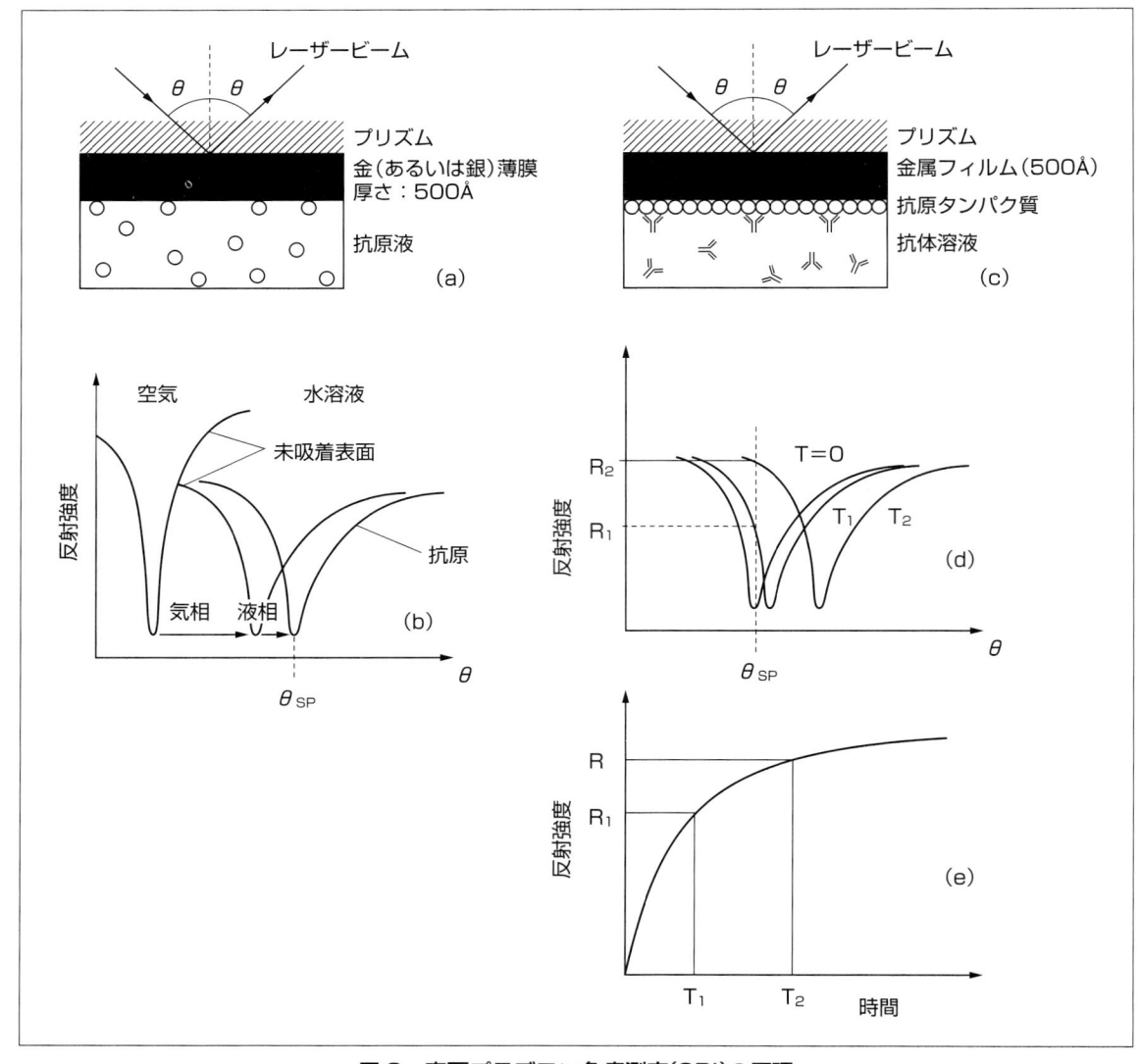

図3 表面プラズモン免疫測定(SPI)の原理

(a)金フィルムの抗原溶液への浸漬。このとき共鳴曲線は空気に対するそれと比較して大きくシフトする。言うまでもなく溶液の屈折率が気相のそれよりも大きいためである(b)。(c)抗原が表面を覆った金属フィルムを抗体溶液に置くと，抗原抗体反応が起こりレゾナンス曲線はさらにシフトする(d)。(e) $\theta = \theta_{sp}$ の条件で反射光強度を測定すると反射光強度の時間変化を知ることができる。したがって反射-時間曲線は抗体濃度に対応するが，同時に抗原抗体反応の初速度が求められる。

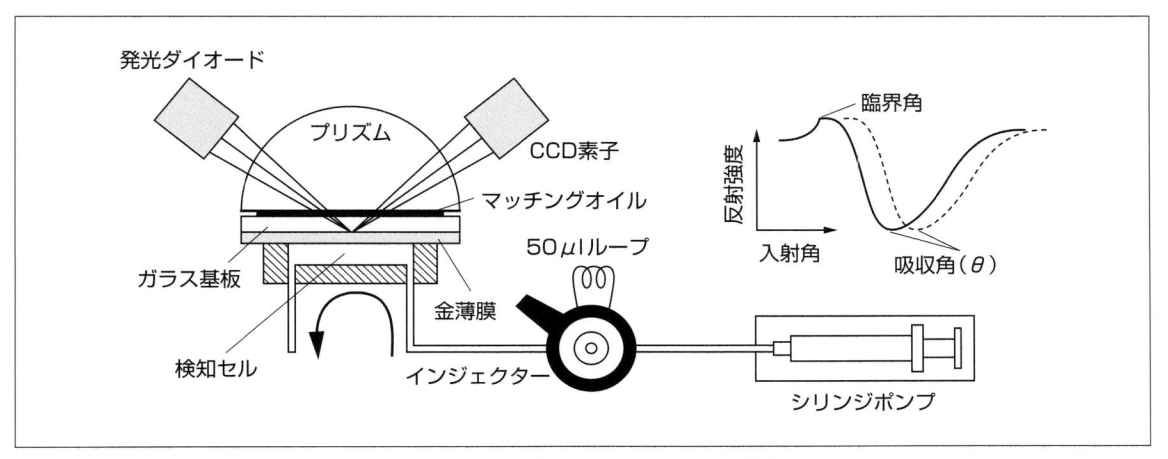

図4　SPR方式免疫計測システムの模式図

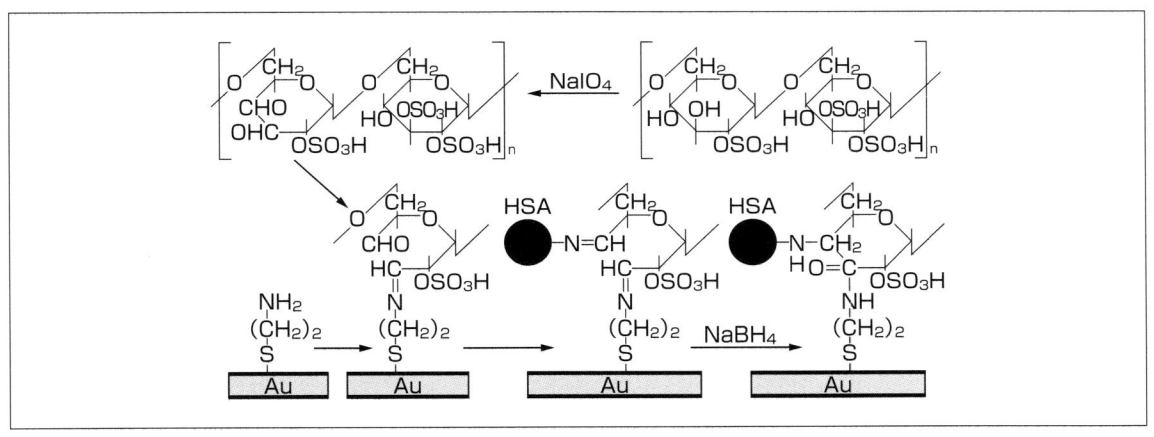

図5　HSAの硫酸デキストランへの固定化

3. SPRセンサーの実験例

a. SPR方式免疫センサーの基本設計とその特性

SPR方式免疫センサーの計測装置例

筆者らは，装置面の改良を行うために内部をブラックボックス化してある装置は用いないことにして，電気化学計器(DKK)製のSPR装置の計測ソフト面の改良，送液システムをシリンジポンプ方式に改良した。本装置は光源として，レーザーではなく発光ダイオードを用いる。屈折率1.516のマッチングオイルを用いてプリズムに抗原を固定した金薄膜表面を形成したガラス膜を密着させる(図4)。サンプルとして，抗HSA抗体をアジ化ナトリウムを含むリン酸緩衝液に溶かしたものを用いた。金属膜にアミノエタンチオールを介して硫酸デキストラン(分子量 12,100 D)と可溶性澱粉(分子量 258,000 D)を固定した(図5)[9,10]。

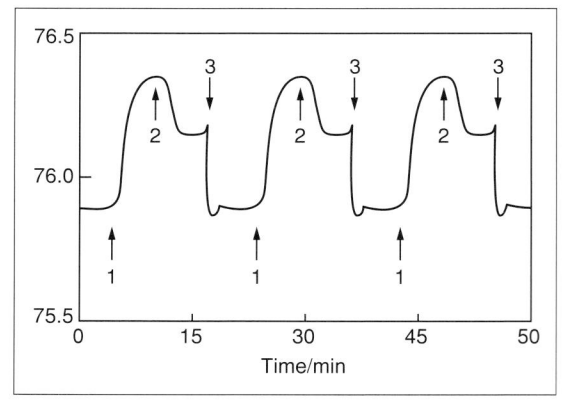

図6　SPRシグナルの経時応答

サンプルを注入すると，(1)直ちに信号が増大し一定値になる。グリシン-HCl液で解離すると，(3)直ちに元のベースラインに戻る。抗体溶液は140mM-NaClと200ppmのアジ化ナトリウムを含むため，一過性のオーバーシュート(2)が観察される。

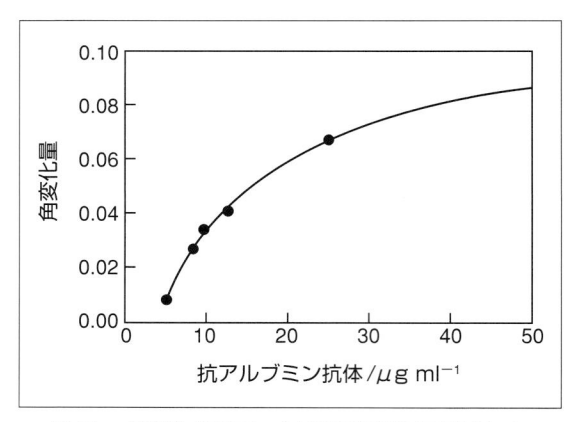

図7　水溶性ポリマー（水溶性澱粉）を用いたときの抗体の計測曲線

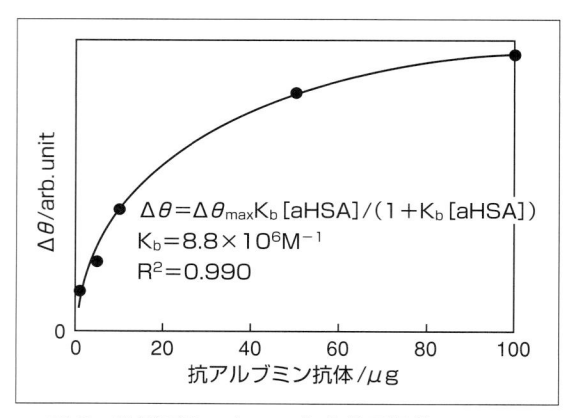

図8　硫酸デキストランを高分子担体に用いたときの計測曲線

曲線はラングミュア吸差等温式に一致する。

$\Delta\theta = \Delta\theta_{max} K_b [aHSA]/(1+K_b[aHSA])$
$K_b = 8.8 \times 10^6 M^{-1}$
$R^2 = 0.990$

SPRセンサーの基本特性

図6にSPRシグナルの繰り返し応答を調べた結果を示す。1でサンプル（10μg抗体/ml）を注入し，3で解離液（20mMグリシン-塩酸緩衝液(pH2.5)）を注入した。2に現れるオーバーシュートは抗体調整溶液中のNaClとアジ化ナトリウムに由来するが，それが流出した後は抗体結合により一定値となる。これを繰り返すと，再現性の良い結合・解離が繰り返し観察される。

図7,8にそれぞれ可溶性澱粉および硫酸デキストランをポリマーマトリックスに用いたときの測定曲線を示す。両者の場合ともラングミュア型の吸着等温式に従うが，可溶性澱粉を用いたときには計測限界は数μg/mlである。この理由として抗原抗体反応は主としてエバネッセント波がかなり減衰したポリマーの先端で起き，そのため高感度計測には至らなかったものと考えられる。

一方，図8は硫酸デキストランを用いて得た測定曲線であるが，感度的には1μg/mlの蛋白が十分に計測できる[9]。結合定数は$8.8 \times 10^6 M^{-1}$である。

ここで分子量の異なる2種のポリマーマトリックスを混合したとき，その分子長の違いにより膜が疎になるとすれば，抗原抗体反応はポリマーマトリックスの表層のみでなく内部でも起こることが予想される。

そこでエバネッセント波を有効に利用するために，比較的分子量が小さい硫酸デキストランと，可溶性澱粉との混合ポリマーマトリックスを用いてみた。

図9に示すのがポリマー比率とシグナル変化量との関係である。重量パーセントでは硫酸デキストランが40～50％で大きなシグナル変化（分子

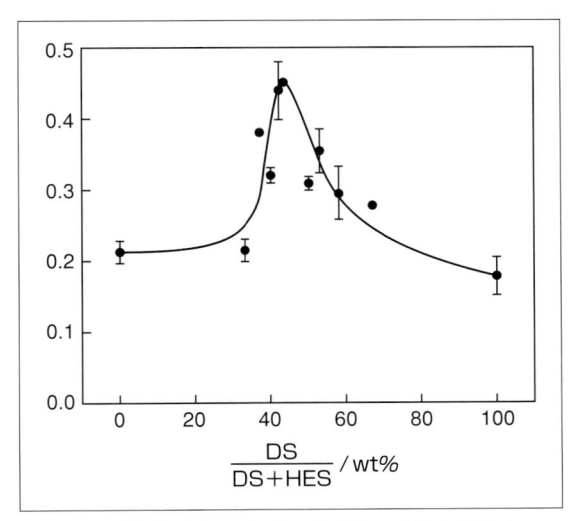

図9 硫酸デキストラン（MW：12,100）と可溶性澱粉（258,000）の混合比と共鳴角の関係

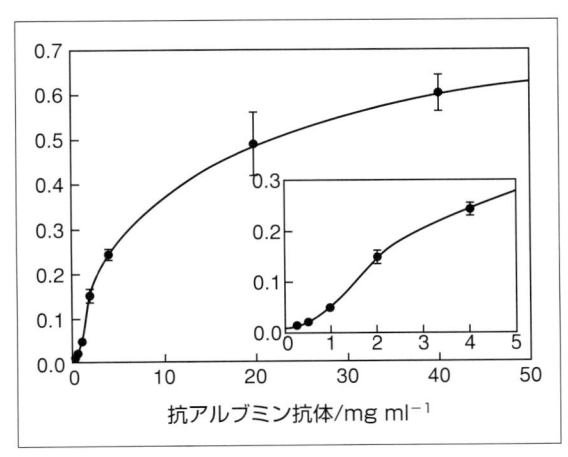

図10 ポリマー混合膜を用いたときのSPRシグナルと抗体濃度との関係

数mg/mlの濃度でシグモイド曲線が観測できるようになる。

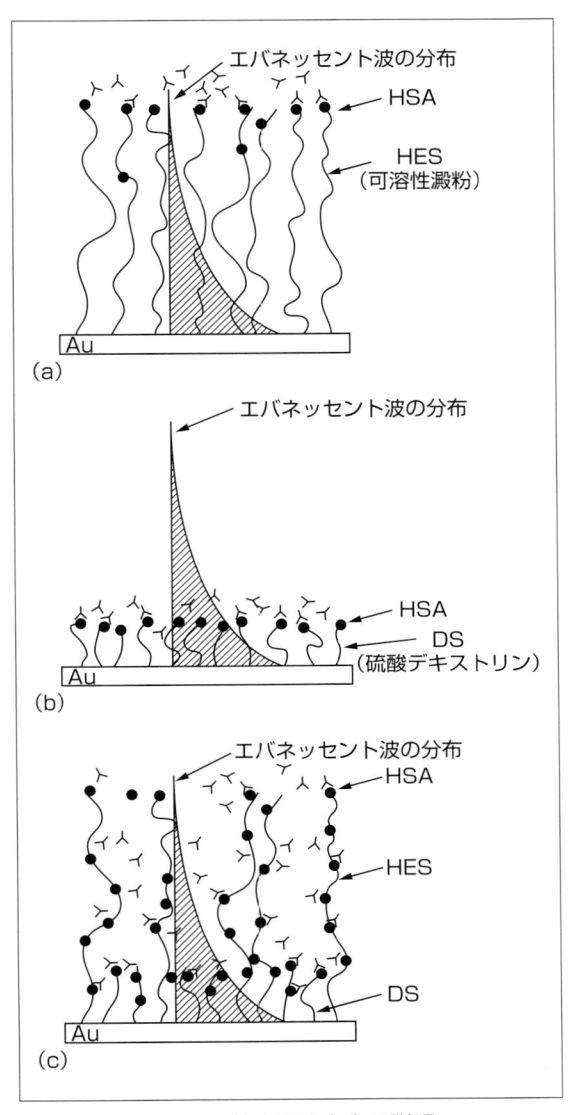

図11 検出限界向上の説明

比ではDS：HES＝18〜19：1)が得られた。図10に，この組成の混合ポリマーの膜を用いて抗体測定を行った結果を示す。注意すべきことは数μg/mlから100ng/mlにかけて測定曲線がシグモイド化していることである。本アプローチにおいて筆者らのSPRセンサーの感度がサブμg/mlのレベルに達してきた[11]。

図11にエバネッセント光を効果的に利用するためのマトリックス調整法を模式的に示す。

技術編 ②

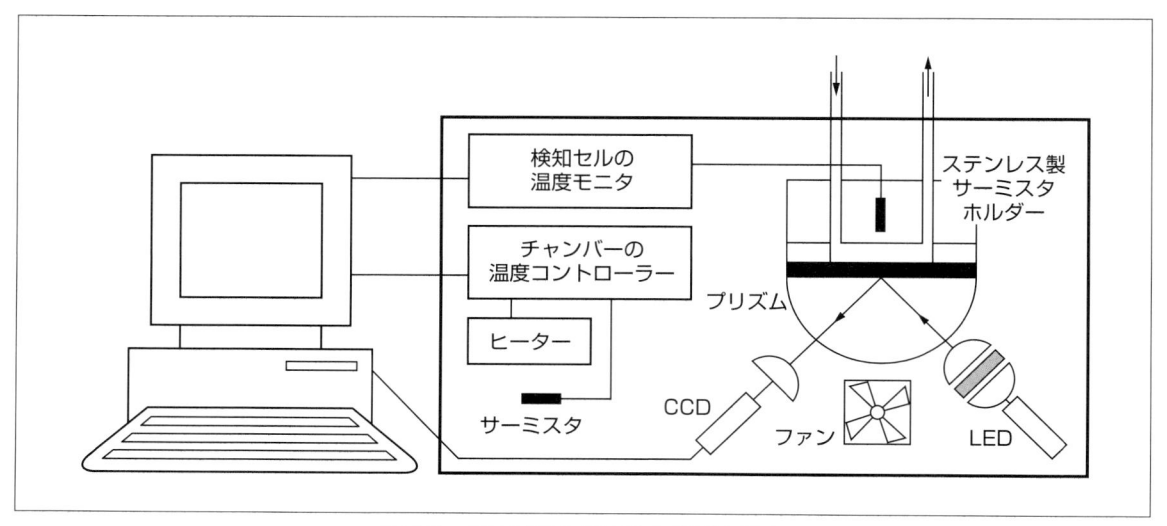

図12 温度補償を組み込んだ測定装置

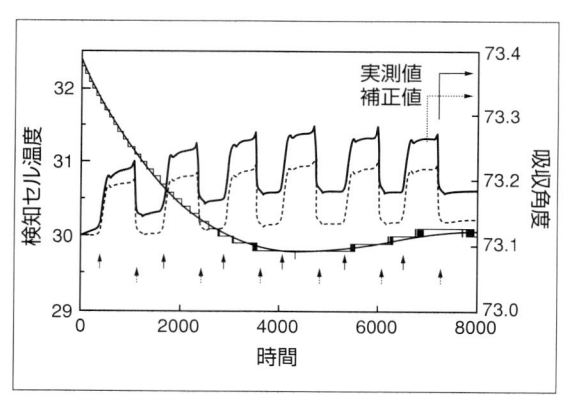

図13 温度変動による実測値の変化および温度補償を計算した補正値

表1 温度補償方式SPRセンサーの信頼性

平均共鳴角度変化 (度) (n=7)	標準偏差	変動係数(%)
0.085	0.0039	4.60

b. 温度補償法を用いたSPRセンサー

サーミスタを用いる温度自己補正法の採用

現在市販されているSPRセンサーは，それぞれのメーカーが恒温システムの設計に苦心している。これに対して筆者らは検知部位の近傍に温度モニタ用のサーミスタ，計測チャンバー内にチャンバー内部温度コントロール用のサーミスタとヒーターを導入した（図12）。

この装置を室温から徐々に下げながら，$2.5\mu g/ml$の抗体溶液を一定間隔で打ち込んだ。温度が29.7℃になった時点で，チャンバーの温度を上げながらサンプル注入を続けると図13のような結果が得られた。補正された結果をもとに変動係数（CV）を求めると4.60％の値となり（表1），免疫測定としては極めてすぐれた値が得られている。

同様に温度変動下で各種濃度の抗体を注入し，その応答を調べたのが図14である。これを元にして共鳴角度変化と抗体濃度との間に図15に示す測定曲線が得られ，検出限界もサブ$\mu g/ml$になることがわかる。本例では屈折率は温度に対して敏感に変動するものの，温度補正を十分に行えば必ずしも厳格な温度コントロールは必要でないことを示している[12]。

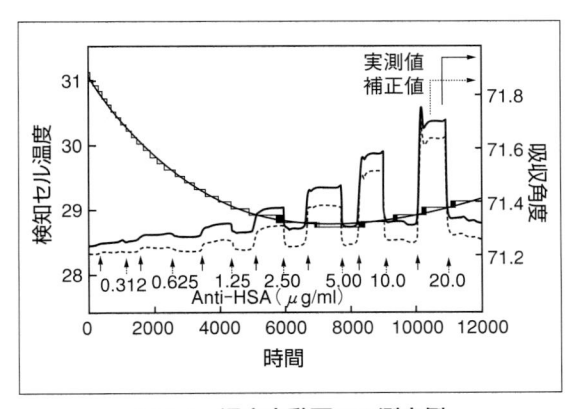

図14 温度変動下での測定例

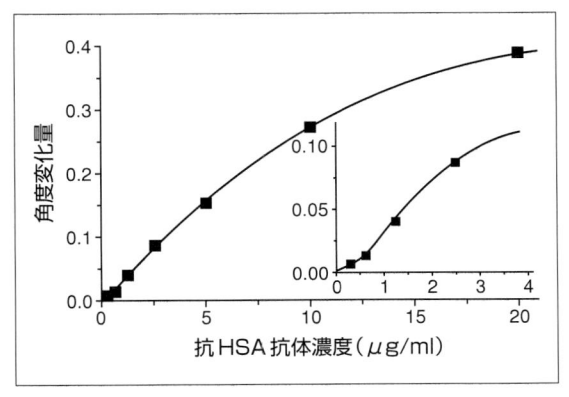

図15 抗HSA抗体の測定曲線
サブマイクログラム/mlで曲線はシグモイド化している。

c. 多層膜を利用した耐振動性SPRセンサー

多層膜における偏光性の特性

一般にSPRセンサーの信号は,温度変化は言うに及ばず,機械的振動,その他の外乱によってドリフトを生じやすい。ドリフトを防ぐ方法のうち,温度によるものについてはサーミスタで補正できるが,機械的・物理的な外乱に由来するものには別途に対策を講じる必要がある。

ところでSPR現象は図16に示すように入射面に対して平行な電場を有する偏光(P波)によってのみ観察され,S波では共鳴は起こらない。しかし筆者らの研究では,銀－SiO_2－金や金－SiO_2－金のような金属－誘電体－金属からなる多層膜を用いたSPRデバイスではS波の強い吸収が見られることが判明した。S波の電場は入射面に対して垂直である。S波吸収の理由は干渉フィルターの機構と似ており,表面プラズモンとの関連はない。ここでは機械的振動に由来する信号のドリフトを,P波吸収からS波吸収を差し引くことで除去できることを示す。すなわち,S波吸収を対象として補正することによって,SPRセンサーが汎用性,易操作性を有する計測デバイスとなりうることを提示する。

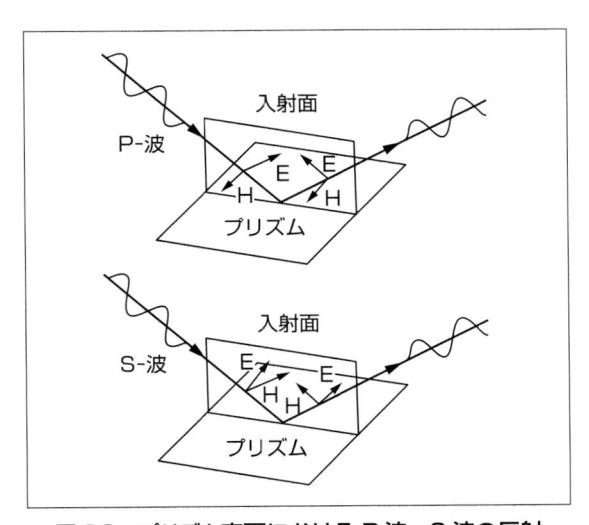

図16 プリズム表面におけるP波,S波の反射

金属－誘電体－金属からなる多層膜作製法

カバーガラス版に金もしくは銀の薄膜を蒸着し,次いでスパッタ法によってSiO_2薄膜を調整し,最後に金を蒸着する。各層の密着性をよくするためにクロム(d = 1～2nm)を用いた。銀－SiO_2－金多層膜の場合には,それぞれの厚みを25,450～600,30nmとした。

技術編 ②

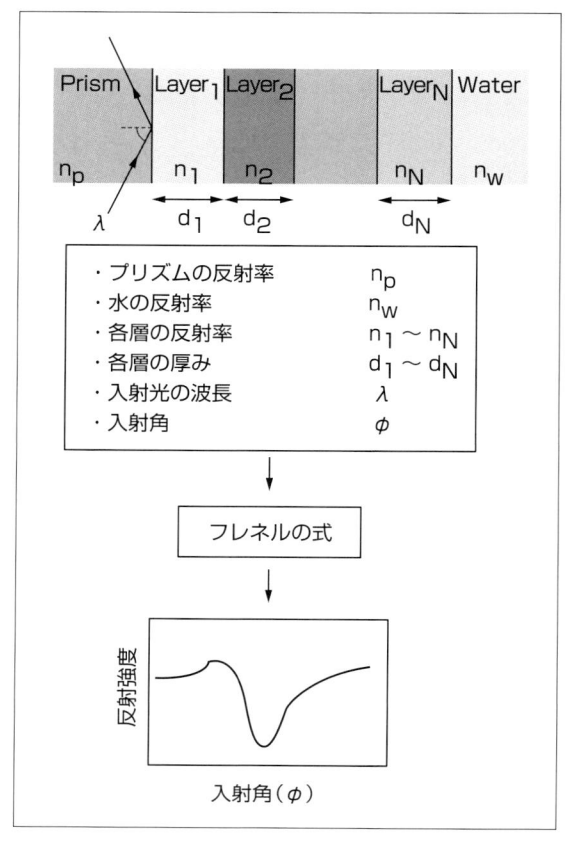

図17 フレネルの式も用いた反射曲線の計算

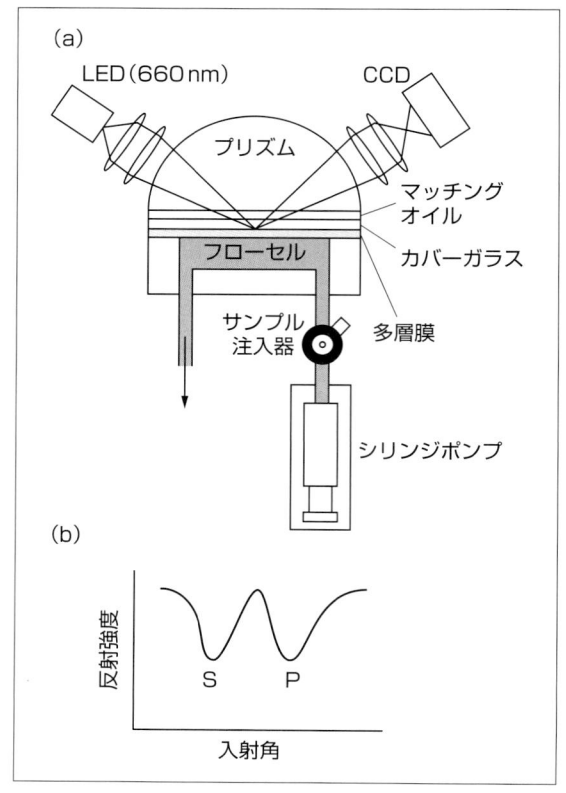

図18 多層膜およびLED光源を用いたSPR計測システム(a)およびその応答(b)

　この厚みと屈折率を元に，フレネルの式から反射曲線を計算してみると図17に示すような結果が得られる。

　そこで金表面に抗原(HSA)を固定化し，抗原抗体反応を行ってみた。光源としてLEDを用いた場合にS波，P波の吸収が同時に観測できる(図18)。

　図19に気相と液相の吸収曲線を示す。右側の曲線は計算で得られたS波およびP波の吸収曲線である。P波は水と空気で異なる角度で吸収があるが，S波は同じ角度で吸収される。実測値でもほぼ同じことが言える。

　図20には抗原抗体反応の結果起こるP波およびS波の吸収角度変化である。P波の値からS波のそれを差し引くと極めて安定な繰り返し応答が見られ，物理的な振動を加えてもS波の吸収で打ち消すことができることを示している[13]。

　以上の改良を加えると簡便で経済的なセンサーが開発でき，従来の装置に比較して計測対象を蛋白間相互作用のみだけでなく核酸－核酸，核酸－蛋白，ゲノム情報の発現などにも拡大できると思っている。その一例として筆者らはすでに，各種の胃潰瘍薬がムチン膜と結合することに着目した薬物効果のインビトロ(*in vitro*)評価システムを提案している[14]。

4. ポストゲノム研究とSPRセンサーとの接点

a. ゲノム科学は新しい地平を拓く

　ゲノム科学はDNA情報とmRNAとの関連の研究(トランスクリプトーム)やmRNAと蛋白と

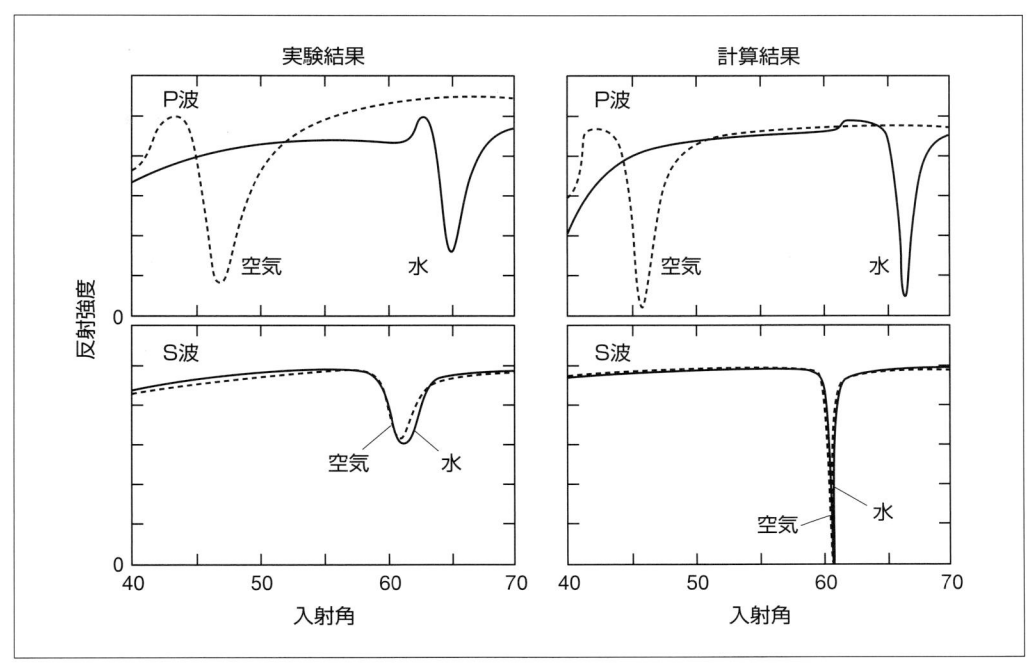

図19 水(実線)と空気(点線)の反射特性

図20 P波(a),S波(b)に由来する最大吸収角およびS波で補正した最大吸収角(c)の経時変化
サンプル：抗HSA抗体溶液（140mM NaCl, 200ppmアジ化ナトリウム）
解離液　：グリシン-塩酸緩衝液(pH2.5)
流速　　：10μl/min

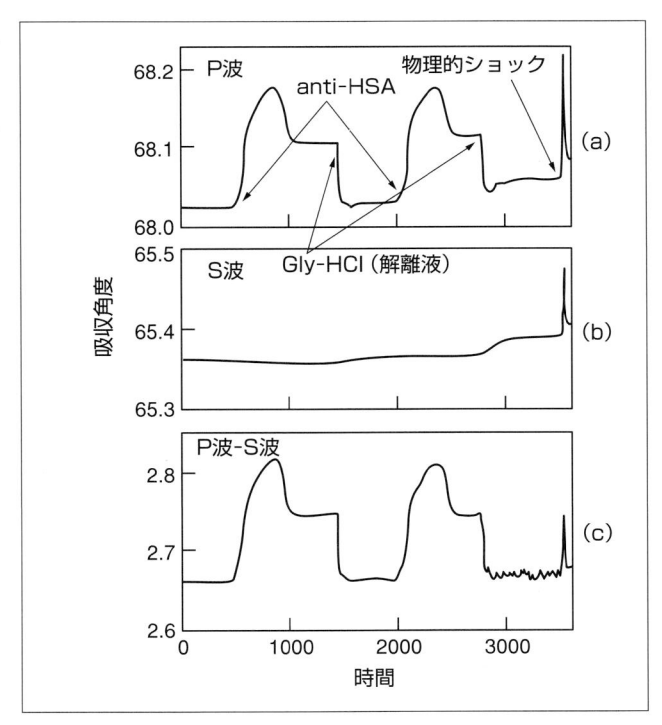

技術編 ②

の関連の研究(プロテオーム)へ突入し，新しい地平を拓きつつある。

すでに，細菌(20種類以上)，酵母，線虫のゲノムのDNA配列などが現在までに明らかにされ，さらにヒトゲノム配列研究も予想以上に加速され2000年中には，全体像がほぼ明らかになると言われている。この過程で得られる，そして得られるであろう大量のゲノム情報をいかに利用して我々の役に立てるかについては，mRNAレベルの情報(トランスクリプトーム)や発現される蛋白レベルの情報(プロテオーム)の利用が考えられている[15]。

筆者は特定mRNAの固定化による蛋白の連続生産に関する研究を行ってきている[16, 17]。ちょうどその研究を開始した頃，2次元電気泳動法がO'Farrellらによって提案され[18]，蛋白の分離分析法として注目を集めた。この分離方法とマトリックス支援レーザーイオン化飛行時間型質量分析法(MALDI-TOF MS)を用いたペプチド群の分子量の測定が連係して，現在のプロテオーム研究手段となっている。各種のmRNAを薄膜担体中で泳動し，さらにpoly Tを固定化した薄膜にブロッティングしたのち，さらに翻訳反応を行うと特定mRNAの近傍には対応する蛋白が生産物として付着する。そこでSPRセンサーでマトリックス表面の蛋白の分布状態を調べることによってトランスクリプトソーム研究の一手段となりうる可能性がある。この研究は病気の進行に伴い特定の蛋白等の生成，消長を知ることに連なり，さらに治療薬物の評価にも連動すると考えられる。さらに各成長段階に応じて蛋白自身の変化(修飾など)をSPRセンサーで観測できることも予想される。

b. ゲノム科学におけるSPRセンサーの役割とそのための改良用件

トランスクリプトソーム，プロテオーム研究においてMALDI-TOF MSとともにSPRセンサーが使用されるためには，SPRセンサーの感度を現行のng/mlからpg/ml程度に向上させる必要がある。さらに均一でしかも薄膜の泳動用ゲル(数μm)ができたときに，金表面を覆っている数μm層の蛋白の分布状態を調べるためには，1)基板を操作させるか，2)単色光を面状に入射させ面状にCCD検知する方式をとるか，3)入射光角度を順次変化させるようなSPRセンサーの設計が必要となろう。

さらに原子間力顕微鏡で三次元構造を知るような手法の導入，スポット切り出しの自動化，スポット蛋白の特異的分解法などが総合的に導入されることによって，蛋白と関係するゲノム，mRNA，三次元構造を含めた情報が集大成されよう。そして対象とする生物の正常な組織・部位の経時的な蛋白の基礎的知識をもとに，薬剤の影響，遺伝子異常の有無，環境の影響，蛋白修飾状況等を調べるゲノム科学研究が加速されよう。

参考文献

1) Nylander C, Liedberg B, Lind T：Sens. Actuators 3：79-88, 1982
2) Schildkraut J S：Appl. Optics 27：4587-4590.
3) Chen CY, Davali I, Ritchie G, Buistein E：Surf. Sci. 101：363-366, 1980
4) Liedberg B, Nylander C, Lundsfrom I：Sens. Actuators 4：299-301, 1983
5) Otto A："Spectroscopy of Surface Polaritons by Attenuated Total Reflection," in Optical properties of solid New Developments, B. O. Seraphin, Ed. (North-Holland, Amsterdam, 1975), Chap. 13.
6) Flanagan MT, Pantell RH：Electron Lett. 4：266-304, 1983
7) Kretschmann E：Z. Phy. 241：313, 1971
8) Frontana E, Pantell RH, Strober S：Appl. Optics 31：4694, 1990
9) Ichikawa S, Toyama S, Ikariyama Y：Nippon Kagaku Kaishi 1997：318
10) Toyama S, Ikariyama Y：Chem Lett. 1997：1083
11) Toyama S, Shoji A, Yoshida Y, et al：Sens. Actuators 52：65-71, 1998
12) Ohide A, Toyama S, Ikariyama Y：Anal. Chem. (in preparation)
13) Toyama S, Yamaushi S, Ikariyama Y：Electrochem. Soc. Proc. 99 (23)：381-385
14) Shoji A, Toyama S, Ikariyama Y：Anal. Chem. (submitted)
15) Ezzell C："Beyond the Human Genom", Scientific American 283 (1)：52-57, 2000
16) Ikariyama Y, Aizawa M, Suzuki S：J. Solid-Phase Biochem. 5 (4)：279-288, 1979
17) Kobatake E, Ikariyama Y, Aizawa M：Bioeng. Biotech. 723-728, 1991
18) O'Farrell PH：J. Biol. Chem. 250：4007-4721, 1975

技術編 3

オンライン酵素センサーを用いた神経伝達物質のリアルタイム測定

鳥光慶一（とりみつ けいいち）　ＮＴＴ物性科学基礎研究所・分子生体機能研究グループ長
丹羽　修（にわ おさむ）　ＮＴＴ生活環境研究所・環境分析研究グループ長

　神経における情報伝達はシナプスと呼ばれる微小な間隙を介して行われている。シナプスでは，刺激に伴う神経終末の興奮によってCaが増加し，シナプス前終末に含まれる小胞から神経伝達物質が間隙に放出される。放出された伝達物質は，シナプス後膜に存在する受容体と結合することにより，信号が伝達される。このように，神経伝達物質は神経における情報のキャリアであり，我々の活動においてその役割は大変重要である。
　このような神経伝達物質は非常に多様で，グルタミン酸に代表される興奮性の神経伝達物質やγ-アミノ酪酸（GABA）などの抑制性の伝達物質のほか，古典的な伝達物質であるアセチルコリンやカテコールアミンあるいはセロトニンなどが知られている。
　伝達物質の役割については長い間研究されてきており，最近では虚血などの脳疾患や細胞死におけるグルタミン酸の関与など，伝達物質以外の役割について報告されてきている。また近年，抑制性伝達物質のGABAが胚などの幼若期において脱分極作用を有するだけでなく，低濃度域において細胞のマイグレーションを促すなど，神経伝達物質がいわゆる本来の情報伝達だけでなく，神経組織の発達や生死に重要な役割を果たしているといった，今までの伝達物質のもつイメージとはだいぶ異なった多面的な性質が明らかになってきた。
　さらに，古典的な伝達物質であるアセチルコリンは，最近になって再び記憶機構への関与が示唆されるなど注目を浴び，疾病に関係した局所的な伝達物質の濃度変化の計測を含め，神経伝達物質の挙動を調べることがますます重要になってきた。
　これまで神経の挙動解析については，パッチクランプ法などの電気生理学的手法や，特定のイオンに選択的に働く蛍光物質を利用した蛍光検出法などにより詳しく調べられてきた。その一方で，伝達物質そのものを測定する試みが数多くなされてきた。例えば，マイクロダイアリシス法による生体からのインビボ（*in vivo*）計測や遠心分離法により抽出したシナプトソームからの伝達物質の取り込みや放出の解析など，主に高速液体クロマトグラフィー法（HPLC）を利用したオフライン計測がその大半を占める。
　HPLC法は，比較的高感度で多成分を同時に計測できるという利点があるが，必要量のサンプルを集めなければならないので時間分解能が悪いことや，1回の測定に時間がかかるなどの欠点がある。また，過渡的応答や微小領域での濃度変化などは測定が困難であるだけでなく，測定の途中では何が起こっているのか全くわからないので，実験が成功しているのかどうかすらも実験中には把握できない。蛍光法は，安定性やSN比に問題があり，高感度での計測が難しい。
　これに対し，リアルタイムで伝達物質の移動や濃度変化が計測できるカーボンファイバー電極や酵素電極などを用いたオンライン測定は，このような微小領域での過渡的応答を測定をするのに最適であると考えられる。
　本稿では，シナプス活動に伴って放出される神

技術編 ③

表1 生体計測に利用される電気化学測定

	インビボ測定	インビトロ測定
オフライン測定法	高速液体クロマトグラフィー キャピラリ電気泳動 マイクロダイアリシス	
オンライン測定法 リアルタイム測定法	微小電極 （ガラス：電位，カーボン，金属：電流） 酵素修飾微小電極 オンラインバイオセンサー	

経伝達物質をリアルタイムで測定することを目的に，特に物質の過渡的応答の測定に焦点をあて，物質に対して特異的に働く酵素と電気化学的計測法を組み合わせたオンライン測定法について述べるとともに，これを利用した測定例につき述べる。

筆者らのオンライン測定法（センサー）は，簡単に次のような特徴を有する。① これまでに報告されているような酵素を流して測定するタイプの手法ではなく，炭素電極上に酵素を固定した全く新しいものである。② メディエーターを用いる（ここではHRPを含むオスミウムポリマー）ことにより，センシング部の微小化，高感度化を可能にしただけでなく，再現性の良い結果が得られるようになった。

現在の段階では，単一シナプスでの測定は難しいものの，グルタミン酸に対する検出限界は10nM程度と低く，秒・μmの高い測定分解能で，微小領域における連続的な測定が可能である。

1. 測定法の歴史

神経伝達物質の濃度を測定する方法は数多く報告されているが，表1に示すようにオフライン測定法とオンライン測定法，またはリアルタイム測定法に分けることができる。

オフライン測定法は，試料を一度集めて，分析系に導入して測定を行う方法で，代表的な測定法として高速液体クロマトグラフィー（HPLC）を挙げることができる。HPLC法は，インビボ（in vivo），インビトロ（in vitro）の系にかかわらず，従来より広く利用されてきた。インビボ測定ではマイクロダイアリシス（MD）プローブと組み合わせることにより，高分子量の妨害物質の影響なく長期的な測定を行うことができる。

グルタミン酸，アセチルコリン，γ-アミノ酪酸（GABA）は，従来よりHPLCにより測定されてきた。グルタミン酸やGABAは適当な蛍光試薬により誘導化し，分離，検出を行うのが一般的である。

一方，アセチルコリンでは電気化学検出器（ECD）を用い，酵素カラムにより電気化学的に検出可能な過酸化水素を生成させて検出を行う。

また，最近ではキャピラリー電気泳動（CZE）装置が市販され，神経伝達物質の測定に利用した例も報告されている。HPLC法が数マイクロリットルの試料が必要なのに対して，CZE法ではナノやピコリットルの極微少量の試料で分析を行えるため，短時間で分析に必要な量を確保することができ，MD法でサンプリングした試料を測定する場合の時間分解能が向上する。

HPLCやCZEなどのオフライン測定法は，感度が高く，定量性にも優れているが，分離に時間がかかるため，連続的な測定は困難である。神経伝達物質のように短時間の間に濃度が変化する際には，時間分解能が問題となる。

それに対し，オンライン測定法またはリアルタイム測定法は，試料を分離プロセスを経ることなく連続的に測定する方法である。神経伝達物質を電気化学的手法により連続的に測定する方法は図1に示すように2つに分けることができる。いずれの方法も分離を行わずに測定を行うために，検出器は目的物質に対して高い選択性を有することが必要である。

微小な金属ワイヤーやカーボンファイバーを電極に用いる方法は，測定する電極を試料近傍に近接させることができるために，最も良い時間分解能を実現できる。その反面，酵素などを修飾して使用する際には再現性が難しいことや，測定対象によっては選択性を実現するのが難しいなどの問題がある。

オンライン測定法は，試料を連続的にサンプリングしてセンサー内に送り込むもので，検出器として電気化学検出器が広く用いられている。

オンラインセンサーはファイバー電極を用いた

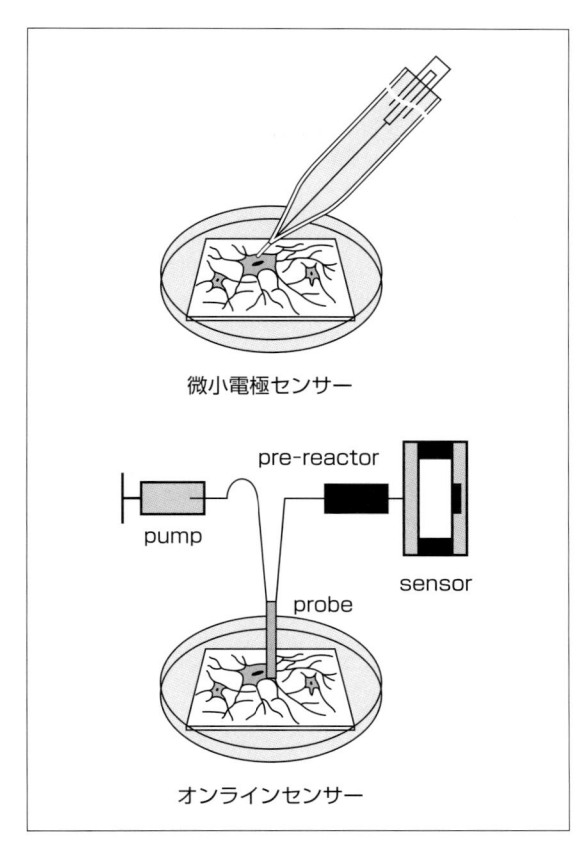

図1 神経伝達物質の連続測定用センサーの模式図

方法に比べ応答性は劣るが，例えばMD法と組み合わせて用いることにより，妨害物質の影響を抑えた長時間の測定に適するだけでなく，高い感度を得ることができる特徴を有する。グルタミン酸，アセチルコリンなどの測定にはファイバー電極，オンラインセンサーいずれの方法についても研究されてきた。以下に物質ごとにその歴史的背景を述べる。

a. グルタミン酸

グルタミン酸の連続的な測定は多くの例が知られているが，その大半は神経伝達物質でなく食品用のセンサーとして研究されている。脳内計測や神経細胞へ応用されたグルタミン酸センサーについての研究例を表2に示す。

測定にはグルタミン酸酸化酵素あるいはグルタミン酸デヒドロゲナーゼを用いる方法があるが，後者の場合には補酵素としてNADを加える必要があるため，電気化学法を利用する場合には前者を用いたセンサーが多く，ファイバー型，オンライン型の両方について研究されている。

ファイバー型の代表的な研究としては，G. S. Wilsonらにより，1991年にファイバー型グルタミン酸センサーを用いた脳内への測定が報告されている。彼らは，白金／イリジウムワイヤーにグルタミン酸酸化酵素を修飾したバイオセンサーを作製しており，2μMの検出限界を報告している。

また，民谷らは，ファイバー型グルタミン酸センサーを in vitro の脳スライスに用いた報告をしている。この研究では，白金黒をメッキした炭素繊維電極をグルタミン酸酸化酵素により修飾したセンサーを作製し，これをラット小脳のスライス試料から放出されるグルタミン酸の測定に用いることにより，塩化カリウムや電気的な刺激に対するグルタミン酸濃度の増加を測定している。センサーの検出限界は$1\sim 2\mu$Mである。

オンラインセンサーは，ファイバー型センサーと比べ報告例が多い。最初のオンライン型グルタミン酸センサーはAlberyらにより報告されている。このセンサーはMDプローブを改良して中に3つの電極を挿入して電気化学セルとし，グルタミン酸酸化酵素を流して，MD膜より採取されたグルタミン酸と反応させて測定を行っている。

報告では，このセンサーをラット脳内での計測に応用し，同時にサンプリングされる阻害物質であるL-アスコルビン酸の影響を除くためにL-アスコルビン酸酸化酵素を流して選択性を向上させている。

また，Boutelleらは，白金のチューブの中に酵素を固定して組み込み，オンラインセンサーを形成している。Obrenovichらのグループはオンラインセンサーを虚血の研究に用いている。

センサーには白金電極をセットしたチャンネルフローセルを用い，電極の上流側に酵素を固定する。酵素反応により生成した過酸化水素は下流側の白金電極で検出されるが，白金電極上にはポリフェニレンジアミンの膜を形成し，L-アスコルビン酸が電極上で反応するのを抑えているため高い選択性を確保している。検出限界は0.5μMの

技術編 ③

表2 脳神経科学への応用を目的とした電気化学式グルタミン酸センサーの例

形状	構造	特徴
微小電極型	Pt/Irワイヤをグルタミン酸酸化酵素，高分子により修飾	脳内での刺激に応答したグルタミン酸濃度増加検出，検出限界：2μM
	白金黒メッキしたCF電極上に酵素膜修飾	小脳スライスでの刺激応答性グルタミン酸放出
	炭素繊維電極上にポリピロール誘導体を重合することにより酵素を固定	1μMの検出限界，インビボ計測
オンライン型	マイクロダイアリシス(MD)プローブに電気化学セルを形成，酵素をダイアリシス液に入れて流す方式	インビボ計測，アスコルビン酸酸化酵素を同時に流すことにより，影響を除去
	白金管内に酵素を固定し微小な電気化学セルを形成	インビボ用，アスコルビン酸の影響を除去妨害物質の存在下で，0.3μMの検出限界
	チャンネルフロー型電気化学セル，上流に酵素，下流に高分子膜を修飾した白金電極	検出限界0.5μM，インビボ計測 虚血の研究に使用
	酵素反応器と西洋ワサビペルオキシターゼ(HRP)を含む高分子メディエーターを修飾した炭素電極，MDプローブ利用	脳組織スライス，単層培養細胞 検出限界＜10nM
	HRPを含む高分子メディエーターとグルタミン酸酸化酵素の2層膜を修飾した炭素電極，ガラスキャピラリーによる微小領域からの吸引サンプリング	検出限界10nM，ラット大脳皮質細胞 単層培養系での測定

値が得られている。

オンライン型のセンサーを用いれば培養系などの in vitro の試料を測定することも可能である。筆者らは，MD（マイクロダイアリシス）サンプリング膜とグルタミン酸酸化酵素を固定化した微少量反応器，および西洋ワサビペルオキシターゼ（HRP）を含むオスミウム錯体高分子を修飾した炭素電極からなるグルタミン酸センサーを作製した。

センサーは10nM以下の低い検出限界を示し，ラット脳組織のスライスや培養大脳皮質細胞において，刺激応答性のグルタミン酸放出を計測することができた。このようにオンライン型のセンサーは感度が高いものの，培養細胞などの系に適用する場合，MD膜が細胞に比べはるかに大きく微小領域の測定が難しいことや応答が遅いなどの問題がある。

b. アセチルコリンおよびGABA

生体試料中のアセチルコリンについては，白金微小電極にアセチルコリンエステラーゼとコリン酸化酵素を固定したセンサーによる検出が報告されている。しかしながら，脳神経系ではコリン濃度が高いため，アセチルコリンを選択的に検出した報告例はなかった。GABAについては，GABAをグルタミン酸に変換するGABASEという酵素の反応に伴って生成するNADPHをHRPと酸素により酸化し，酸素濃度からGABA濃度を評価するセンサーが報告されているが，その検出限界は20μMと高く，脳神経細胞での測定に応用するのは困難であった。

2. 何が測定できるか

オンラインセンサーの最大の特徴は，リアルタイムで変化をモニターできることである。したがって，測定対象の生理的変化や反応を調べる上で大変強力なツールとなり得る。実際，後述するように，シナプス活動に関連して放出されるグルタミン酸の時間的変化をラット大脳皮質細胞において計測することを可能にした。

同様に連続測定が可能なファイバー型センサーに比べると，時間分解能は劣るものの，安定で再現性に優れるため，比較的微小な応答まで計測可能であるという優れた性質を有する。空間分解能も高い。

また，連続測定法であるため，代謝に伴うCa非依存性の放出との区別も比較的容易である。これにより，記憶・学習といったシナプスにおける可塑的変化に伴う伝達物質の濃度変化を追うことも不可能ではない。

また，今後さらに微小化を進め，サンプリング量のより一層の微量化が可能となれば，単一シナプスからの伝達物質放出過程の測定もあながち夢ではない。

夢だけでなく，現実にも測定できることは多い。興奮性の代表的な神経伝達物質であるグルタミン酸は，伝達物質としての役割の重要さに加え，細胞毒性といった全く反対の面も持ち合わせていることが近年明らかになってきた。

低酸素症や低血糖症あるいは脳梗塞などによる虚血後に起こる神経細胞死は，多くの研究者により，そのメカニズムが注目されてきた。虚血後，グルタミン酸が多量に放出され，細胞外のグルタミン酸濃度が増加する。その濃度が生理学的に高濃度になると，細胞内カルシウム濃度上昇を引き起こす。これにより細胞は，結果として死に至ることはよく知られている。

脳梗塞の進展にグルタミン酸濃度の上昇が重要であるこという報告は多く，梅村らはMD－HPLC法により，ラットの中大脳動脈を閉塞した場合に虚血辺縁部のグルタミン酸濃度が上昇することを測定し，脳梗塞におけるAMPA受容体とNMDA受容体の役割の違いを示唆する報告をしている。

一方，培養細胞においても低酸素，低グルコース曝露により，早期に起こるNMDA受容体を介したカルシウム流入によって引き起こされる変化と，その後に徐々に起こるAMPA／KA受容体を介したカルシウム流入によって引き起こされる変化があることが報告されている。また，さらに，NOとグルタミン酸の細胞毒性との関連など，ラジカルがグルタミン酸放出を促進するとの報告もある。このように，もし，グルタミン酸の変化がリアルタイムで計測可能であれば，神経生理学的な知見だけでなく，医療・治療における有用なツールとして威力を発揮するものと考えられる。

また，GABAは，その本来の抑制性伝達物質としての機能だけでなく，特に，胚といった発育段階での神経細胞に対する脱分極作用や，低濃度領域におけるマイグレーション作用などの多様性が報告されている。分化・発育におけるGABAの役割についてはまだ不明な点も多く，今後の研究の進展が期待される。古典的な神経伝達物質であるアセチルコリンについても，また最近，記憶との関連を示唆する報告があり，再び注目を浴びてきた。

グルタミン酸やGABA，アセチルコリン，ドーパミンなどさまざまな神経関連物質の挙動を高感度で連続的にモニターすることは，これらの生理学的，病理学的解析に強力なツールを提供するだけでなく，この方法を広く応用することによりハンチントン舞踏病，パーキンソン病などの慢性的な神経変性疾患の診断・治療にも貢献することが可能であると考えられる。

3. 測定方法

a. アンペロメトリ法

本測定法は電気化学計測と酵素反応を組み合わせたもので，電極上での電子の授受を電流値として検出する。

図2に酸化反応の場合に電極の電位を変化させたときの電位と電流の関係を示す。電極電位を上げていくと，ある電位より目的物質が酸化され電流が流れ始める。この値は物質の種類によって異なる。電位が増加すると電極上での反応が増加す

技術編 ③

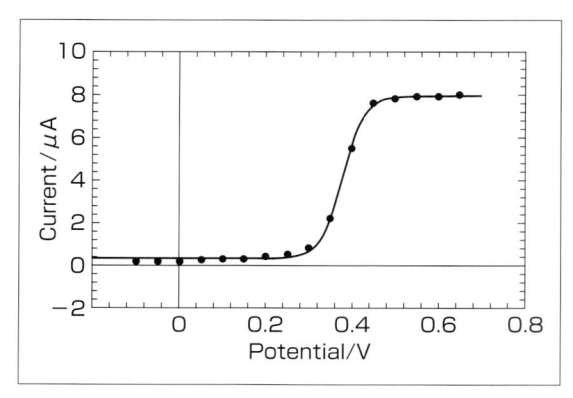

図2　電気化学反応における電位と電流の関係

るため電流は急激に増加するが，ある電位以上では一定の値を示す。これは，電極への測定対象物質の拡散が律速になるためである。

拡散律速の領域では一定の電流値を示すので，この電位領域に電極電位を固定して測定を行うと，濃度に比例した電流値が再現性良く得られる。電気化学フローセルを用いたオンライン測定において，電位を変えて同じ濃度の物質を測定すると図2と類似の電位依存の曲線を得ることができる。

b. 酵素センサー

電気化学測定では，電極上で容易に酸化還元が起こる物質のみ測定を行うことができる。

例えば芳香族アミンやキノン，カテコール類などが電気化学的に容易に酸化される。神経伝達物質ではカテコールアミン類，セロトニンがこれにあたる。

一方，グルタミン酸などのアミノ酸類，アセチルコリンなどの伝達物質は電極により酸化還元されにくい。このような神経伝達物質を検出するためには，酵素反応を用いて測定対象物質を分解し，電極で酸化還元する分子を生成する必要がある。

図3に筆者らが作製したセンサーの反応式を示す。グルタミン酸の検出にはグルタミン酸酸化酵素を用いて酸化し，生成した過酸化水素を検出する。反応には酸素が必要なので，基質濃度が高い場合は注意を要する。生成した過酸化水素は，白金電極を用いて500mV（銀／塩化銀参照電極に対して）程度の電位を印加すると容易に検出することができる。

筆者らのセンサーではHellerらにより合成されたオスミウム-ポリビニルピリジン錯体高分子（Os-gel）と西洋ワサビペルオキシダーゼ（HRP）により過酸化水素を検出する。すなわち，HRPで過酸化水素を還元し，酸化状態になったHRPを電極からOs-gelを介して電子を供給することによりHRPを還元して，再び過酸化水素を還元できる状態に戻す。この時，電極から流れる還元電流は基質濃度に比例するため，グルタミン酸を連続的に定量することができる。検出の電位はノイズの少ない−100〜0mVに設定することができるため，電気化学的に活性なカテコールアミン類などの神経伝達物質やビタミンCなどが電極上で直接反応しない電位で測定を行うことができる。

アセチルコリンやGABAについても同様に酵素反応により過酸化水素を発生させて検出を行う。アセチルコリンはアセチルコリンエステラーゼによりコリンに変換し，コリン酸化酵素により酸化する。GABAの測定では，GABASEという酵素によりグルタミン酸に一度変換してから検出を行う。

c. オンラインセンサーシステム

実際に培養細胞の測定を行うためのシステムの模式図を図4に示す。*in vivo* 計測では，通常MDプローブを用いて脳内よりサンプリングを行うが，市販のプローブは長さ1mm以上で，直径数百μm程度あり，細胞の大きさに比べはるかに大きい。そこで筆者らのシステムでは，サンプリングに先端を細くしたガラスキャピラリーを用いて顕微鏡下でそれを細胞に近接させ，シリンジポンプを用いて吸引することにより，センサー中に細胞近傍の液を導入した。

時間分解能を上げようとして吸引速度を大きくすると広い範囲から溶液を集めることになり，空間分解能が低下する。低い流速では応答性（時間分解能）が低下する。このジレンマを解決するためには，センサーの内容積を減少させる工夫が必要である。

酵素電極の作製方法について，図5(a)に示した。まず，炭素電極にHRPを含むOs-gel溶液を

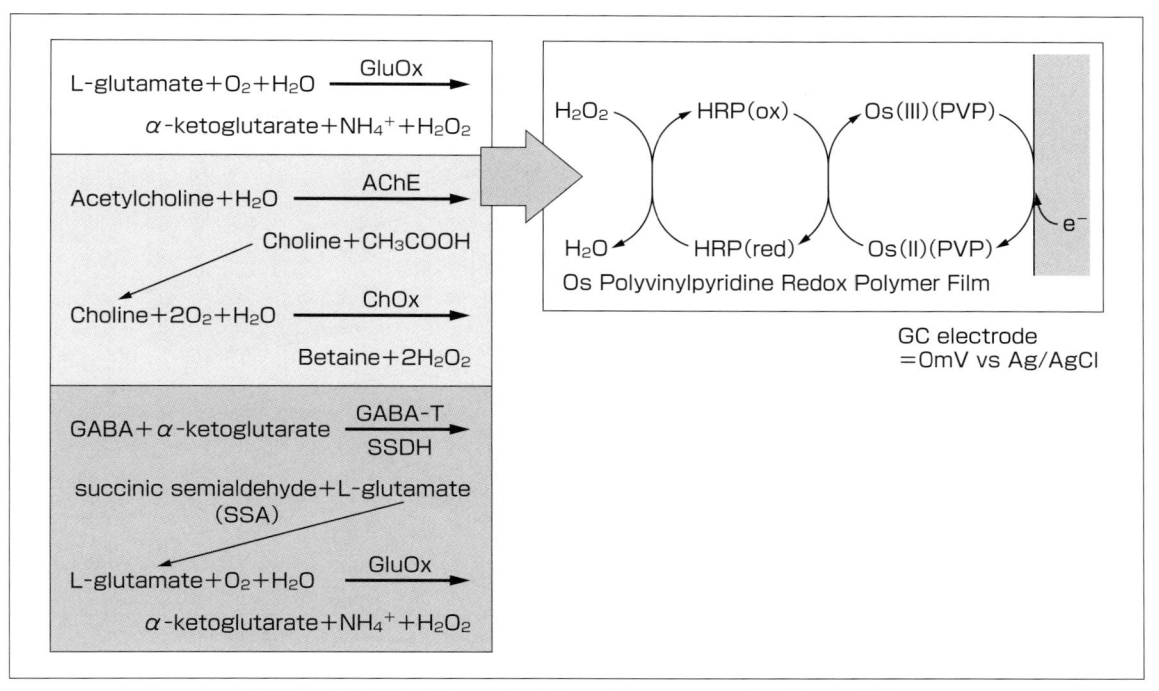

図3 グルタミン酸，アセチルコリン，GABA センサーの反応

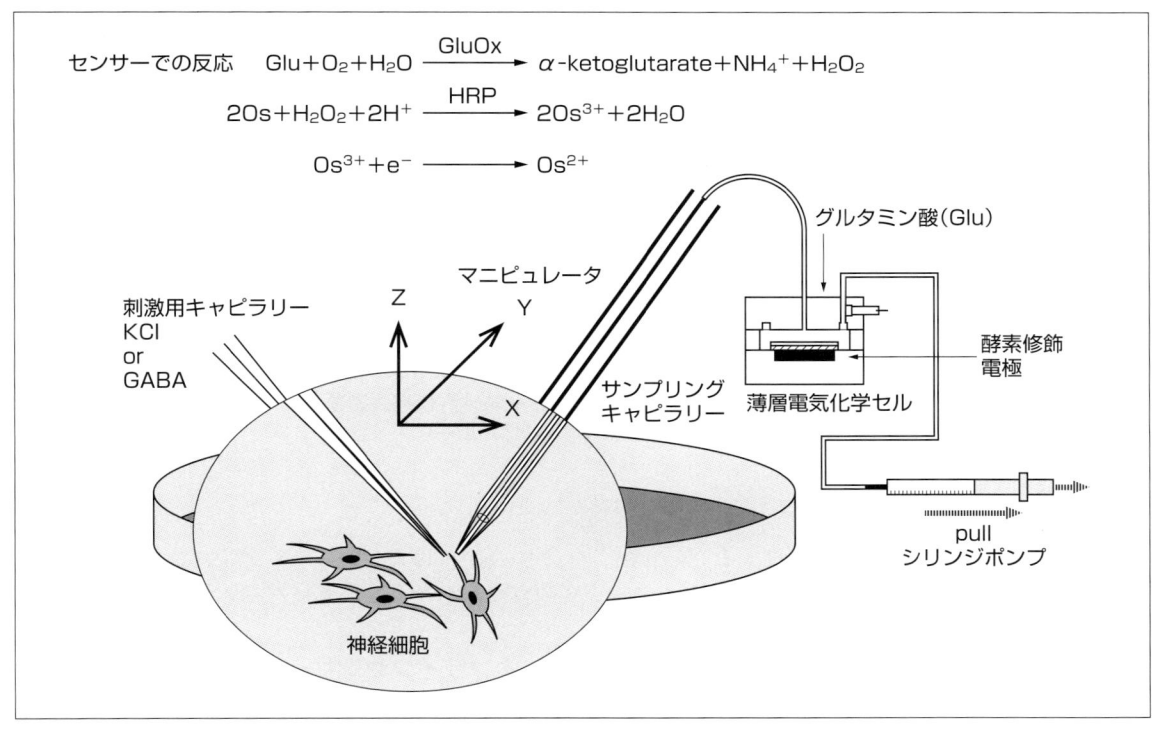

図4 オンラインセンサーによる神経伝達物質測定系の模式図

技術編 ③

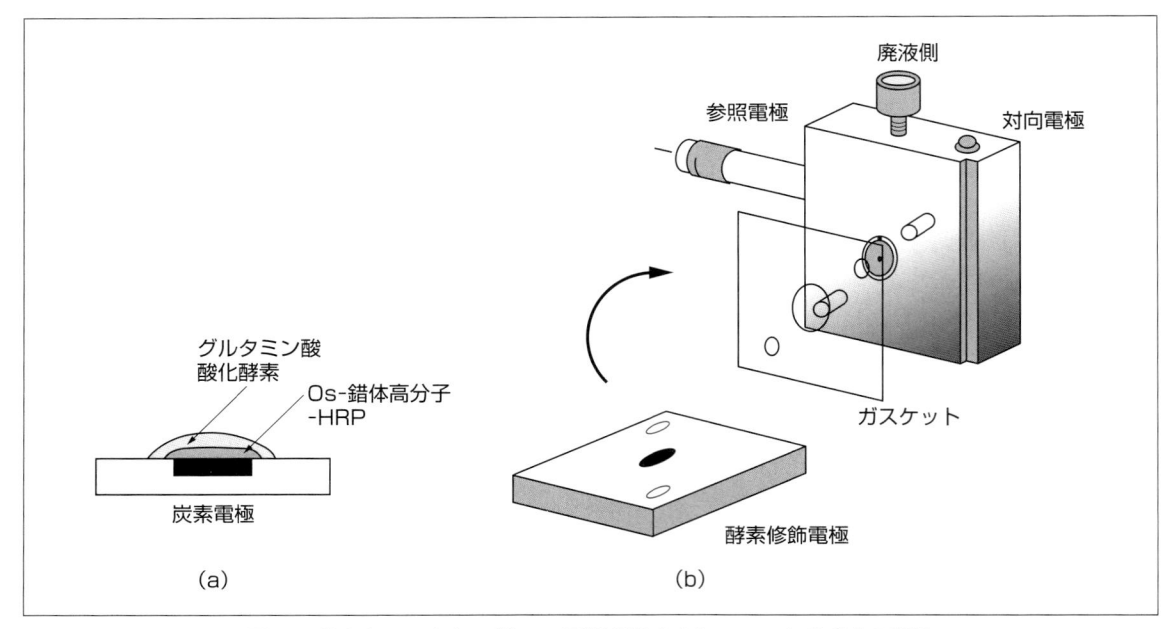

図5 グルタメートセンサーの電極部分(a)とフローセル(b)の構造

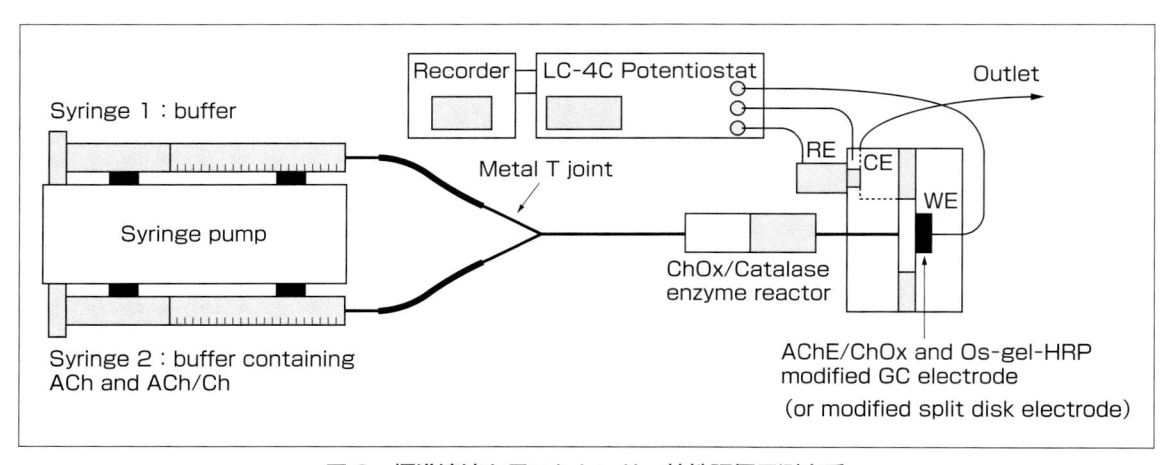

図6 標準溶液を用いたセンサー特性評価用測定系
（例：アセチルコリンセンサー）

のせ，溶媒蒸発法により薄膜を形成する。乾燥後，酵素を牛血清アルブミンと混合し，グルタルアルデヒド(架橋剤)と混合した後に Os-gel-HRP 膜上に積層して酵素膜を形成する。酵素を修飾した電極は図5(b)のようなフローセルに装填することにより，サンプリング用のガラスキャピラリーとテフロンチューブに接続した。フローセルは溶液が中央から導入されるラジアルフロー型にすると内容積が小さく高い感度を得ることができる。

d. オンラインセンサーの性能
1)検出感度と応答性

生体試料の測定に先立ち，作製したセンサーの特性について，標準試料を用いて性能評価を行っ

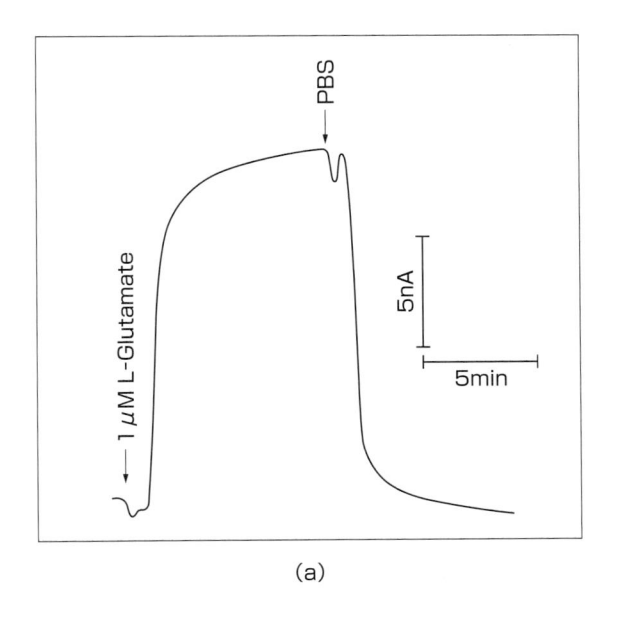

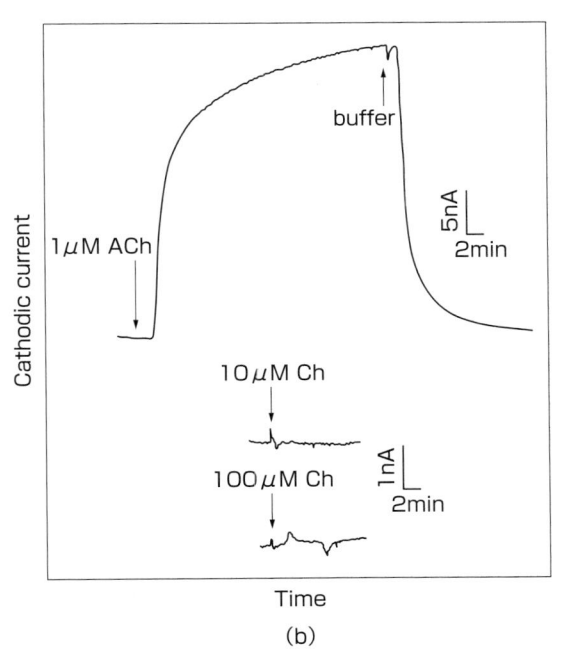

た。図6にアセチルコリンセンサーの評価に用いた測定系を示す。他のセンサーについても基本的には同様である。

測定は，2本のシリンジの一方に緩衝溶液，もう一方に所定の濃度のアセチルコリン（または，他の神経伝達物質）を含む緩衝溶液を入れ，それらを交互にセンサー中に導入して測定を行った。酵素センサーの項で述べたように，フローセルの上流側にはコリンを除くための微少反応器を設けている。

図7(a)にグルタミン酸，図7(b)にアセチルコリン，図7(c)にGABAの応答を示す。緩衝溶液から標準溶液に切り替えると，還元電流が流れ，定常的な応答が得られた。アセチルコリンやGABAでは，コリンやグルタミン酸を導入してもほとんど反応は見られず，これらの物質がプレリアクター内でほぼ100％分解し，生成した過酸化水素が完全に消費されていることがわかる。

特に，脳内に高い濃度で存在するコリンについては，100μMのコリンを導入しても反応はほとんど観測されず，アセチルコリンに対し極めて高い選択性が実現できた。

各神経伝達物質の濃度と電流値の関係を表したキャリブレーションカーブは，グルタミン酸を例

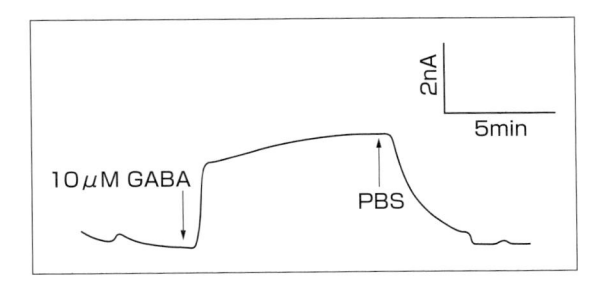

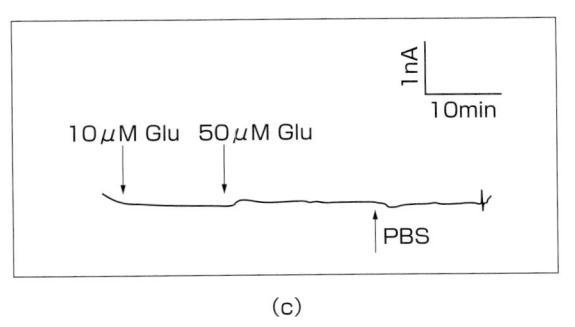

図7　神経伝達物質標準溶液と妨害物質
(a)グルタミン酸　(b)アセチルコリン　(c)GABA

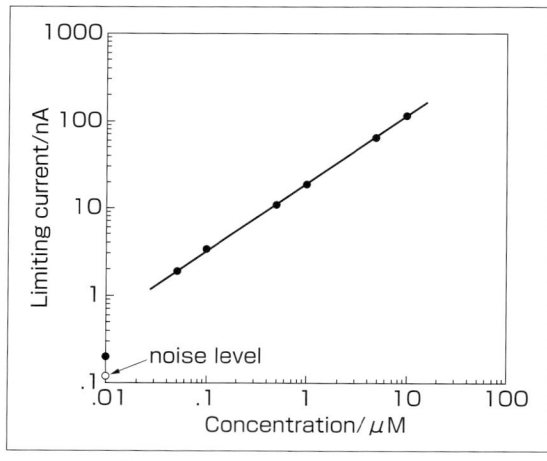

図8 グルタメートセンサーのキャリブレーションカーブ

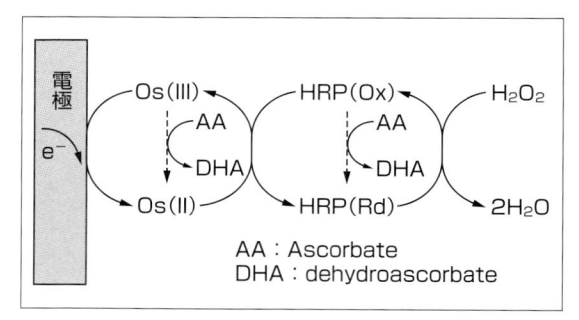

図9 酵素,メディエータ反応におけるアスコルビン酸の影響

表3 グルタミン酸センサーの基質特異性

Substrate	Relative response(%)
L-Glutamic acid	100.0
L-Aspartic acid	0.68 ± 0.14
Glycine	0.95 ± 0.22
GABA	0.08 ± 0.01

各基質濃度は,すべて10μM。表中の値は,グルタミン酸の反応を100としたときの相対的な値で,平均±標準偏差を示す。

にとると,図8のように数十nM～10μMの広い濃度範囲で直線性を示した。検出限界はグルタミン酸で10nM,アセチルコリンで2.5～5nM,GABAで100nMであった。

GABAの検出限界が他の2つに比較して高いのは,酵素（ギャバーゼ）の活性が低いためと考えられる。逆にアセチルコリンでは酵素の活性が高く,1分子のアセチルコリンの酵素反応により2分子の過酸化水素を生成するため,最も低い検出限界が得られた。

2) 選択性

生体中には,数多くの種類のアミノ酸,ビタミンCなどが存在する。このため,分離カラムを用いない測定においては,高い選択性が要求される。

本センサーでは,測定電位が低いために,カテコールアミン類,セロトニンなどの伝達物質やアスコルビン酸など,電気化学的に活性な物質と電極との直接反応はほとんど起こらない。しかしながら,測定溶液中に還元剤であるアスコルビン酸が存在すると,酵素反応により生成した過酸化水素がHRPにより還元される際,電子がオスミウムポリマーを介して電極から供給される通常の場合とは異なり,電子がアスコルビン酸より供給されてしまうだけでなく,酸化状態のオスミウムポリマーもアスコルビン酸により還元され,その結果,電極上の信号が低下する。

その反応の模式図を図9に示した。したがって,アスコルビン酸の濃度の増加に伴い,信号がさらに低下することとなるが,図に示したように,電極上にナフィオンなどのアニオン性高分子の層を形成することにより,アスコルビン酸の影響を排除することができる。これにより,選択性の向上が期待できる。

しかしながら,グルタミン酸のようなアニオンでは,その膜中への拡散がナフィオン層により抑制されるため,感度が低下する。このようなアニオン性分子の場合には,ナフィオン層を酵素層とオスミウムポリマー－HRP層の間に形成することにより感度の低下を抑えるなどの工夫が必要である。

一方,センサーの選択性は,酵素の基質特異性に大きく影響する。表3にグルタミン酸センサーの他のアミノ酸に対する選択性を示す。各濃度10μMで評価を行うと,アスパラギン酸,GABAなどとはほとんど反応せず,グルタミンがグルタ

ミン酸の約4％程度の感度を示す。この結果は，センサーがグルタミン酸に対して高い選択性を示すものである。

アセチルコリンセンサーやGABAセンサーの場合，脳組織などの生体試料測定において，コリンやグルタミン酸の存在が問題になる。

図3の式でもわかるように，アセチルコリンセンサーはコリンと，GABAセンサーはグルタミン酸と原理的に反応する。これらの影響をなくし，高い選択性を実現するため，オンライン測定系では，酵素を修飾した電極の上流に微少容量のプレリアクターを配置した。アセチルコリンではコリン酸化酵素とカタラーゼ，GABAセンサーでは，グルタミン酸酸化酵素とカタラーゼを固定したビーズを微小管に充填したものを用いた。

微少カラム内で，コリン，グルタミン酸を100％反応させることにより，アセチルコリン，GABAのみを選択性良く検出することができた。

4. どのようなデータが得られたか

a. グルタミン酸の計測

前述のようにグルタミン酸センサーのグルタミン酸に対する選択性は高く，神経活動など複雑な反応を調べる上で，強力なツールとなる。しかしながら，複雑な反応であるがゆえに，測定された変化が本当にグルタミン酸のものであるかという疑問は常について回る。

そこで，センサーよりグルタミン酸酸化酵素を除くことにより，センサーの応答が，グルタミン酸由来のものであるかどうかの確認を行った。その結果，グルタミン酸標準溶液だけでなく，生体試料に対する反応性が消失した。またさらに，グルタミン合成酵素を添加することにより，液中からグルタミン酸を除去した場合にも反応が消失するかどうかの確認を行い，この酵素センサーがグルタミン酸に特異的に反応していること，そして得られた反応がグルタミン酸の変化を反映していることを確認した（図10）。

次に，ラットの培養大脳皮質細胞を用いて，KCl刺激に伴って放出されるグルタミン酸の測定を行った。大脳皮質細胞は，一過性にグルタミン酸を放出し，図11に示すような過渡応答を得た。

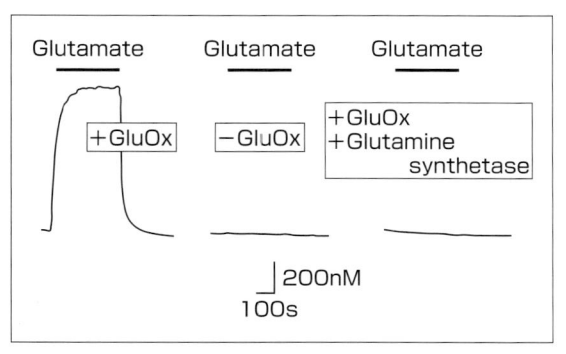

図10 グルタミン酸酸化酵素，あるいはグルタミン合成酵素によりグルタミン酸を除去した場合のセンサーの応答

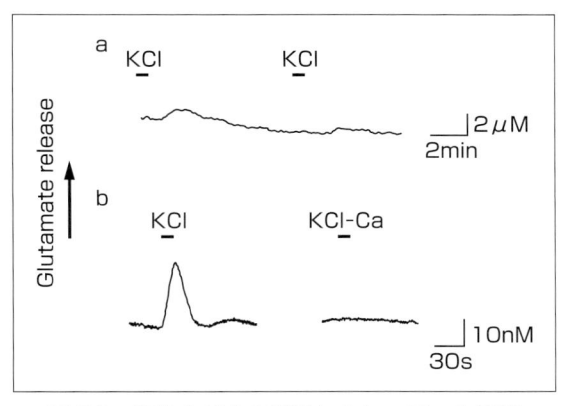

図11 塩化カリウム刺激により，ラット培養神経細胞より放出されるグルタミン酸の時間的変化
（a）P2大脳皮質スライス（MDプローブによるサンプリング）
（b）E18由来の培養大脳皮質細胞（ガラスキャピラリによるサンプリング）

（a）はP2大脳皮質スライスより放出されたグルタミン酸をマイクロダイアリシス（MD）チューブを通して計測した結果で，（b）にオンライン酵素センサーを用いて計測したE18由来のラット大脳皮質培養細胞からの放出の様子を示した。また，その場合の測定の様子を図12に示した。

いずれの場合も，刺激に対し，一過性の放出応答を示しており，オンライン酵素センサーにより，刺激応答や薬理作用解析など，より高分解能での放出過程の計測が可能であることがわかる。

技術編 ③

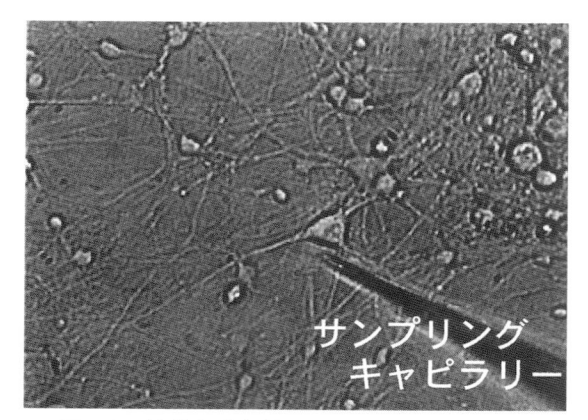

図12 培養大脳皮質細胞からのガラスキャピラリグルタメートセンサーによるグルタミン酸放出測定

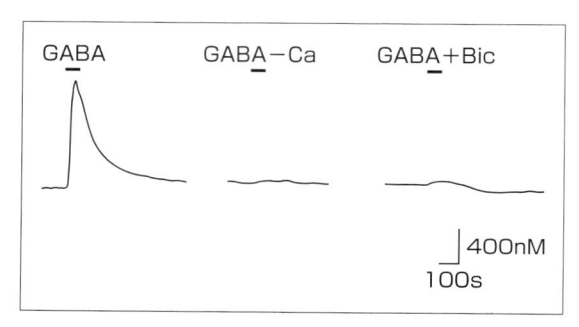

図13 GABA添加による培養大脳皮質細胞からのグルタミン酸放出

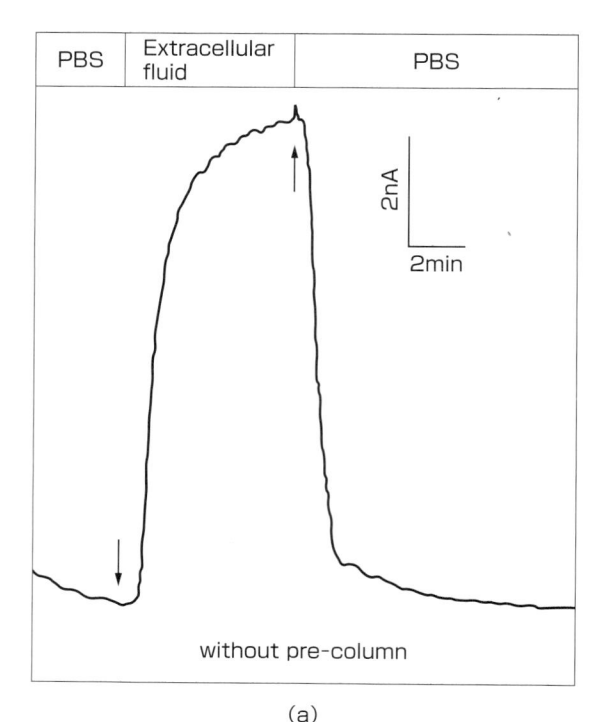

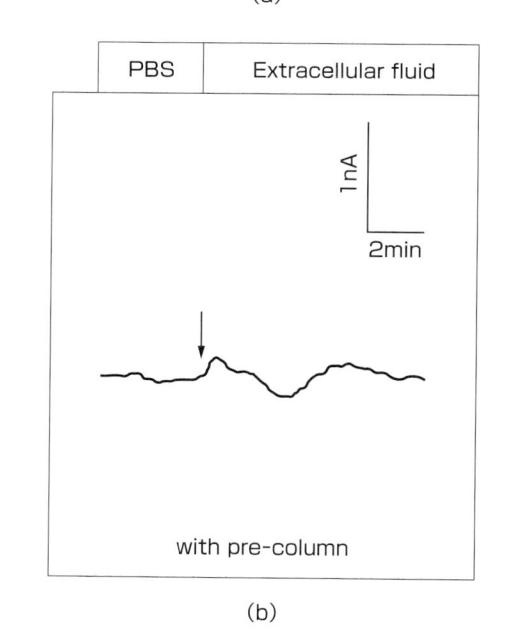

(a) without pre-column

(b) with pre-column

図14 ラット海馬培養スライス外液を導入したときのアセチルコリンセンサーの応答
(a) コリンを分解するプレリアクターを入れた場合
(b) プレリアクターがない場合

図13にGABA添加による大脳皮質細胞からのグルタミン酸放出を示す。ラット培養大脳皮質細胞は，抑制性の代表的な神経伝達物質であるGABAの添加に対し，一過性のグルタミン酸の放出を示した。この結果は，グルタミン酸とGABAの相互作用を示すもので興味深い。

グルタミン酸によるGABA作用の調節がStelzerらにより報告されており，グルタミン酸とGABAがお互いにその機能を調節しながら活動している様子が明らかとなった。実際，シナプトソームからのグルタミン酸とGABAのco-releaseやラットのセロトニン作動性神経からの5-HTとグルタミン酸のco-releaseなどが報告されている。

GABAによるグルタミン酸放出のメカニズムは次のように考えられる。小幡らの報告以来，胚のある時期に，抑制性伝達物質GABAが，神経細胞に対して脱分極作用を示すことが報告されてきた。ここで用いたラット培養大脳皮質細胞は，同様にGABAに対して脱分極作用を示す。したがって，このグルタミン酸応答がGABAの脱分極作用により，生じたものであると考えられる。

さらに，この応答がGABA$_A$のアンタゴニストであるビキュキュリンにより消失するだけでなく，TTX感受性を示し，さらに外液Ca依存性を示すことから，シナプス活動に関与したものであると考えることができる。

オンラインセンサーで得られたこのような結果を再確認するために，全く同様な実験条件のもと，3分ごとにサンプリングした試料を高速液体クロマトグラフィー法（HPLC）により測定を行い，同様の結果を得た。この測定は，OPA／MCEを用いた一般的なプロトコルに基づき行った。

これにより，グルタミン酸センサーによるグルタミン酸の計測は信頼性が非常に高いことが示された。さらに，本センサーが，グルタミン酸の放出過程をリアルタイムで連続的に，しかも秒レベルの高時間分解能で測定できるという優れた特徴を有していることから，多方面での応用が期待できる。

b. アセチルコリン，GABA の計測

アセチルコリンは，MD‐HPLC法による測定がほとんどで，その脳内や培養系での神経細胞近傍の濃度を連続的に計測した例がない。

そこで，筆者らは培養系でアセチルコリンの連続計測を試みた。試料として，ラットの海馬スライスを用いた。図14に細胞外液をサンプリングし，センサーに送り込んだ場合の結果を示す。

（a）はコリン酸化酵素とカタラーゼを固定化したプレリアクターを入れない場合，（b）は入れた場合の結果を示している。

プレリアクターがない場合は，細胞近傍液をセンサーに送り込むと定常状態の還元電流が得られ，近傍液中に含まれるコリンがセンサーで検出されていることがわかる。一方，プレリアクターを入れると全く電流値の増大は観測されず，コリ

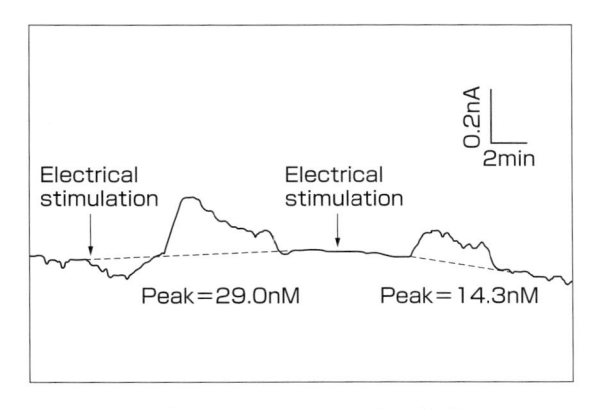

図15 電気刺激に伴うラット海馬培養スライス外液のアセチルコリン濃度の増加

ンはプレリアクター内で完全に分解されている。

図15は，センサーを用いてラット海馬スライス近傍液を吸引しながら，スライスを電気刺激した結果である。刺激後，10～30 nMの低濃度のアセチルコリンの増加が見られる。しかしながら，プレリアクターの部分の容積のため，グルタミン酸の場合に比較し，応答がブロードである。よりシャープな応答を得るためにセンサーの選択性を保持したままで，内容積を減らす工夫が必要である。

一方，GABAではセンサーにより100 nMレベルの測定が可能になったものの，培養系ではGABA濃度が低いために，より一層のセンサーの高感度化が必要とされる。

c. センサーのマイクロ化

以上述べてきたように，オンラインセンサーは神経伝達物質の濃度変化や細胞からの放出を連続して高感度に測定することができる。しかしながら，サンプリング用のキャピラリーと検出用の電極との間の内容積が大きいと溶液が検出器まで流れてくる間に混合したり，速い応答時間を得ようとして流量を増大させると，結果的にサンプル量が多くなり，高い空間分解能を得るのが困難である。

この問題を解決するには，オンラインセンサーシステムの項で示したようにセンサーの内容積を減らす必要がある。しかしながら，従来の方法で

技術編 ③

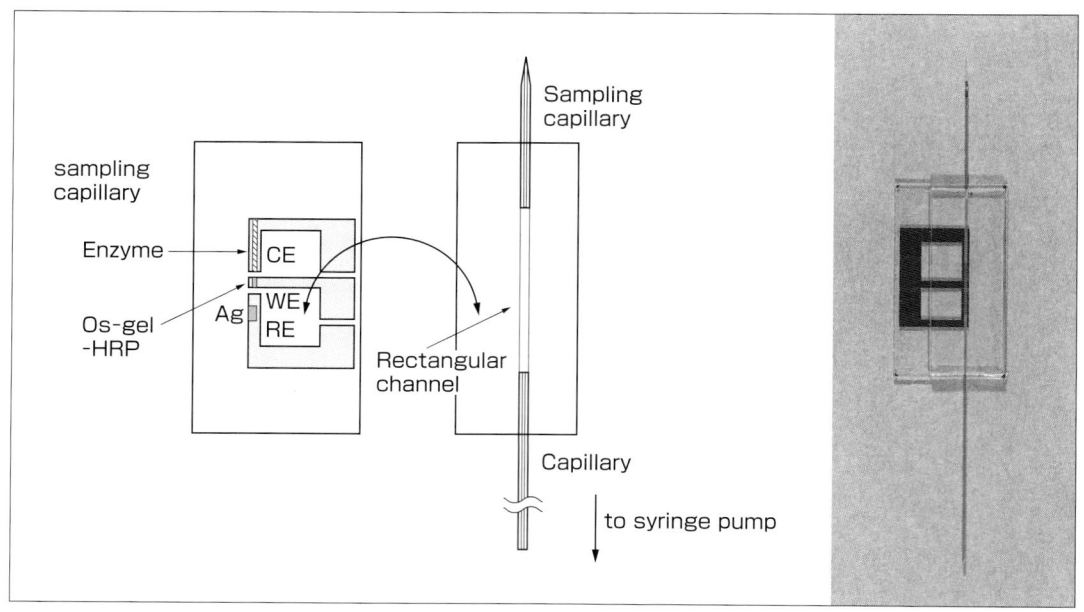

図16 マイクロマシン技術により作製した，微少量グルタメートセンサーの構造
右は実物の写真

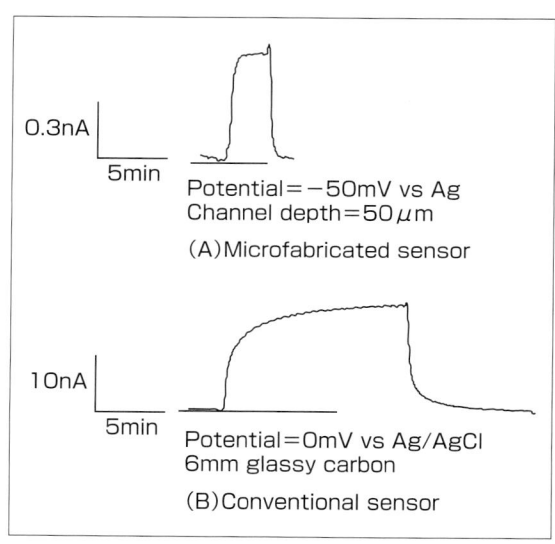

図17 マイクロマシン技術で作製したセンサーと
従来法で作製したセンサーの応答比較
（流速：4μl/min，グルタミン酸：1μM）

はサンプリングキャピラリーとフローセルの接続の部分にμl程度のデッドボリュームが生じることや，フローセルのサイズが大きいため，試料近傍に配置することが困難なため，応答時間を短縮することは難しい。

近年，半導体の作製技術やマイクロマシン技術を用いてセンサーやHPLCのカラムなどをガラスの基板上に作製する方法が盛んに研究されている。筆者らは，ガラス基板に形成した微細な流路と，酵素を修飾した薄膜電極基板を張り合わせ，そこにガラスキャピラリーを接続した微少量の一体型センサーを開発した。図16にその構造図を示す。このような手法を用いて作製したセンサーでは，内容積を簡単に減らすことができるだけでなく，センサーの重さも1g程度まで軽くでき，顕微鏡用のマニピュレータに容易に取り付けられる。

図17に，マイクロ化したセンサーと従来のセンサーとのグルタミン酸に対する応答を示す。試料吸引速度は両者とも同速度とした。応答を比較すると，マイクロ化したセンサーではより速い時間で定常状態に到達しており，より高い時間分解

能を得ることができた。

一方，センサーの空間分解能向上には，サンプル量を減らすことが必要である。しかし，流量を減らすと単位時間あたりにセンサーに供給される目的分子の量が減少することや，電極上の拡散層の厚みが流量の低下にしたがって増加するため，一般的な電気化学セルでは感度が低下する。

しかしながら，マイクロ化グルタミン酸センサーでは図18に示すように，感度は流量の低下に従い，直線的に低下するのではなく，0.1μl/minくらいまで定常状態を示しその後減少した。これは，流量の低下に従い電極上へのグルタミン酸の単位時間の供給量が減少するものの，酵素層上を通過するのに必要な時間は長くなり，結果として酵素層との反応効率が向上するためである。

このマイクロ化センサーを用いて培養神経細胞から放出されるグルタミン酸を測定した。その結果を図19に示した。KCl刺激に対して，酸化側にまず大きなスパイク状のノイズが現れた。その直後に還元側に一過的なグルタミン酸のピークを観測することができた。流速を0.5μl/minにしてもシャープな応答が得られていることがわかる。

スパイク状ノイズは，KClの導入による電極表面の電気二重層容量の変化によるもので，溶液のイオン強度が異なるときは大きなスパイクのピークとして観測されるため，図ではKCl刺激を行ったが，実際の系では，電気刺激を用いる方がよい。

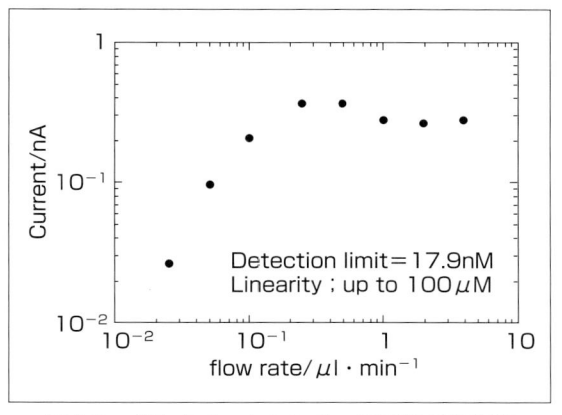

図18 グルタメートセンサーの応答の流速依存性

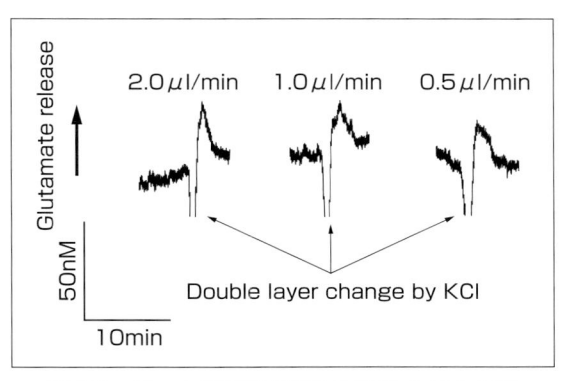

図19 ラット培養神経細胞を塩化カリウム刺激したときのマイクロ化センサーの応答

5. 将来の展望

オンライン測定法は，今までのHPLCを中心としたオフライン計測に代わり，物質の時間的変化を連続的に，かつ高感度で実現できるものである。その特徴である連続測定や高い測定分解能は，神経細胞での神経伝達物質の放出過程を計測できるだけでなく，ごく近い将来には，単一シナプスといった極微小領域から放出される神経伝達物質を，より高い時間分解能で測定することが期待される。

これらの期待に応えるためには，前述したようにセンサー内容量を減少させ，感度を保持したままで微小化することが必要である。

このような方法の1つにマイクロマシン技術がある。マイクロマシン技術は，ナノリットル領域での測定を可能にするセンサーの容量の少量化を実現できるだけでなく，センサー全体を微小化し，より高い測定分解能をも実現できる可能性を有するため，今後の有力な作製技術の1つとなりうると考えられる。

また，測定の正確さや簡便さを考慮すると，医療検査・診断などに威力を発揮するものと想像される。グルタミン酸やアセチルコリンなどの連続測定は，虚血や運動機能障害の治療や機能解明に役立つだけでなく，小型化が進めば，体内埋込み型のモニタリング機器として応用可能であろう。

一方，生理学的な面では神経活動解析での有効

技術編 ③

性がある。神経活動を細胞のネットワークレベルで理解するには刺激が神経回路をどのように伝搬し，回路を構成する各細胞がどのように応答するのか測定する必要がある。

すでに細胞の膜電位や，カルシウム濃度を光学的手法により神経回路全体の活動をイメージング化する方法や細胞レベルでの活動解析，caged化合物を用いた刺激法などが報告・確立されている。

神経伝達物質についても，セロトニンなど自家蛍光の強度が大きい分子については，細胞から放出される物質のイメージングが報告されている。光に対する感度がないグルタメートやGABAはセンサーを複数個配置したマルチチャンネル化することにより，信号の伝達に伴なう伝達物質の濃度変化を神経回路全体で測定できるものと考えられる。これを実現するにはマイクロメーターオーダーのセンサーを基板上へ効率よく配置することが必要であり，酵素などの有機物を集積化する技術の開発が求められている。また，長期間の測定に伴う活性（感度）の維持など解決すべき問題は多い。

さらに，センサーの微小化は，グルタミン酸，アセチルコリン，GABAといった多種の神経伝達物質に対する異なったセンサーの集積化をも可能にする。これが実現すれば，神経伝達物質分布だけでなく，これら物質の同時測定により，神経伝達物質間相互の働きを調べることも可能となるものと考えられる。

このように，オンラインセンサーは，さまざまな用途での応用が期待されるだけでなく，従来の手法，例えば電気生理学的手法と組み合わせることにより，さらに応用範囲が広がるものと期待される。

参考文献

1) Obata K, Oide M, Tanaka H：Brain Res. 144：179-184, 1978
2) Hu Y, Mitchell KM, Albahadily FN, et al：Brain Res. 659：117-125, 1994
3) Albery WJ, Boutelle MG and Galley PT：J. Chem. Soc., Chem. Commun. 1992：900-901, 1992
4) Niwa O, Torimitsu K, Morita M, et al：Anal. Chem. 68：1865-1870, 1996
5) Torimitsu K and Niwa O：Neuro Report 8：1353-1358, 1997
6) Choi DW：Trends Neurosci. 11：465-469, 1988
7) Vreeke M, Maidan R and Heller A：Anal. Chem. 64：3084-3090, 1992
8) Stelzer A and Wong RKS：Nature 337：170-173, 1989
9) Niwa O, Kurita R, Horiuchi T and Torimitsu K：Electroanalysis 11, 356, 1999
10) Torimitsu K and Niwa O：Neuro Report 9：599-603, 1998

技術編 4

蛍光プローブを用いた神経活動の可視化

寺川　進　浜松医科大学教授・光量子医学
宮川厚夫　浜松ホトニクス株式会社

　神経細胞の機能を解明するために，種々の蛍光法が開発されている。pHやカルシウムイオン濃度（$[Ca^{2+}]i$）を検知できる蛍光プローブが合成され，生細胞内におけるイオンの分布や変化が明らかにされた。MgやK，Na，Clなどのイオン濃度を測定するプローブも作られている。低分子イオン類に対するプローブにとどまらず，酵素やDNAなどの生体高分子に対するプローブ，ケイジド試薬とよばれる光照射で分解させて生理活性物質を局所的に生成させるものなど，新たな種類の試薬も数多く開発，合成されている。また，遺伝子組換えにより緑色蛍光蛋白（green fluorescent protein；GFP）を組み込んだ蛋白質を細胞に発現させ，プローブとして利用することも広く行われている。

　一方，これらの蛍光性プローブ試薬を利用するために必要な顕微鏡とビデオカメラも，さまざまな発達をしている。顕微鏡では，共焦点光学系が発展し，多光子吸収を利用した3次元観察が可能な顕微鏡も実用化されている。また，エバネッセント波で励起して低レベルの背景の中で蛍光を観察できる蛍光顕微鏡も開発されている。また，検出器の進歩も著しい。ビデオカメラにおいては，冷却CCDや新世代のイメージインテンシファイヤが広く用いられるようになり，超高感度化や高解像度化が進んでいる。

　ここでは，これらの神経細胞の活動を研究するための蛍光イメージングの手法について最近の進歩を中心に解説してみたい。

1. 蛍光の原理と蛍光プローブ

　蛍光は，分子に光を吸収させることで励起し，その結果として発光させる現象である。励起に使う光と発生する蛍光の間には図1に示すような関係がある。蛍光は，励起光より長波長での発光であるため，フィルターなどで分離することが容易で，励起光の直接的混入なしに高感度に検出できる。背景光のレベルが十分に低い場合には，1光子の検出も可能であり，そのような検出技術を用いて，1蛍光分子の観察も行われている。

　多くの蛍光分子は，周囲の分子的環境の変化や分子間相互作用の影響を受けやすく，その蛍光強度や発光波長などを大きく変化させる。よく知られている現象は，同じ蛍光分子を水に溶かしたときよりアルコールに溶かしたときの方がその蛍光強度が著しく増加する，ということである。これは溶媒の極性効果というものであり，溶媒の水っぽさや油っぽさの程度に応じて，励起光のエネルギーの何％が蛍光に変換されるかという割合（蛍光の量子収率）が変わるために起こる。水分子は小さく，蛍光分子にまつわり付いて，光の変換過程でエネルギーを横取りして熱にしてしまう，と考えることができる。多くの場合，細胞の状態の変化が最終的には極性効果の変化を介して蛍光変化となる。例えば，細胞膜に親和性を持ち細胞膜電位に応じて蛍光強度を変化させる色素がある。これらは電荷を持っており，膜電位の変化に応じて細胞膜内にどのくらい引き込まれるかが変わ

技術編 ④

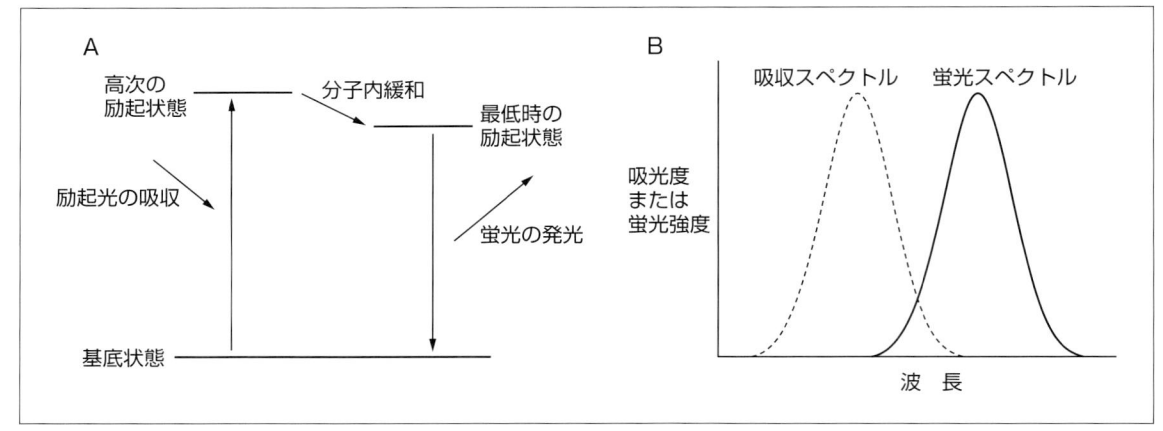

図1 蛍光スペクトル

Aに示すように，分子が光を吸収すると励起状態になる。その後ピコ秒オーダーの時間で，分子内緩和を起こし余分なエネルギーを放出し，やや安定な「最低次の励起状態」になる。そしてナノ秒オーダー程度の時間で，安定な「基底状態」に戻るが，このときに光を放出するのが蛍光である。この結果，蛍光物質の吸収スペクトルと蛍光スペクトルはBのような関係になる。

る。細胞膜の内部は表面に比べて油っぽい相となっているので蛍光強度が変わるのである。

プローブの種類

細胞の活動を可視化するために使用されているプローブ試薬としては，主に，表1に示した種類がある。現在，最も広く応用されているのは，細胞内pHや$[Ca^{2+}]i$などの細胞内イオン濃度を測定するものである。また，プロテインキナーゼAやCなどの酵素類の活性を示す蛍光プローブもある。これらのプローブ試薬で，生体中の主要な物質の多くや，活動電位，細胞内シグナル伝達，開口放出などの種々の細胞現象が可視化できる。さらに多くの高性能なプローブも開発され続けている。

2. 生体染色蛍光色素

神経活動の動態を可視化するためには，生きている組織や細胞をプローブ試薬で生染色する必要がある。細胞内信号系蛋白の活動をモニターするためには，プローブ試薬を細胞内へ導入しなければならない。細胞膜透過性が高くかつ選択的な染色特性を持つ色素を用いると，細胞外液に色素を加えるだけで，細胞内の構造を特異的に染色できる。

アクリジンオレンジやその誘導体のキナクリンは，細胞膜透過性で，生きた細胞でカテコールアミン類の貯蔵されている顆粒を特異的に染色する。その染色の程度は，顆粒のカテコールアミン吸収能力を表している。この原理は，顆粒膜にH^+ポンプがあり，顆粒内にH^+を組み入れて顆粒内のpHを下げていることによる。顆粒膜にはさらにH^+とプラスに荷電したカテコールアミン類の交換体が存在する。顆粒内の高濃度のH^+は外に出ようとする勾配をつくっているので，この力によって顆粒外のカテコールアミンが交換体を通して顆粒内に入り蓄積される。キナクリンはカテコールアミンの代わりにこの交換体によって顆粒内に取り込まれるのである。したがって，キナクリンはドパミン，セロトニン，アドレナリンのような物質の動きをモニターするプローブとして使うことができる。神経終末からの神経伝達物質放出の動態がこの色素を使って研究されている。類似のプローブとしてミトコンドリアに対するロダミン123，JC-1，ミトトラッカーなどがあり，また，リソゾームに対するリソトラッカーなどがある。核に対する特異的染色はDNAに親和性を持つ色素によって可能で，Hoechst 33342などが使える。上述のアクリジンオレンジはDNAの塩基対がなす梯子(はしご)構造の間に入り込む性

表1 蛍光プローブの種類

分類	測定項目		主なプローブ試薬名
特異的結合	pH変化		BCECF, SNARF, SNAFL
	キレート結合	Na, Kイオン Caイオン Mgイオン Clイオン	SBFI, Sodium Green, PBFI fura-2, fluo-3, Calcium Green-1 Mag-fura-2 MQAE
	基質特異性, 特異的阻害剤	DNA cAMP Protein kinase A Protein kinase C CaMKII	acridine orange, DAPI, Hoechst33342 FlCRhR RAII fim-1, rim-1 AS2
	細胞死	細胞膜フォスファチジルセリン	annexinV-FITC
環境特異性	膜電位感受性色素	細胞膜電位	Di-4-ANEPPS, RH160, DiBCA4(3)
	細胞内小器官集積	ミトコンドリア ゴルジ体 小胞体 呑込小胞	Rhodamine 123, 4-Di-1-ASP(DASPMI) NBD C6-ceramide, BODIPY FL C5 ceramide DiIC18(3), DiIC16(3) FM1-43
蛍光標識 蛋白	遺伝子操作	多種	結合蛋白 人工アミノ酸添加蛋白
試薬	光解除	局所投与	Caイオン, cAMP, ATP, IP$_3$, グルタミン酸

質(intercalation)があり，DNAを染めることができる。しかし，細胞質中に分泌顆粒が多いと，そちらに吸着される力が強いため核は全く染まらない。何らかの原因で分泌顆粒が壊れたり，H$^+$ポンプの力が弱まると細胞質中に色素が漏れて，初めて核がアクリジンオレンジで染まるようになる。生体染色ではこのような動的な関係が染色の時間的空間的模様に影響を与えるので注意が必要である。

3. 膜不透過性色素

膜透過性が低いプローブ試薬は，細胞に外部から投与するだけでは，染色性が悪い。細胞表面を選択的に染める蛍光標識抗体のようなものではこれでよいが，細胞内の活動を観察するには使えない。そこで，このような試薬は微小ガラス管の針を使って細胞内へ直接注入する。培養細胞では，底に微小ガラス管の先端がぶつかる前に停止できる精度をもったプログラム型電動マイクロマニピュレータによって，勢いをつけて自動的に細胞に刺入する方法が効果的である。しかし，小さな細胞ではやはり困難がある。小細胞では逆に，パッチ電極法を用いる方が細胞内へ試薬の導入がしやすい。少し大きい直径のパッチ電極の内部に色素を入れておき，この電極を細胞に当てて吸引しギガオームシールを達成すれば，試薬は時間とともに細胞内に拡散して染色の目的を達成できる。

別法として，プローブ試薬に構造的修飾を施して細胞膜透過性を高めるようにする方法がある。細胞膜高透過性プローブ試薬は，細胞外から投与すると自然に細胞内に取り込まれ，その後，細胞

技術編 ④

内の酵素で分子の修飾部分が分解され，元のプローブ試薬の形に戻る。代表的な修飾として，蛍光カルシウム指示薬fura-2をアセトキシメチル誘導体にしたものfura-2/AMがある。この色素の細胞染色性は細胞内のアセトキシメチルエステラーゼの活性に依存する。これは，細胞により異なり，低温動物では使いにくいこともある。アセトキシメチル化によって本来の蛍光強度が下がり，細胞外の蛍光背景を下げる効果もある。Fura-2/AMはCa^{2+}に対する蛍光変化が大きく，2波長を用いた励起によりレシオメトリーができるので使いやすいプローブとなっている。Ca^{2+}の解離定数が低く感度がよいが，$1\mu M$以上のCa^{2+}濃度範囲では蛍光強度変化は飽和する。解離定数の大きなプローブを使用することで，細胞内の局所的かつ一時的なCa濃度上昇が測定できる。

4. 細胞膜特異的色素
（膜電位感受性色素）

脂溶性の部位をもちかつ電荷をもつような細胞膜を構成する分子に似た構造の蛍光色素は，細胞膜に潜り込むようにして結合する。DiIのような色素は固体の粉を神経組織に接触させておくだけでも細胞膜に極めて選択的に溶け込み，神経細胞全体をくまなく染色することができる。このような方法によって，個体内で成長する軸索突起の成長端の様子を長時間にわたって観察できる。

細胞膜に結合する分子のあるものは，細胞膜電位に応じ強度やスペクトルを変化させることは既に述べた。この蛍光変化をとらえることによって，細胞膜電位の変化を測定することが可能である。こうした膜電位依存性のすべての色素において，その蛍光変化の大きさは100mVの膜電位変化に対してたかだか千分の一の程度である。このため，測定系には特別な装置が必要になる。すなわち，小さな明るさの変化を検出できる分解能の高い光検出器が必要である。光電子増倍管やフォトダイオードはこの目的に使える。時間的な変化を知るだけであればこれらの素子でよいが，2次元的な像を得たい場合には，フォトダイオードを2次元配列した特殊なカメラ（PDA），変化分を演算して取り出すようなカメラや，暗い蛍光を検出できる背面照射型CCDを使い高速のデータ転送を可能にしたカメラなどが必要である。神経の速い活動を蛍光変化として2次元的に高い分解能でとらえることは困難なものであり，どこかで妥協が要る。

培養神経細胞や神経節の個々の細胞の活動を検出した研究はあるが，脳組織では個々の神経細胞，軸索，シナプスなどの形態に応じた信号を細胞単位で取ることは大変困難であり，ほとんどできていない。色素を1個の神経細胞内に注入してその細胞からの信号を取るという手法があるが，脳の回路を調べるという目標には少し遠くなる。脳スライスなどの組織では，蛍光の信号の大きさはどの程度細かな活動性の組織が密集しているかという要素（単位体積当たりの興奮膜量）に支配される。線維構造やシナプスの集積しているところの信号は大きく現れ，細胞体が単独である部位の信号は小さくなる。したがって時間空間パターンから反応構造を解析するには薬理学的な手法を組み合わせることになる。電位感受性色素を使う方法は記憶などの脳の高次機能の問題に直接近づく可能性のあるものであり，さらなる発展が待たれる。

5. 遺伝子組換え

細胞表面に位置するレセプターやチャネルは，直接的に細胞外から染色できる可能性がある。しかし，それらの動的活動をモニターできるよいプローブはほとんどない。遺伝子操作はこれに対して大変有用な手法を提供した。遺伝子組換え技術を用い細胞膜に発現する膜タンパクのアミノ酸をシステインにしておくと，これに特異的に結合できる色素，例えばマレイミド色素を共有結合させることができる。システインが細胞外表面に露出する位置に組み込まれれば，細胞外からの染色が容易になる。

このような手法でアフリカツメガエルの卵母細胞に発現させたShaker型Kチャネルにテトラメチルロダミンを結合させ，細胞膜電位を変えたときのチャネルの電位依存性構造変化が蛍光変化として検出されている（図2）。このような信号は信号/直流分の大きさが50％を超えるような大きなものである。これは，膜電位依存性の信号としてはけた違いに大きい。このような手法は，将来的

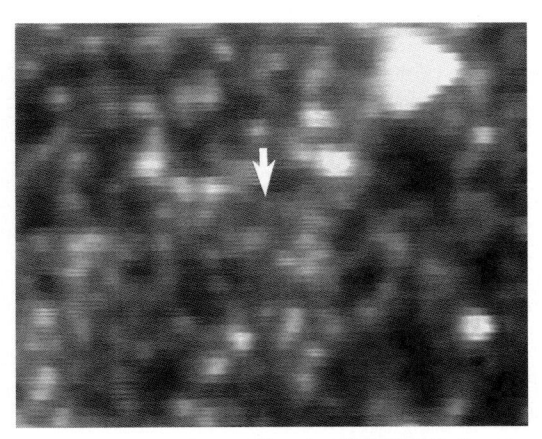

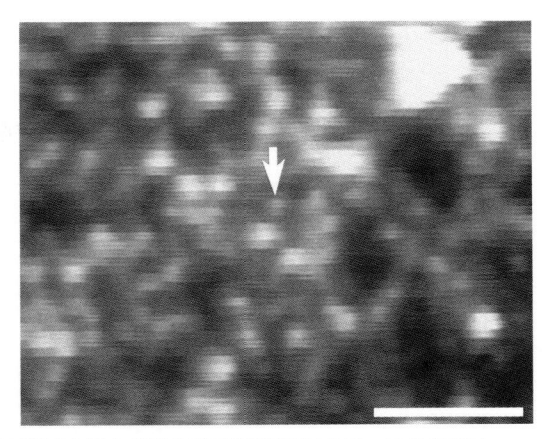

図2 アフリカツメガエルの卵母細胞において，細胞膜に発現させた遺伝子組換え型のKチャネルにテトラメチルロダミンマレイマイドを用いて蛍光標識した像
エバネッセント波による励起で細胞膜のみを観察している。左は細胞膜電位を＋40mVに，右は－80mVにした。矢印で示した点をはじめ多数の輝点が明るさを変えている。棒の大きさは2μm（寺川，Mannuzzu, Feller, Isacoffによる）。

には生きた生物個体内の神経系を対象にした極めて高感度高分解の機能可視化につながっていくものと思われる。

6. 緑色蛍光蛋白（GFP）

遺伝子組換え手法の1つとして，緑色蛍光蛋白（GFP）を特定の蛋白と融合させて細胞に発現させる手法が盛んになっている。DNAを細胞内に入れることによって，トランスジェニック動物や遺伝子組換え細胞ができれば，細胞を色素で染色することなしに，内因性の蛍光が観察できる。そして，GFPの蛍光像からGFPが融合している蛋白の分布や動態が研究できる，というものである。

GFPは発色団がペプチド鎖でできた籠のような構造の内部にあり，極めて安定で，明るく，光退色しにくい蛍光蛋白である。その1分子レベルの観察も成功している。特定蛋白の発現を細胞の着色から判定することは容易であり，その細胞内分布も細かく観察できる。この手法を用いた研究は1994年を境に指数関数的に増加しており，神経細胞研究の分野でもその応用展開が著しく進んでいる。実際，GFPの有用性は非常に高く，手法としても容易なものになってきた。

ペプチド性神経伝達物質にGFPを融合させ，細胞体や終末からその放出を観察することができる。神経伝達物質を含有する顆粒の膜に結合している蛋白にGFPを融合させたものを発現させれば，顆粒の細胞内輸送や開口放出時の細胞膜との融合のダイナミクスを追うことができる。pH依存性変化をするGFPを顆粒内に発現させ，開口放出に伴うpH変化をとらえた研究もある。GFPをイオンチャネル・蛋白に融合させたものも作られている。Kチャネルが電位依存性に構造変化を起こしたとき，そのC末端がゆっくりと構造変化を起こし，遅い不活性化の過程を示すのがわかる。

このような分子構造の変化に起因するGFPの蛍光変化は非常に大きなもので，簡単な蛍光顕微鏡でも光電子増倍管を用いて容易に測定できる。Caイオン濃度に応じてGFPの蛍光強度が変化するようにしたプローブ（Cameleon, Pericam）も開発された。細胞内のCa^{2+}濃度を測定するには，これまでは上述のように蛍光性の色素を指示薬として細胞内に入れる必要があった。Ca^{2+}感受性GFPを発現した細胞では，その生まれながらの蛍光色が細胞内Ca^{2+}濃度に依存して変化する。したがって，個体内での測定や長時間の測定に向いている。細胞内信号として重要な分子であるIP_3の細胞内での拡散を，GFPで画像として観察する方法も開発された。

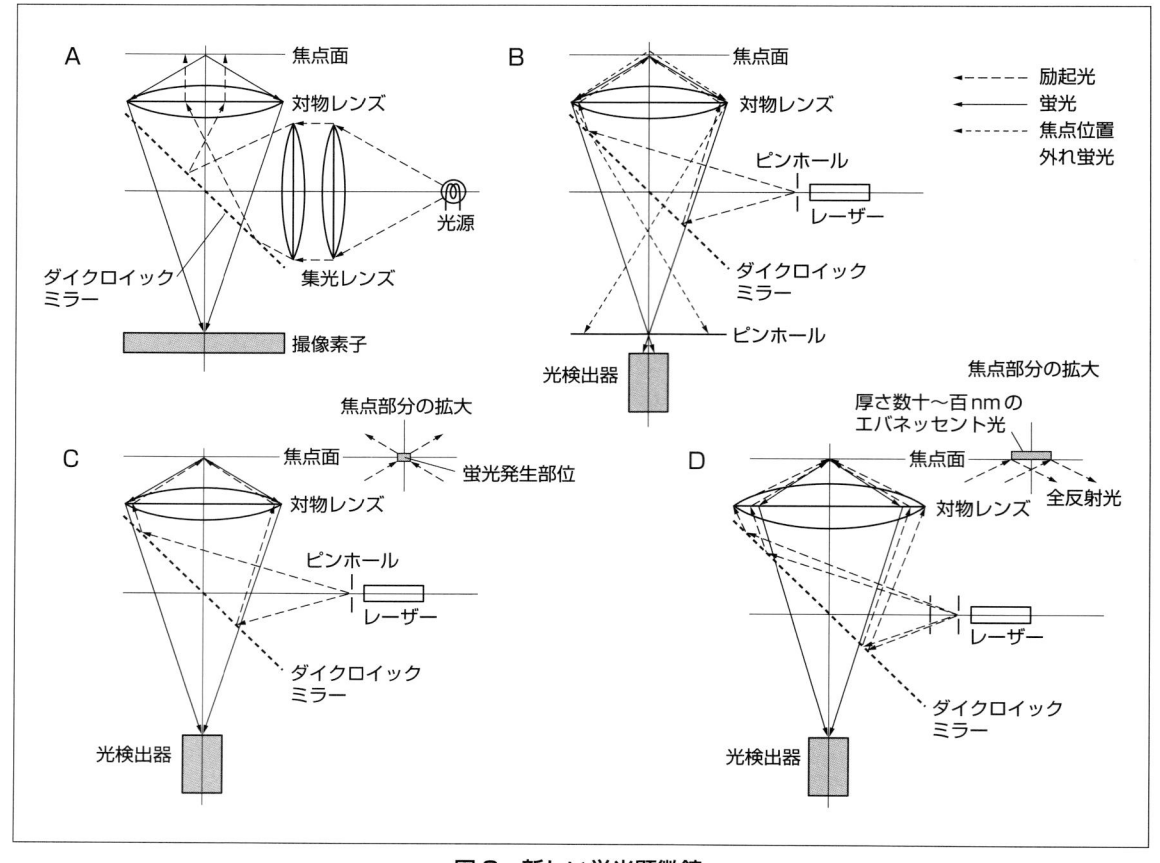

図3 新しい蛍光顕微鏡

A：従来型の蛍光顕微鏡　光源からの励起光でサンプル全体を照明し，対物レンズで観察する．サンプル全体から蛍光発光しているため，深さ方向の解像力はほとんどない．　B：共焦点蛍光顕微鏡　ピンホール光源からの励起光を対物レンズで一点に集光させる．この1点から発光している蛍光を，対物レンズで再び集光させ，検出器に入射させる．このとき，焦点位置にピンホールを置き，焦点よりずれた位置からの蛍光が検出器に入らないようにする．観察は，1回に1点しかできないので，縦，横，深さ方向に走査して立体像を得る．　C：2光子蛍光顕微鏡　レーザーの強い光を集光すると1個の蛍光分子が同時に2個の光子で励起されることが起こる．このとき，1光子当たりのエネルギーは半分でよいため，通常の2倍の波長で励起される．この方法も，1回に1点の観察のため，縦，横，深さ方向に走査して立体像を得る．　D：エバネッセンス蛍光顕微鏡　全反射を生ずる角度で入射した光は，反射面の上だけで反射するのではなく，波長の数分の1程度の距離反射面の向こう側にしみ出している．これをエバネッセント波といい，極めて薄い層の励起光となるため，バックグラウンド蛍光のない高感度検出が可能になる．

7. 測定機器

　蛍光変化をとらえて細胞活動を見るために，種々の蛍光顕微鏡が利用される．蛍光顕微鏡も従来型の落射照明光学系以外に，共焦点光学系や，多光子励起照明，エバネッセント照明など，新たな原理や光学素子を用いたものが開発されている（図3）．これらの顕微鏡とプローブ試薬を組み合わせることで，1分子観察から，細胞の3次元構造，生体内組織の動的観察まで，さまざまなサンプルから種々の生体分子の分布や動態の測定ができるようになってきている．

　共焦点光学系や多光子励起照明を利用した顕微

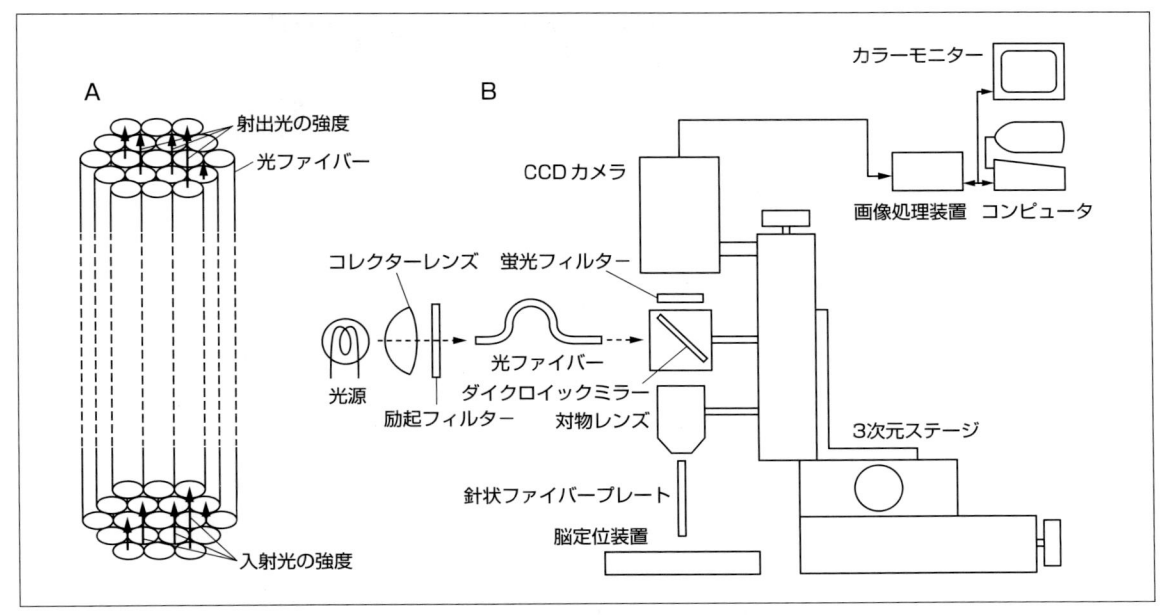

図4 FOP顕微鏡の構成
A: 針状にしたファイバープレート（FOP）を組織内へ挿入すると，先端部のイメージが他端へ伝わってくるので，これを対物レンズで拡大して観察，計測する。B: 組織への挿入を容易にするため，FOP顕微鏡本体は縦，横，深さ方向に移動できる3次元ステージ上にセットしてある。

鏡は，3次元的観察が可能で立体像を作ることができるだけでなく，ある条件のもとでは従来型顕微鏡の分解能を上回る解像度も得られる。細胞内の特定部位の観察，厚い組織の深部観察に応用される。

レンズ付きのニポー円盤を回転させて共焦点効果を得るタイプの蛍光顕微鏡は，安価で，リアルタイム（ビデオレート＝30枚/秒）の像が得られ，共焦点像が眼やカメラで観察できる特徴がある。励起光をカットした後に見られる蛍光は自然色であり，色による蛍光プローブの特異的な弁別が容易である。像を2つの色成分ごとに分けて1つのカメラで記録することのできるW-ビューシステムと組み合わせると威力を発揮する。これによって，シナプス顆粒の内容物と顆粒膜とを異なる色の蛍光色素で標識し，開口放出時のそれぞれの異なる動態を相関させながら解析できる。2種類の分子の相互作用の時間変化を追うのに適している。

多光子吸収のうち，2光子吸収を利用した蛍光顕微鏡は，2倍の長波長の光を励起に使える。多くの蛍光物質は紫外光領域で励起されるが，同じ色素を可視光によって励起することができるようになるため励起光の深達度がよくなる。また，励起能力があるのは2つの光子が同時に重なる場所であり，光強度の高くなっている焦点位置に限られるため，従来型蛍光顕微鏡や共焦点蛍光顕微鏡より焦点を外れた部位における色素の退色が少なく，色素によって発生する細胞傷害性酸素の総量も少なくなり，細胞が生きやすくなることが期待される。

光を屈折率の異なる界面で全反射させたときに生ずるエバネッセント波を励起に用いる蛍光法を，エバネッセント波照明蛍光法（全反射蛍光顕微鏡法）という。この方法では，励起光の広がりが100nm前後の極めて薄い層になるため，自家蛍光を生じることが少ない。この結果，低いレベルの背景光が達成でき，超高感度の検出器を利用すれば，1個の蛍光分子の観察も容易にできるような信号対背景比が得られる。界面においては光源のもつ強度がそのまま利用できるが，界面から

技術編 ④

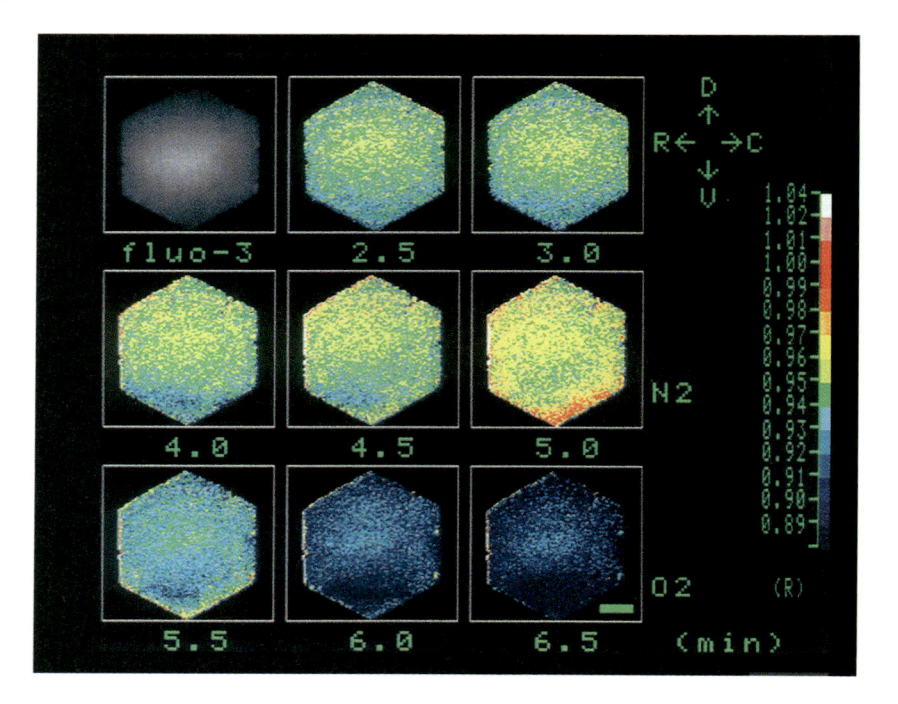

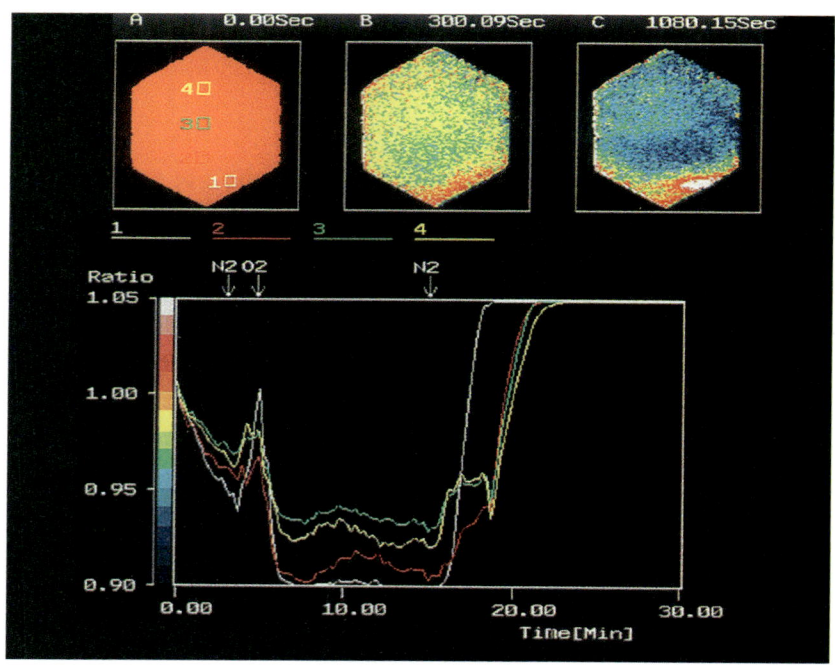

図5 FOP顕微鏡の測定例

麻酔下のラット脳の海馬にFOP顕微鏡を挿入し，低酸素状態にしたときの $[Ca^{2+}]i$ 変化を示した。$[Ca^{2+}]i$ 測定は，海馬組織に蛍光Ca指示薬flou-3で染色して行った。A：$[Ca^{2+}]i$ 分布のイメージ変化　4〜5分の間，N_2 ガスへの置き換えで低酸素状態とした。図中の棒は $100\mu m$ を示す。B：左上の図中に示した部位の経時変化を示す。Ratioが高いほど，また，青→緑→黄→赤→白の順で $[Ca^{2+}]i$ は高い。

離れるに従い励起光の強度は指数関数的に減少する。

寺川と阿部はこれまでの限界を超える超高開口数の対物レンズを開発し，これによってエバネッセント照明が容易に明るくできるようにしたエバネッセンス顕微鏡を作った。このような励起光の場は界面に接着した細胞膜の観察に適している。この方法で細胞表面のレセプターやイオンチャネル類の個々の分子に結合させた蛍光プローブを観察することが可能になり，1分子レベルでの膜蛋白の構造変化が検出できるようになった（上記遺伝子組換えの項参照）。

ファイバープレート(fiber optic plate；FOP)を針状に引き伸ばして，微小なイメージを伝送する特性を利用したFOP顕微鏡も試作されている（図4）。このような針を生きた実験動物の体内に刺入し，反対の端を通常の対物レンズによって拡大し，組織を顕微鏡的に可視化することができる[1]。針は長さ5センチ，直径0.5ミリであり，針を構成している単位のファイバーの直径は3ミクロンである。これによって像の分解能が決まる。また，針の断端は斜めの平面になっているが，刺入によって組織はある程度圧迫による損傷を受け，接触面に損傷組織が重なる。したがって，特異的な蛍光染色が針の先端から程よい近さに広がっているときによい像が得られる。将来は，先端にレンズを付けたり，損傷物を取り除く工夫によって像質が改善するものと思われる。FOP顕微鏡では，より生体の状況に近い状態の組織を，細胞レベルの空間分解能でイメージングできる。

図5に示したラット海馬組織の実験的虚血負荷では，数分間の短い低酸素負荷でも$[Ca^{2+}]i$上昇が見られるが，直ちに回復する。また，長時間の低酸素負荷では大きな$[Ca^{2+}]i$上昇を引き起こし，死に至る。これらの結果は，脳組織の新鮮スライスを用いた体外実験と同様であり，脳虚血疾患のメカニズム解明や治療法の開発に大きな役割を果たすと思われる。

8. 複合的蛍光プローブ測定の例

複数の量を同時に測定するには，それぞれのプローブとなる試薬の励起や蛍光波長が重ならないように試薬を選択することと，フィルターやダイクロイックミラーで励起や蛍光の波長を完全に分離することが重要である。また，それぞれのプローブ試薬で多重染色しても，細胞機能に大きな影響を与えないことも必要である。条件が決まれば，測定は容易で，多くの知見が得られる。図6（次頁）に，膜電位と$[Ca^{2+}]i$の同時測定例を示す。単一パルス刺激によりスパイク電位が惹起され，それに続くゆっくりした脱分極がCA1領域を中心に観察された。この脱分極が持続しているとき，刺激から約40ms後に，細胞体層，放射・網状層，上行層の各組織で一過性の早い$[Ca^{2+}]i$上昇（カルシウムスパイク）が観察された。続いて，約600ms後から約3秒間持続する，非常にゆっくりした大きな$[Ca^{2+}]i$上昇（カルシウム波）が現れた。カルシウム波は，細胞体層がもっとも大きく，次いで網状層，上行層の順であった。

9. おわりに

現在広く利用されている蛍光測定法によって神経活動を観察することについて述べた。蛍光の分子環境による変化は，蛍光発光の強度変化や波長シフトだけに限らない。励起光を吸収してから発光するまでの時間である蛍光寿命や分子の形や回転性に依存する偏光解消度など，さまざまな特性が状況に応じて変化する。これらの特性を利用した測定は，まだ少ないが，新たな応用がこれから広がって行くものと思われる。

参考文献

1) 坪井貴司，寺川 進：エバネッセンス顕微鏡法．石川春律 監修，鈴木和男，南谷晴之 編：バイオイメージングの最先端，201-206．先端医療技術研究所，1999
2) 宮川厚夫，平野雅彦，山下 豊：Fiber-optic plate顕微鏡で見る生体深部組織．ファルマシア 32(3)：285-290, 1996
3) 宮川厚夫，松村伸治：脳のイメージング（石川春律，吉岡 亨，山下純宏 監修，山嶋哲盛 編）125-132．サイメッド・パブリケーションズ，1999

技術編 ④

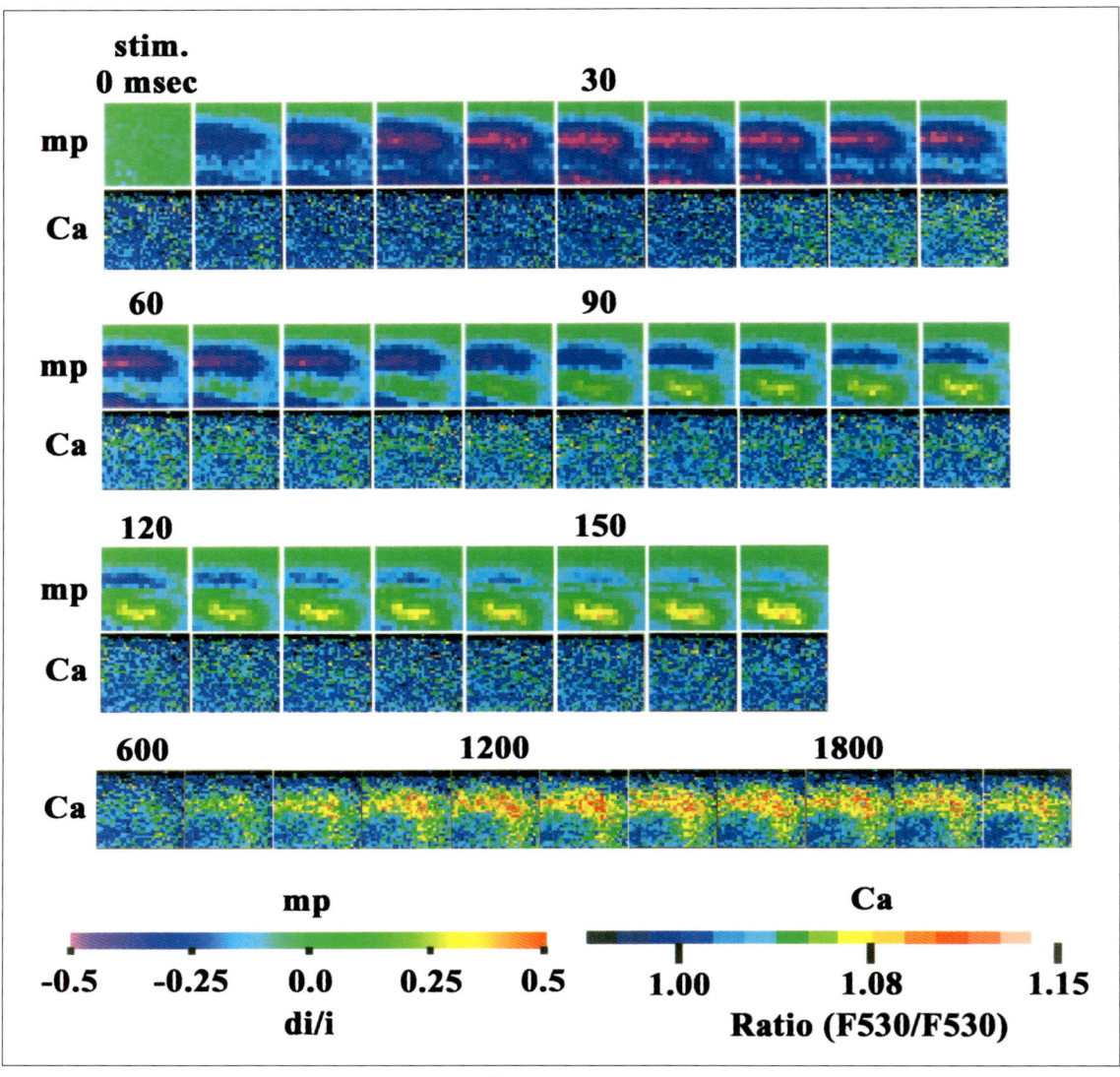

図6　[Ca^{2+}]i と膜電位の同時測定
ラット脳の海馬培養組織を，膜電位感受性色素 MK-3630(RH-482) と蛍光 Ca 指示薬 Calcium Green-1 で2重染色して測定した。タングステン線双極電極で Schaffer 側枝に 10V, 30μsec の単発刺激を与え膜電位と [Ca^{2+}]i を測定した。図中の mp は膜電位を，Ca は [Ca^{2+}]i を示す。また，数字は刺激後の時間をミリ秒単位で示す。

技術編 5

マイクロダイアリシスの基礎と将来研究

中原大一郎（なかはら だいいちろう）　浜松医科大学教授・心理学
加藤　武（かとう　たけし）　横浜市立大学大学院教授・総合理学研究科分子認識部門

1960年代初めに，ホルムアルデヒド蒸気と反応させた生体アミンを蛍光で見ることができるようになった。この技法を用いてモノアミンの脳内分布を調べていたUngerstedt（スウェーデンのカロリンスカ研究所）は，ニューロンの細胞体や終末だけでなく遠く離れた血管周囲にも多数の蛍光が存在することに気がついた。そこで，彼は腎透析に用いられる細い人工血管を脳に埋めてモノアミンを回収することを思いついたという。この中空糸状の透析チューブによる組織透析を一般にマイクロダイアリシスと呼んでいる。Ungerstedtらによる初めての試みが行われたのは1974年のことである。

生きている動物を用いて細胞外液に存在するさまざまな物質を連続的に回収する技法として最初に考案されたのはプッシュ・プル法である。プッシュ・プルカニューレは，送液と吸液用の2つのステンレス管からなり，先端のところで灌流系が開放されている（図1）。灌流液の回収率が高く，微量な神経伝達物質の測定に有効と考えられるが，一般に送液速度が速く，組織の剥離によるダメージや感染を起こすなどの欠点がある。

そこで，1972年にDelgado（スペインの生理学者）らによってこれを補うための改良がなされた。カニューレの先端に半透膜を張りつけたダイアリトロード（dialytrode）の考案である。マイクロダイアリシスプローブの登場はその2年後のことになる。図に示すように，ダイアリトロードとマイクロダイアリシスプローブに構造上の大きな違いはない。しかし，前者に比べ，後者は製作が容易でかつ回収される物質量が多いという利点がある。その結果，プッシュ・プルカニューレやダイアリトロードに代わって，マイクロダイアリシスプローブが序々に普及するようになった。

こうして，現在では，マイクロダイアリシスは神経化学領域における標準的手技の1つに加えられるまでに発展している。

1. マイクロダイアリシスの原理

マイクロダイアリシスは，中空糸状の透析膜を用いて生体組織の細胞外液からさまざまな物質を抽出する技術である。図2のような細い透析チューブ（直径0.2〜0.5mm）を特定の脳領域に植え込み，細胞外液と灌流液を半透膜で隔てる。次に，微量注入ポンプを用いて人工脳脊髄液（またはリンゲル液）を透析チューブの中にゆっくりと送り込む。その結果，半透膜の分画分子量より小さい物質は細胞外液あるいは灌流液からそれぞれ濃度勾配の低い方向へ拡散していく。マイクロダイアリシスの原理は，この半透膜の性質を利用して，細胞間隙に存在するさまざまな物質を灌流液に回収することである。反対に，薬物を溶かした灌流液を組織内に送り込めば，局所的な微量薬物注入法としても利用できる。

マイクロダイアリシスでは，注入される人工脳脊髄液（もしくはリンゲル液）は膜の内側を灌流することになるので組織と直接触れることはない。したがって，神経などの組織損傷は比較的少なく長時間にわたる試料の採取が可能になる。透析膜

技術編 ⑤

A：プッシュ・プルカニューレ
（1961年）

B：ダイアリトロード
（1972年）

C：ダイアリシスプローブ
（1974年）

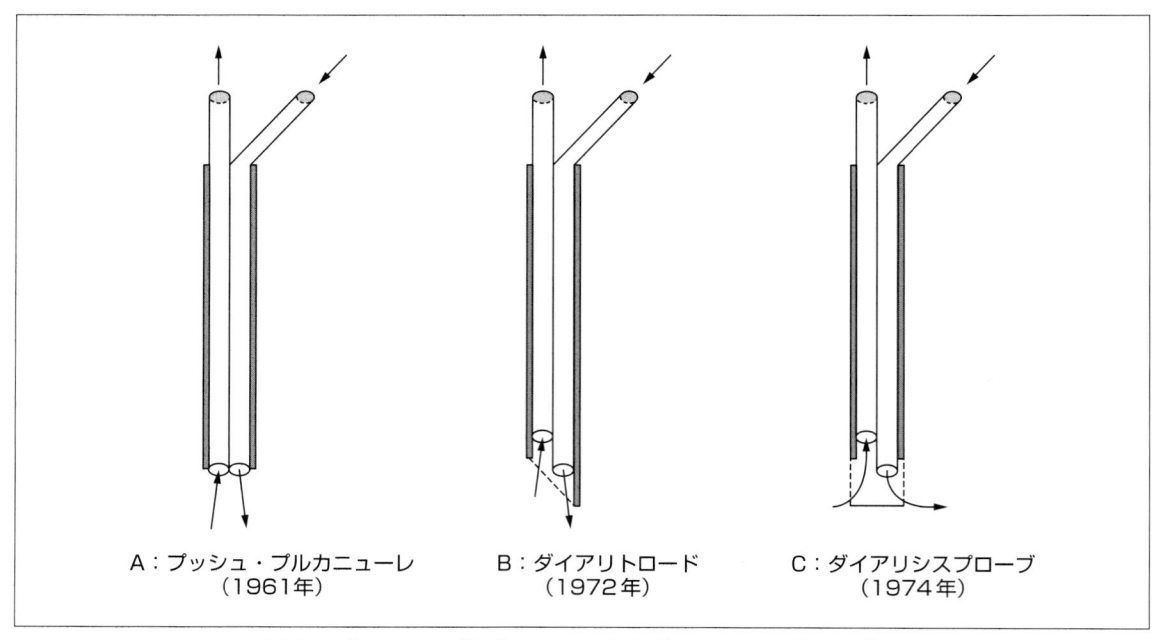

図1　プッシュ・プルカニューレからダイアリシスプローブへ

人工脳脊髄液（またはリンゲル液）をポンプで送り込む

サンプルを回収して分析する

脳組織

神経伝達物質などの内因性物質が細胞外液から灌流液に流入する

灌流液に添加された薬物は組織に流出する

（透析チューブ）

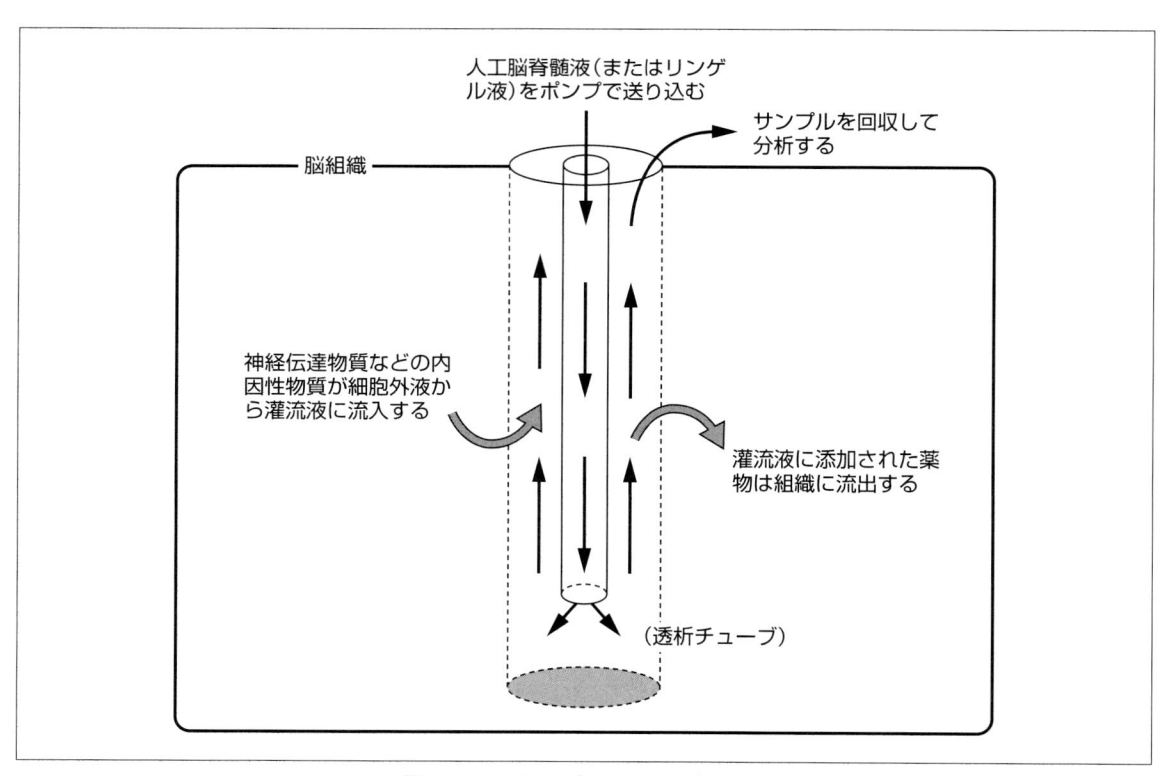

図2　マイクロダイアリシスの原理

の種類によって大きさや性質の異なった分子が回収される。

一般に，分子量の小さいモノアミン，アセチルコリン，アミノ酸などの透析には再生セルロースやセルロースアセテート膜が使用され，神経ペプチド類の透析にはポリアクリロニトリル(PAN)，ポリカーボネート(PC)などが使用される。透析膜はフィルターの役目をしており，分解酵素などの高分子量の物質を通過させない。したがって，回収した伝達物質が灌流液の中で分解されることはない。また，膜を介して得られるサンプルは汚れが少なく精製しなくても分析できる。

以上のような利点がある半面，伝達物質や各種イオン，その他の物質を絶えず排出することになるので，細胞外液のホメオスタシスを崩す危険がある。これが欠点である。そのため，できるだけゆっくりとした灌流を行い，グルコースなどの栄養源を補充した灌流液を使用する研究者もいる。

マイクロダイアリシスによって回収した物質は，高速液体クロマトグラフィー(HPLC)，ラジオエンザイムアッセイやラジオイムノアッセイ，あるいはエンザイムイムノアッセイなどを用いて分離定量する。どのアッセイを用いるかは測定物質の性質による。ドーパミン，ノルアドレナリンのカテコールアミン類とセロトニンなどの電気化学的活性を有する物質については，電気化学検出器(ECD)を備えたHPLC法により高感度分析が簡便に行える。アセチルコリンやアミノ酸などの電気的に不活性な物質でも酵素反応や化学反応により電気化学的に活性な物質に誘導化すればHPLC-ECD法で測定できる。神経ペプチドの分析にはラジオイムノアッセイやエンザイムイムノアッセイを利用する。現在では，nMのオーダーのモノアミン，アセチルコリンおよびアミノ酸の測定がECDや蛍光検出器を組み合わせたHPLC法により簡単にできる。神経ペプチドの細胞外濃度はきわめて低い(pMオーダー)が，高感度の抗血清を用いて高い回収率で灌流を行えば測定も可能である。

2. 方法論

マイクロダイアリシスプローブには，U字型と

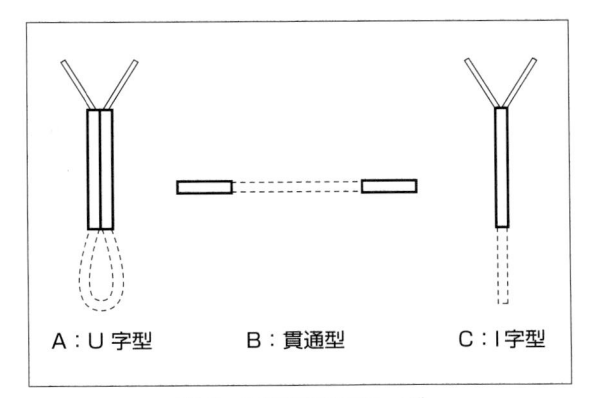

図3 3種類のプローブ

貫通型とI字型の3種類がある(図3)。I字型の中には慢性実験用の着脱式のプローブも含まれる。Ungerstedtが最初に用いたプローブはU字型である。このプローブは短時間で簡単に作ることができる。しかし，当時のプローブの径は大きかったので，その分組織損傷も大きくなり，小さな脳部位(例えば視床下部)への適用は難しかった。貫通型のプローブは他のプローブに比べ透析範囲が広く，それゆえ物質の回収率(後述)は高い。微量物質の高感度分析が困難であった初期の研究で主に回収量を稼ぐために使われた。このプローブは深部の脳組織には適用しにくい。皮質下の脳部位にはI字型プローブが使われる。着脱型プローブは，ガイドカニューラを用いることによって，取り外しができる。つまり，手術による損傷から回復させた後に挿入するため，測定したい部位をフレッシュに使用できる。これによってプローブの再使用と長期の行動実験が可能になった。例えば，回転ケージ，トレッドミル，水迷路，記憶課題，オペラント学習などの行動事態におけるマイクロダイアリシスが行われている。

慢性実験を行う際，感染に十分注意する必要がある。以前，脳には免疫反応がないと考えられていたが，グリア細胞による反応が明らかとなっており，利用するプローブは必ず消毒する。プローブの消毒にはエチレンガスなどを用いる。サルの実験などでは繰り返し測定したいことがある。しかし，同じ脳部位に2回以上プローブを挿入することは，組織を破壊するので，避けた方がよい。

技術編 ⑤

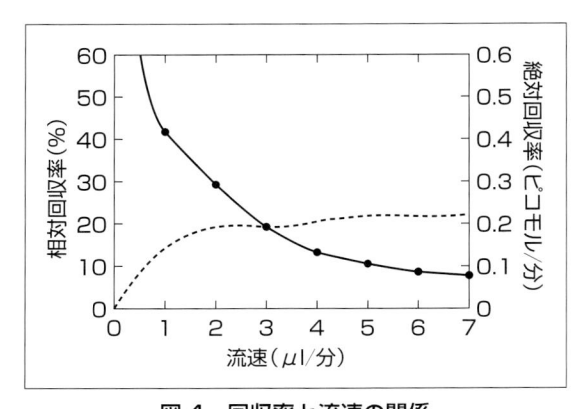

図4　回収率と流速の関係
実線が相対回収率，点線が絶対回収率。
プローブの膜長は4mm。

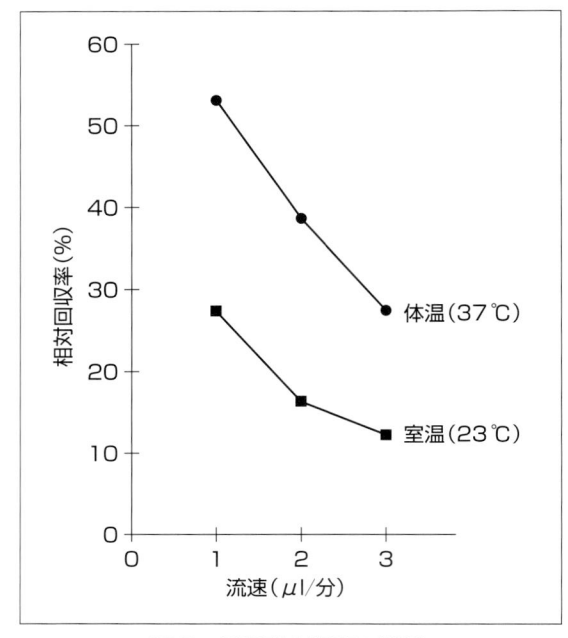

図5　回収率と温度の関係
プローブの膜長は4mm。

　いずれのプローブも，慣れれば，誰にでも容易に作製できる。現在最もよく使われるプローブはⅠ字型である。作製法については文献1)を参照していただきたい。

　プローブは，実験に使う前に，試験管内キャリブレーションを済ませておく。というのは，回収した物質の濃度は細胞外液の実際の濃度の一部に過ぎないからである。標的物質の細胞外濃度を正確に知るために，あらかじめ，その物質に対する回収率を求めておく。

　通常，回収率は次のような手続きで求める。まず，プローブを既知濃度の標準物質を含むテスト溶液の中に浸ける。例えば，アセチルコリンとその代謝物質の測定を行う場合，テスト液には標準物質としてアセチルコリンと代謝物質であるコリン（例えば各1μMの濃度）を含むリンゲル液を用意する。次に，インフュージョンポンプを用いてリンゲル液をプローブの中に送り込む。数分灌流した後，一定のサンプリング間隔（通常10～20分間）で数個のサンプルを回収する。サンプルの分析はHPLC-ECD法などで行う。得られたクロマトグラムの数値から回収率を次式で求める。

相対回収率＝試験管内透析液の物質の
濃度/テスト液の物質濃度×100 … (1)

　算出した相対回収率［および絶対回収率（単位時間当たりに回収される物質の絶対量）］と灌流液速度の間には図4の関係が成立する。多くの実験では2～4μl/分の灌流速度が用いられる。これは，図から明らかなように，その流速で最大の透析効率が得られる（単位時間あたりに回収される絶対量が最も多い）からである。図5は相対回収率と温度の関係を示している。回収率は温度の影響を受けるので，テスト溶液の温度は動物の体温（37～40℃）に近づける。

　Ⅰ字型プローブは脳のどの部位にも植え込むことができる。プローブの植え込み手術は，電極の植え込みとほぼ同じ手続きで行う。まず，ネンブタール麻酔下（40～50mg/kg，腹腔内投与）で脳定位固定装置に実験動物（ラット）の頭部を固定する。頭髪を消毒後刈り取る。頭皮を切開した後，出血しないようドリルで頭蓋に穴を開ける。その際，脳部位によっては硬膜のすぐ下に血管があり，硬膜を丁寧に開けないと出血の原因になる。測定する脳部位にキャリブレーションを済ませたプローブを1～2分かかってゆっくりと挿入する（慢性実験では，ガイドカニューレ，プローブ，アン

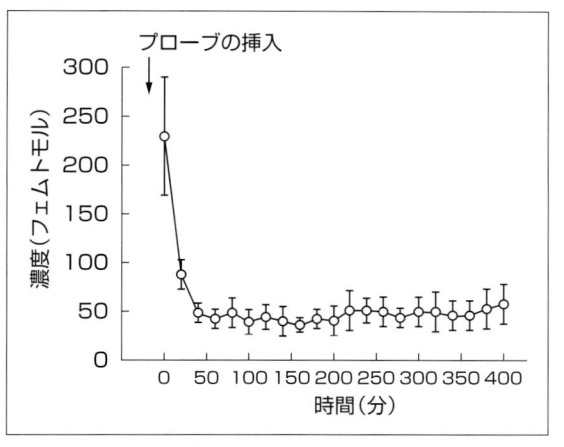

図6 プローブ挿入による細胞外ドーパミン濃度の継時的変化

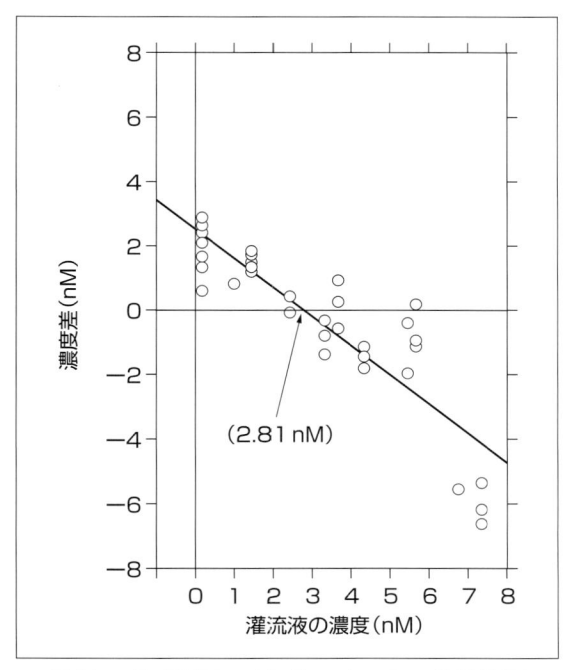

図7 インビボキャリブレーション：線条体細胞外ドーパミン濃度の実測値

カーネジなどを十分に消毒して感染を防ぐ）。次に，プローブ周辺の頭蓋内にアンカー用のネジを2～3個埋め込む。最後に，デンタルセメントを使ってガイドカニューラを頭蓋に固着して手術を終了する。

術後数日の回復期間を経てからマイクロダイアリシスを行う。まず，インフュージョンポンプを用いて2～4μl/分の流速でリンゲル液をしばらくの間灌流する。これは，図6に示すように，プローブの挿入によって神経組織の一部が壊れ，それにより細胞外液に大量に放出される伝達物質がクリアランスされるのを待つためである。約3時間後には基礎値が安定するので，そこからサンプルの採取を開始する。サンプリングの間隔は，物質の濃度にもよるが，一般的には5～20分とする。採取した脳内物質はなるべくその日のうちに分析を済ませる。後日分析する場合には－80℃で保存する。細胞外液の物質濃度は次式で計算する。

物質の細胞外濃度＝生体内透析液の物質の濃度／(A)×100 …(2)

ただし，この式が成り立つのは，生体と試験管の条件が等しい場合に限られる。しかし，生体内では，物質の拡散に種々の要因が影響を及ぼしており，試験管内条件は再現されない。したがって，(2)式から得た値はその物質の細胞外濃度の実際値と若干異なる。より正確な値を求める場合にはインビボキャリブレーション法を用いる。

その手続を，ドーパミン濃度の測定を例として，述べると以下のようになる(図7)。すなわち，灌流液にまず低濃度の(外来性)ドーパミンを添加させ，その後徐々に濃度を上げていく。その結果，ある濃度に達すると，細胞外液からの(内因性)ドーパミンの流入がなくなる。この時，透析膜を横切るドーパミンの濃度勾配はゼロになる。すなわち，透析液のドーパミンの濃度とプローブ周辺組織のドーパミン濃度が等しくなる。したがって，添加したドーパミン濃度と回収液のドーパミン濃度が一致した時，その濃度が細胞外液の実際の濃度に相当すると考えればよい。図の例では，ドーパミンの細胞外濃度は2.81nMと推測された。もう1つの生体濃度の測定は，灌流液速度を例えば0.2, 0.5, 1.0, 2.0, 5.0μl/分で行い，得られた細胞外液濃度から，外挿法により，灌流液速度ゼロに相当する濃度を推定する方法である。ただし，これらの手続きは煩雑なので通常の実験で使うこ

技術編 ⑤

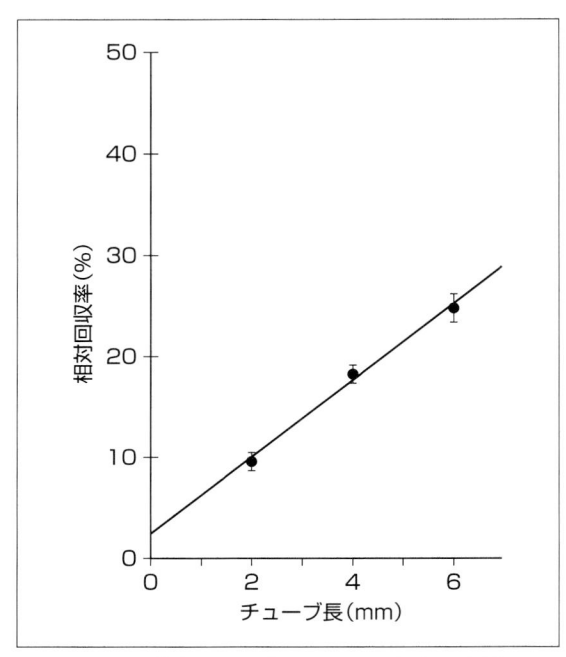

図8　透析チューブの長さと回収率の関係
（流速$2\mu l$／分）

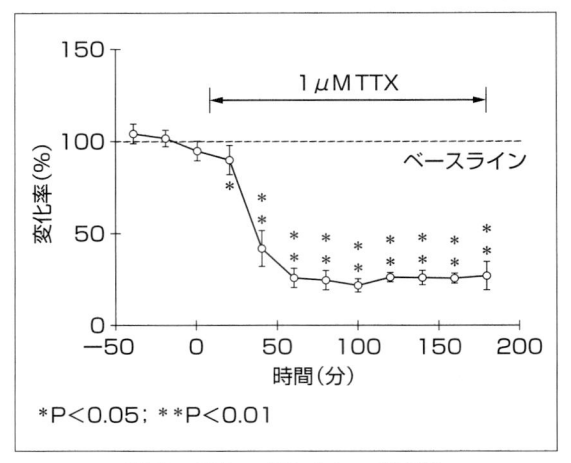

図9　テトロドトキシン感受性
*P＜0.05；**P＜0.01

3. 意義と限界

シナプス前終末から放出された伝達物質はシナプス後（および前）膜にあるレセプターを介して情報の伝達を終えると，おもに再取り込みと酵素による分解処理によってシナプス間隙から速やかに取り除かれる。したがって，細胞外液の伝達物質はシナプス間隙におけるクリアランスを免れた流出成分に相当する。つまり，放出された伝達物質の一部に過ぎず，その細胞外濃度は極めて低い。シナプス間隙濃度の1/1,000～1/10,000程度になる（nMのレベル）。

透析液の伝達物質が神経活動由来の成分であるか否かを決める古典的な基準は2つある。1つは，神経毒テトロドトキシン（TTX）に対する感受性である。TTXは電位依存性ナトリウムチャネルを低濃度で阻害する。それゆえ，回収した伝達物質が神経活動に由来すれば，TTXの投与により，その物質の透析液濃度は消失する（TTX感受性，図9）。

もう1つは，カルシウム依存性である。カルシウムイオンは伝達物質がシナプス末端から放出される際の引き金となる。したがって，カルシウムイオンを含まないリンゲル液を用いると透析液からその物質は消失する（カルシウム依存性，図10）。また，カルシウム拮抗剤であるマグネシウムイオ

とはあまりない。

マイクロダイアリシスの時間分解能は分のオーダーである。時間分解能を決めるのは物質の回収率とアッセイの感度である。回収率は透析膜チューブの径と長さおよび物質の拡散特性などに依存する（図8）。最近の分析技術の進歩は目覚ましく，特にHPLC-ECDによるモノアミン，アセチルコリンおよびアミノ酸の感度が格段に向上した。モノアミンとアセチルコリンの検出限界値は今や1フェムトモル/サンプル，GABAやグルタミン酸については10フェムトモルにまで近づいている。この結果，アセチルコリンが生理的条件下でも（アセチルコリン分解酵素阻害剤を添加しなくても）検出できるようになった。アセチルコリンのマイクロダイアリシスを行う際の重要な注意点は，灌流するラインをすべて消毒用アルコールなどで洗浄することである。そうすれば，灌流ラインに存在する細菌内アセチルコリン分解酵素を除去できる。

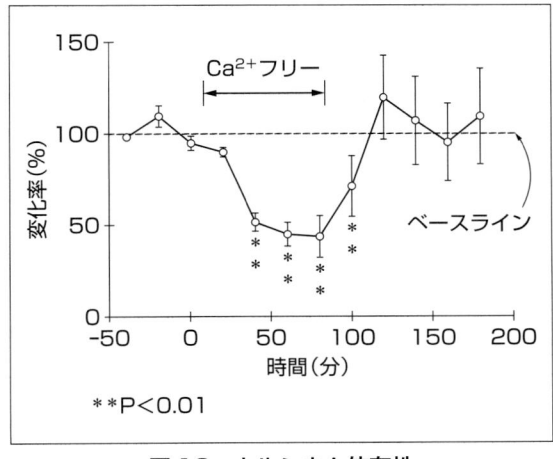

図10　カルシウム依存性

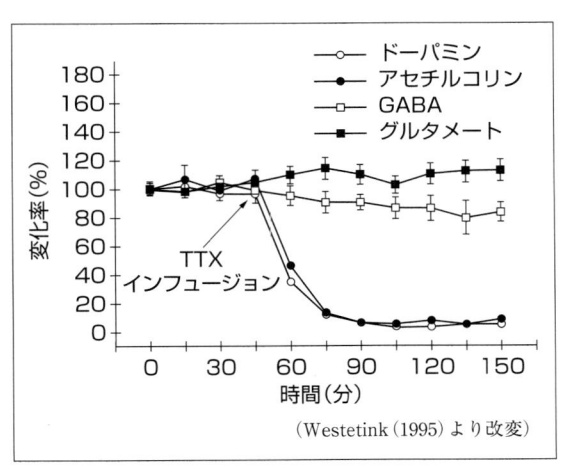

図11　グルタメートとGABAのTTX非依存性
（Westetink (1995)より改変）

ンやverapamilを注入してもカルシウムイオンを含まないリンゲル液とほぼ同じ効果が得られる。ドーパミンやノルアドレナリンなどのカテコールアミン，セロトニンおよびアセチルコリンは，いずれもTTX感受性とカルシウム依存性を示す。これらのことから，透析液中のモノアミンとアセチルコリンはシナプス伝達に直接関係する成分であることが示唆される。

しかしながら，プローブにより大きな脳損傷を生じた場合や，損傷後の回復が遅れたときには，このような性質が観察されないことがある。例えば，サイズの小さい貫通型プローブの場合，神経組織の損傷は比較的少なく，透析液のドーパミンは植え込んでから2時間後にはすでにカルシウム依存性を示し，24時間後にはTTX感受性も認められる。それに対してサイズの大きいU字型プローブの場合には，損傷範囲も広がり，植え込み3時間後ではこのような性質はまったく認められず，24時間後でも部分的なカルシウム依存性（〜70％）とTTX感受性（100％）が認められるに過ぎない。このように，植え込み直後のU字型プローブで回収される伝達物質は，エキソサイトーシス (exocytosis) によらない，すなわち，ニューロン活動に直接関係しない成分を含んでいる。これは恐らく損傷ニューロンから生じたものであろうが，植え込み間もない時期にはプローブの大きさの違いが透析の結果に大きな影響をもたらす1つの例である。したがって，マイクロダイアリシスの利用に際しては，まずTTX感受性とカルシウム依存性を確認してから研究を開始すべきである。

一方，脳内伝達物質の大部分を占めるアミノ酸には上に述べた神経伝達の基準は当てはまらない。すなわち，ほとんどの研究で，グルタメートとGABAの基礎値にはTTX感受性とカルシウム依存性の両性質が認められていない（図11）。この理由は，透析液に含まれるアミノ酸の基礎値のほとんどが，神経活動ではなく，非神経活動に由来する成分だからである。例えば，グルタメートの脳内分布は次のようになる。すなわち，神経終末に含まれるグルタメートが全体の20〜30％余りで，残りの50％はニューロン内代謝性プール，15％はグリア，そして10％（あるいはそれ以下）がGABAニューロンにある。

このように，透析液の伝達物質に寄与するプールが，ニューロンのみであるモノアミンやアセチルコリンとは異なり，アミノ酸の場合には多数個存在しており，それがシナプス伝達に由来する成分の検出を困難にしている。ただし，電気刺激や行動刺激によって誘発されるアミノ酸については，部分的ではあるがTTX感受性あるいはカルシウム依存性が認められる（図12）。TTX感受性やカルシウム依存性の程度は，刺激の種類によって異なり，おおよそ30〜70％の間にある。こう

技術編 ⑤

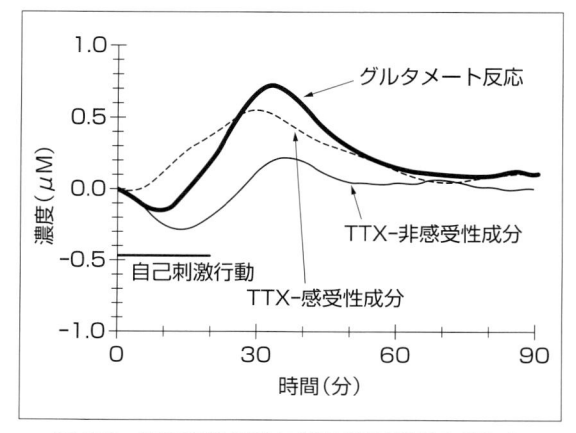

図12 自己刺激行動に伴う前頭前野のグルタメート反応（5匹の平均値）
グルタメート反応はTTX-感受性成分とTTX-非感受性成分に分けられる。

して，刺激時には神経活動と非神経活動が共に活性化され，両活動に由来する成分が共に透析液に回収される。

マイクロダイアリシスには，麻酔下のみならず動物が自由に行動する無麻酔無拘束の生理的条件下で物質を測定できるという大きな利点がある。しかし，Ungerstedtのグループはしばらくの間麻酔下で実験していた。その理由は，動物が行動することにより薬理学的評価が複雑化すると考えたからである。例えば，フリームービング（無麻酔無拘束）下では動物の起立などの行動変化に伴ってアセチルコリンが増加する。その主な要因はもちろん脳内アセチルコリン神経の活性化である。しかし，その他の要因として，ラットが立ち上がった際，脳そのものが振動し，頭蓋に固定されているプローブが揺れ，その結果アセチルコリンが増加した可能性もある。また，ストレスやけいれん発作に伴い，血液脳関門が開放して，グルタメートが血管から細胞外液に漏出する可能性も指摘されている。グルタメートの血液濃度は細胞外濃度の50〜100倍も高い。したがって，漏出量がたとえわずかでも細胞外液濃度を大きく変えることにつながる。フリームービング下のマイクロダイアリシスでは，これらのアーチファクト要因に細心の注意を払う必要がある。

また，マイクロダイアリシスはオフラインだけでなくオンラインの実験もできる（図13）。その場合にはシーベルやオートインジェクターなどが必要になる。オンラインでの24時間の連続的モニタリングにより，サーカディアンリズムの研究も可能になる。しかしながら，プローブを数週間にわたって植え込んだままで実験を行うことは現状では難しい。プローブ植え込み後は，グリオーシスなどの組織反応が徐々に起こり，透析チューブ近傍の物質拡散が妨げられる。その結果，数日経つと回収率が徐々に低下するからである。したがって，プローブの植え込みから数日以降の成績は組織反応の程度により大きく影響されることを忘れてはならない。

4. 将来の方向

マイクロダイアリシスが初めて登場したのは今から25年前のことになる。しかしながら，一般に普及するようになったのは，モノアミンの高感度微量分析技術（HPLC法）が簡便に使えるようになった1985年以降のことである（図14）。その意味において，マイクロダイアリシスの歴史はたかだか15年であり，さまざまな分野における応用研究はまだ始まったばかりである。また技術的にも発展途上の段階にあると言ってよい。したがって，将来的には，下記のような点において，技術の改良が進みさらに広範な分野で利用されることが期待される。

(1) 技術の改良：マイクロダイアリシスの弱点は，すでに多くの識者の指摘するところであるが，時間分解能と空間分解能に劣る点と長期のモニタリングに不向きの点にある。時間分解能と空間分解能の問題点は，部分的には，代替法のインビボ・ボルタンメトリーによって解決できる。しかしながら，この方法は測定対象物質が電気化学的に活性な物質（モノアミン）に限られるという難点があるので，アミノ酸には適用できない。ファーストメッセンジャーであるグルタメートやGABAのシナプス事象の変化はモノアミンよりも迅速に起こると予想される。また，すでに述べてきたように，透析液のグルタメートとGABAにはシナプス伝達に直接かかわる成分と代謝によ

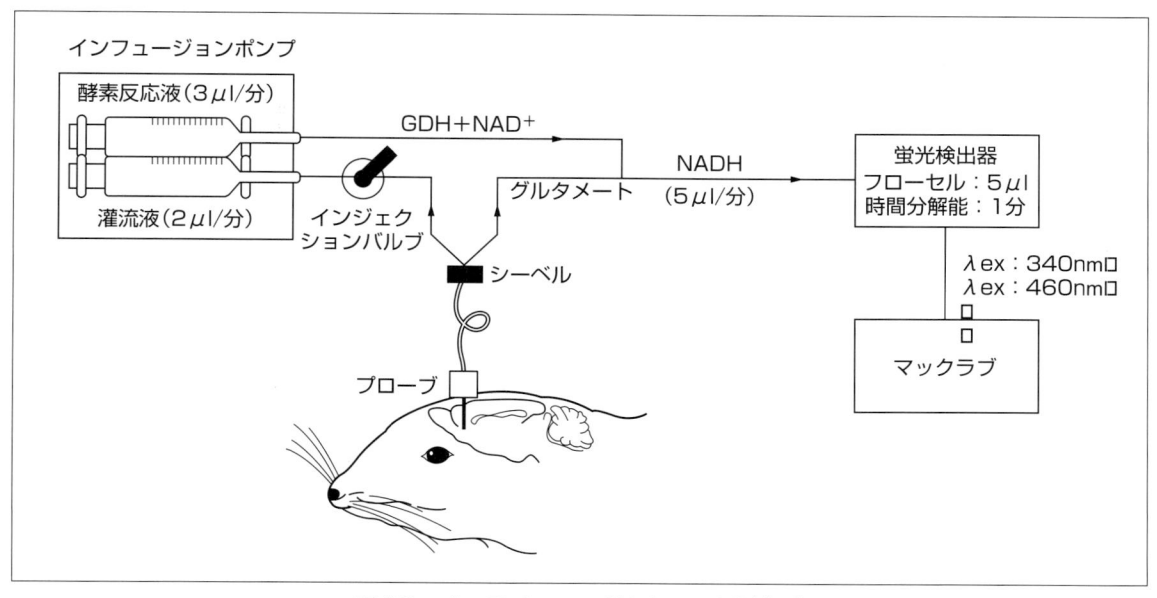

図13 オンラインでのグルタメート測定系

って生じる成分が共に含まれており，それが神経活動に由来する成分の検出を困難にしている。したがって，よりシナプス間隙に近いところでより早い事象を検出し得るインビボ・ボルタンメトリー電極（7～30μmの径）様の微小プローブがアミノ酸の測定には必須になる。アミノ酸の脳機能における役割の大きさを考えると，この種のプローブの開発が望まれる。

時間分解能の改善に関するもう1つの方向性は，レーザー蛍光検出器とキャピラリーカラムを組み合わせた超微量物質分析技術などにより検出感度の格段の向上を図り，時間分解能を短縮する試みである。これについてはすでにいくつかの研究室でその取り組みが始まっている。長時間のモニタリングについては，最近になって生体組織に対する適合性のよい透析膜が開発されつつあるので，近いうちにその道が開かれであろう。これらの問題点が近い将来において解決され，マイクロダイアリシスの利用価値がますます高まると思われる。

(2)行動実験への応用：マイクロダイアリシスは，初期には薬理学的な急性実験での利用が主であったが，近年では覚醒動物を使った慢性実験で

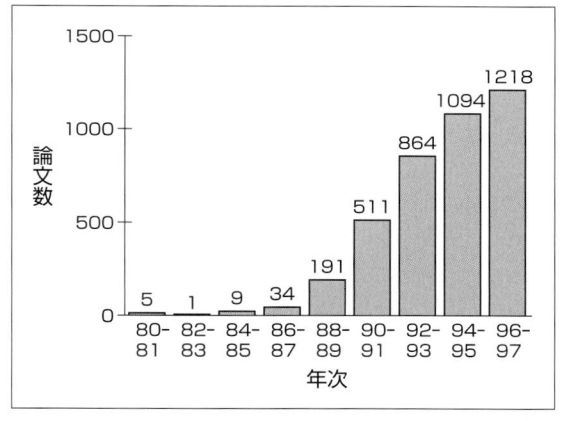

図14 マイクロダイアリシス関連論文数
（メドラインによる）

の利用も増えている。ただ，生理的条件では，行動に伴う細胞外伝達物質濃度の変化はほんのわずか（nMオーダー；最大でも基礎値の1.5～2倍程度）であり，高感度検出と安定した測定が必要になる。最近の分析技術の進歩は目覚ましく，モノアミンについてはすでにこれが可能になっている。

例えば，サーカディアン行動，性行動，母性行

技術編 ⑤

動，摂食および飲水などの動機づけ行動，自己刺激行動，欲求性および嫌悪性学習行動，ストレス行動などの行動事態におけるモノアミン物質の変化が報告されている。今後は，モノアミン以外の伝達物質についても行動条件下での極微小な変化が検出できるようになると期待される。同時に，記憶・学習などに伴う経時的な物質変化についても測定が可能になると思われる。

(3) 臨床応用：また，最近になってスウェーデンを中心とする諸外国では，倫理的な問題に対する十分な配慮がなされた上で，積極的に臨床場面への応用が試みられている。文献的には，昨年までにすでに約200件の臨床応用例が報告されている。その内容は，糖尿病患者のグルコース量のモニタリング，透析患者の窒素量の測定，頭部外傷患者や移植組織における乳酸値のモニタリング，および肥満患者の脂肪代謝マーカーとしてのグリセロールの測定などである。本邦でも，血中グルコースのモニタリングの臨床応用が始まっている。将来的には，さらに他の臨床科での応用が広まり，ヒトの病気の診断と治療に役立つ臨床的技法の1つとして確立されていくことが望まれる。

(4) 方法論の発展：神経細胞の発火は神経終末に伝播してシナプス前膜から伝達物質を放出する。放出された伝達物質はシナプスを横切り，後膜にある受容体を介してイオンチャネルを開放して新たな神経発火を引き起こす。同時に伝達物質の多くは，イオンチャネルと無関係の受容体にも結合して，二次メッセンジャー系を活性化してシナプス後膜のイオン・ゲートの透過性を変化させる。このように，神経伝達物質を媒介して，シナプス前ニューロンからさまざまな作用が後ニューロンにもたらされる。残念ながら，神経細胞の発火，受容体および二次メッセンジャー系の活動についての情報はマイクロダイアリシス単独では得られない。

しかし，注目すべきことに，セロトニンニューロンでは伝達物質の放出が発火活動とは無関係に起こることが報告されている。つまり，伝達物質の放出は局所的にも調節されるらしいのである。また，すでによく知られたことであるが，ドーパミンの放出は二次メッセンジャーcAMPの働きをD1受容体を介して促進し，逆にD2受容体を介して抑制する。すなわち，放出された伝達物質のシナプス後ニューロンに対する作用は受容体のサブタイプに依存して大きく変わりうるのである。

これらのことから，神経情報の伝達を神経ネットワークという視点で眺めれば，電気的活動，受容体の活動あるいは二次メッセンジャー系の活動と神経伝達物質の放出の同時測定が可能な新しいタイプのマイクロダイアリシス利用法が必要になってこよう。電気生理学的手法（単一細胞電位，誘発電位，脳波など）や受容体，二次メッセンジャー系およびエネルギー活動のモニターが可能な無侵襲の神経活動モニタリング法（PET，fMRI，脳磁図法など）とマイクロダイアリシスの併用が新たな研究の展開につながることが期待できる。

参考文献
1) Nakahara D, Ozaki N and Nagatsu T : In vivo microdialysis of neurotransmitters and their metabolites. In Methods in Neurotransmitters and Neuropeptide Research, Ed. Parvez SH, et al, Elsevier, Amsterdam, pp219-248, 1993
2) Westerink, BHC : Brain microdialysis and its application for the study of animal behaviour. Behav. Brain Res. 70 : 103-124, 1995
3) Young AMJ : Intracerebral microdialysis in the study of physiology and behaviour. Rev. Neuro-sc. 4 : 373-395, 1993

技術編 6

記憶学習とマイクロダイアリシス

野村正彦（のむら まさひこ）　埼玉医科大学教授・生理学

　学習と記憶の機構解明にモニタリング利用が可能になれば，文字通り今まさに学習し，記憶したばかりの変化と形成過程を脳の中で知ることができる。分子レベルの物質変化を時間の経過とともに追求することで，生体に何が，どのように変化し，その結果何が起きたか知ることが可能である。脳内で形成されたばかりの活性物質変化を中心に，その変化を起こした学習課題の質と量と，続いて生じた記憶の質と量とを定量化すれば，記憶と活性物質量との直接的な関係が解明できる。

　マイクロダイアリシス法をこの課題解明に適用すれば，理想的な実験方法として学習・記憶に関与する種々の解明が可能になる。

1. 分子レベルの記憶研究

　"学習・記憶の分子モニタリング"の第一歩は，やはり学習・記憶により起きた"モノ"を確実にとらえることにある。脳が新しい事象に対応したり，また物事の名称を学習した時点を，仮に想定してみよう。インプットしたばかりのこの"事実"は，個体の脳内に初めて入力されたものなら，確かにこれは覚えておかなければならないとの判断の上，短期記憶の事象として記憶する方向に働く。この時点の各々の脳部位での学習過程と記憶過程を，随時分子レベルの変化としてとらえることが可能であれば申し分ない。

　しかし，画像解析がいくら発達したからといって，機能解析の可能であるfMRIを駆使したとしても，これが海馬のCA1のどの細胞に起きた変化であり，そのどの分子内での変化であるということまでは，残念ながら知ることはできない。

　それでは，可能な方法があるだろうか。学習・記憶に関与する変化を分子レベルでモニタリングするには，以下に述べる神経活性物質そのものを測定することこそが，何がどのように変化したのか測定できる唯一の方法だと考えられる。まさしくマイクロダイアリシスという透析膜を装着したプローブを使い，目的の脳内部位に挿入をすることから始まる。そして，それに接している数百か数千の細胞から遊離された神経活性物質を，透析膜から灌流して回収して集めた試料を分析して，定量する方法である。

　以下，その手順を含む実際例を述べる。

2. 概要

a. マイクロダイアリシス法 (microdialysis)

　開発された当初は，透析膜部分から灌流して得られた試料はできるだけ多いに越したことはない，との理由で，回収して集めた量をできるだけ多く得るために，脳では左右を貫通させた方法が使用された。その後，脳の目的の部位を選んだ方法が求められて，さらに得られた回収した試料の分析と定量する感度が改良が加えられて発展した。ごく限られた小部位から少量の試料でも分析と定量が可能になった。

　したがって，最初は，(1) transverse型，(2) U字型を経て，今最も多く使われている(3) I字型になった。内外2重の管チューブの先端の一部が透

技術編 ⑥

析膜を装着したものである。灌流を行う量が制限されるが，限られた局所を的確に決めて，定位置での採取が可能であるため測定部位の精密度が非常に優れている。また，測定時にのみ灌流プローブと置き換え，他の時間はガイド型で固定しておく，(4) removable 型は測定時のみ透析膜のプローブと置き換える型である。手術によりプローブを植え込んだ時点と，実際に灌流をして測定を行う時点とを，自由に操作できる利点が大きく，最も広く利用されている型である。さらに，(5) 側枝の管を別に付けた型があり，この側枝の管が灌流操作中に，薬物や活性物質等を注入して種々の反応作用系に操作をして直接変化を調べることが可能になった。

また，測定する物質は，早くから脳の機能を反映する意味から注目されてきたアセチルコリンの報告が非常に多い。また，測定の容易さからアミン類に関する報告も多い。さらに，アミノ酸，ペプチド，またオピオイドにおよぶ神経伝達物質と考えられている種々の測定可能な物質は次々と工夫がなされた。今回は実際に行ったアセチルコリンとモノアミンに限って述べることにする。

以上の種々特徴をもったプローブを，ヒトを含む種々動物種から，種々臓器に至る利用範囲を考えると，無限に近い利用範囲がある。例えば，動物の種類を見ると，ヒト，サル，ブタ，ヒツジ，ウサギ，ネコ，ニワトリ，ヤツメウナギ，とあり，ラットやマウスに至っては膨大な報告がある。また，臓器の種類も多種あり脳や脊髄のみならず心筋，骨格筋，副腎，胃，腸，眼，移植片，脂肪組織から，非動物の組織としてリンゴから分析報告して得た記録がある。

b. ボルタメトリー法（voltammetry）

初期の段階では，ガラス管を使って直接組織内に，灌流液を流し込み（push），それより導出してきた灌流液を採取した（pull）方法である。この push-pull を使って試料を生体内で直接測定する方法を voltammetry 法と呼び，1980 年代いろいろな利用方法が開発された。しかし，学習系については，in vivo で今まさに，学習をしている動物の脳内から資料を採取する際に，ガラス管からできているために破損が激しい。そのため，特に学習箱内等で学習課題下にレバー押しや，動きの伴う in vivo の実験にはかなりの無理がある。それに，この方法では測定できる物質が，ドーパミンの代謝産物である，3,4-dihydroxyphenyl-acetic acid（DOPAC）と，もう 1 つはセロトニンの代謝産物である，5-hydroxyindole acetic acid（5-HIAA）を測定できるに限られている。しかも，両者の分析が不可能であるために，最初からどちらか一方を測定することを選択しなければならない。しかし，今なおこれを測定したいとの考えの下で使用されている方法である。

c. 学習と記憶に関連する実験

学習実験試行中の脳内種々部位での神経活性物質を直接定量することである。これには，(1) 学習形成過程を経時的に観察する，(2) すでにある学習形成が完成している個体について観察する方法がある。

前者は連日の学習実験が進につれて，70 点に到達した時点とさらに 80 点以上の成績時点との差異を知ることができ非常に興味深い。しかし，現実問題としては，(3) removable 型のプローブを使えば，連日の実験が可能であるはずだ。しかし，透析膜部位のグリアが形成される脳細胞の特殊性のために，透析効率が日に日に悪くなる。現時点ではグリア細胞の形成阻止を成功できなければ，長期の連続実験は不可能である。今できると考えられるのは，個体数を増やして個々の時点を複数例測定して，それを一連の群間の実験系としてまとめる方法である。

後者は，今最も多く使われている方法であり，実際例を示す。

3. 方法

実験には無処置のままの実験動物を検体として，透析膜プローブを直接生体内に挿入する系と，すでに学習課題や自己刺激条件を習得させた等の特定の処置を施した実験動物を検体として使用する系とがある。

記憶学習とマイクロダイアリシス

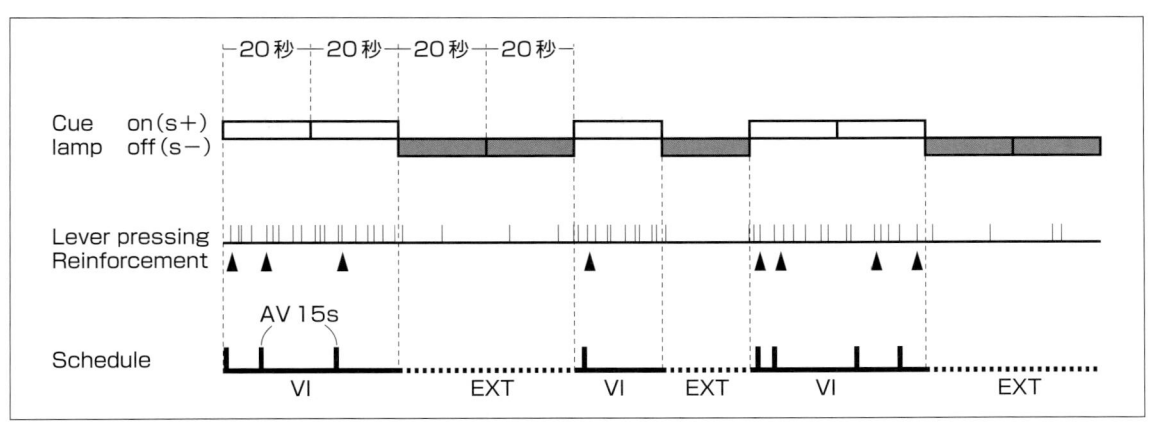

図1 オペラント型弁別学習課題のランプの ON および OFF 呈示・レバー押し・餌ペレットの獲得条件
各ランプは20秒間ずつ20回を1試行として，1日1回連日して行った。

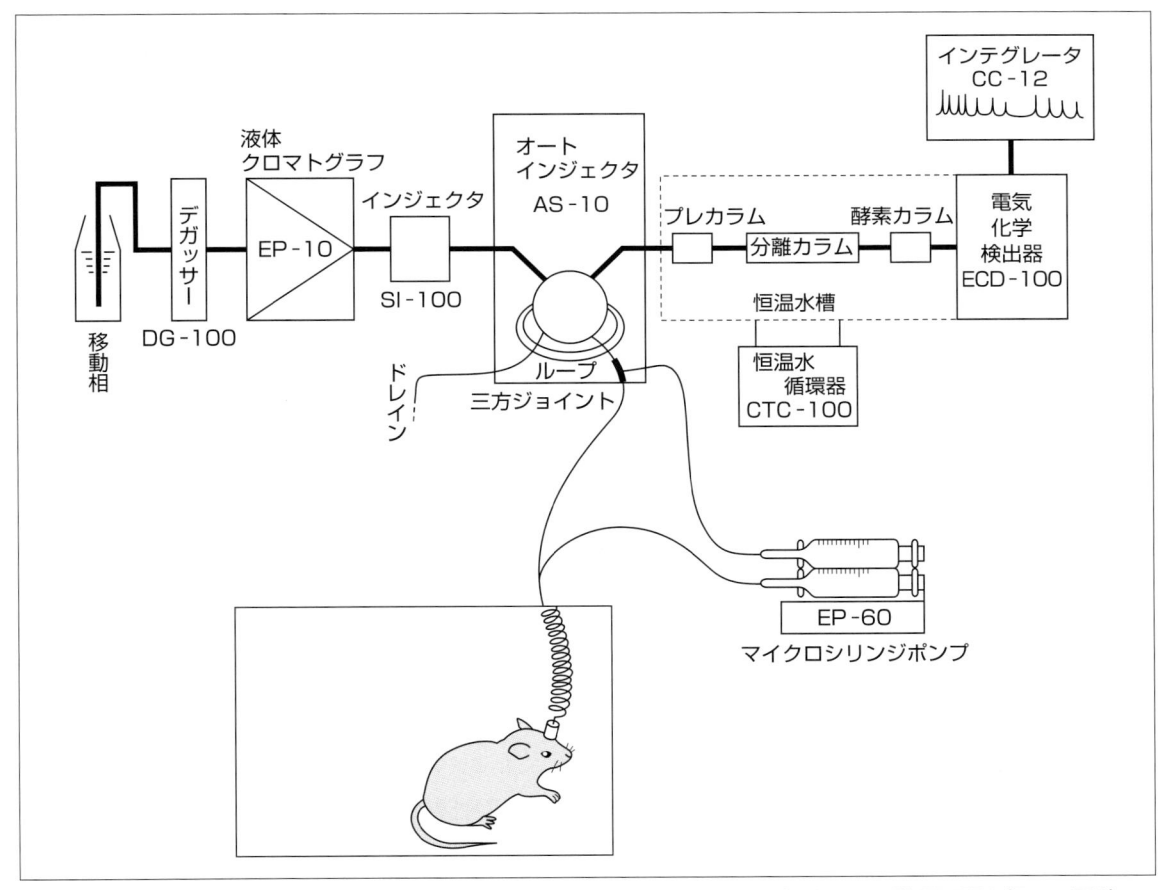

図2 スキナー箱内にラットがマイクロダイアリシスプローブを脳内に装着して，学習課題を行い，同時に資料を HPLC で分析定量をしている概略図

117

a. 学習課題を修得させ学習形成後のラットを使った実験例

実験には12週齢のFischer 344 ラットを使って，ラット用スキナー箱に設置してあるレバーを押せば，その報酬として餌ペレットが呈示される正の強化学習課題下で行った。ラットが学習をする手がかりには，スキナー箱内に設置してあるルームランプのonおびoffを対応させ，on時のレバー押しには餌ペレットを与える強化を，off時のレバー押しには餌強化をしないという課題とした。当研究室で行っている課題は多元変時強化学習課題(Multiple Variable Interval 15 seconds Extinction Discrimination Schedule)で，これをMult学習課題群と呼ぶ(図1)。そして，スキナー箱のランプがon時に，レバーを押せば平均15秒に1度の餌強化が呈示される時間の因子があり，off時には餌強化が行われない課題である。20秒間隔をそれぞれ20回ずつを1試行として，1日1回連日30日間行った。

b. 透析膜プローブを挿入する手順

学習課題終了後のラットを麻酔下に，透析膜プローブを挿入するために脳内に特定した部位を設定し，脳磁図はPaxinos & Watsonによった。定位脳固定装置のもとにステレオタキシックにガイドカニューレを装着する。そしてラットを両側の耳固定バーで固定する。内耳の固定により基線が決定すれば，これを基準位置(bergma)とする。この位置からの上下前後左右の距離によって，それぞれの目的の部位を決め，定位脳固定装置のもとに3次元に場所が決定できる。目的点にガイドカニューレの先端を進め，先端の確定が行えると，定法に従って歯科セメントで外管を頭蓋骨に固定する。

通常よく使用されている，ラット脳内灌流による試料採取と試料分析を，当教室で実際行っている学習課題遂行中の実験系の概略図を図2に示した。また，ラット海馬から灌流実験を行っているマイクロダイアリシス装着図を図3に示した。

c. 学習課題遂行時の脳内神経伝達物質の測定

学習課題が完成したラットが実際に学習遂行時に脳内神経伝達物質を測定する手順を図4に示した。

①手術によりガイドカニューレを装着する手術の当日は，学習実験を終了直後に行う。
②翌日の手術後24時間経過した第1日目は，通常どおり学習実験を行う。そして，手術による影響の有無を確認するために，手術以前の学習成績と比較検討する。
③手術後第2日目は，通常どおり学習実験を行った後，ダミーカニューレを透析膜プローブに交換する。脳内を流速($1\mu l/min$)のリンゲル液で灌流を開始しこれを12時間行う。
④手術後第3日目は，脳内灌流の流速($2\mu l/min$)を変えるとともに，学習を行うスキナー箱にラットを移動する。

12時間後に，学習実験遂行時の脳内神経伝達物質の測定行うため，

(1) 1時間前から，各20分ずつの試料をそれぞれ採取を開始する。これを，学習前：学習課題負荷遂行前の試料とする。
(2) 続いてスキナー箱にレバーを自動的に出して，ルームランプのonおよびoffが呈示される課題を遂行する。課題の負荷時間は1時間行い，学習開始前と同様各20分ずつの試料を採取する。これを，学習中：学習課題負荷遂行時の試料とする。
(3) 1時間の学習課題終了後，自動的にレバーがスキナー箱外に引っ込み，さらに1時間各20分ずつの試料を採取する。これを，学習後：学習課題負荷遂行後の試料とする。すなわち，学習実験の前・中・後の3時間，ラットは完全に実験者から隔離されたまま実験が行える。以上の3条件下の3試料ずつ，すなわち9試料を定法にしたがって，各種神経活性物質を分析および定量する。定量には高速液体クロマトグラフ(HPLC)を使って，目的にかなった各種活性物質を測定する。

d. 学習課題遂行時の脳内神経伝達物質の変化の評価

各々20分間ずつ採取した試料は，灌流速度が($2\mu l/min$)であるために，$40\mu l$の容量として最終的に集める。これは現在行われているHPLC分析能力精度から見ると，十分の量的な分量と，かつ

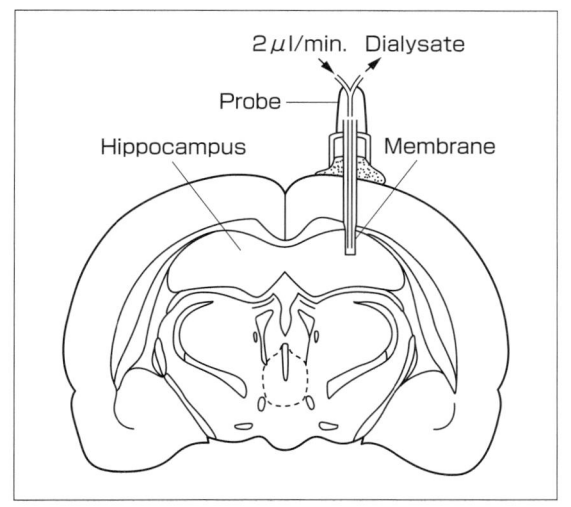

図3 ラット海馬にマイクロダイアリシスプローブを装着・固定して，実際に灌流実験を行っている図

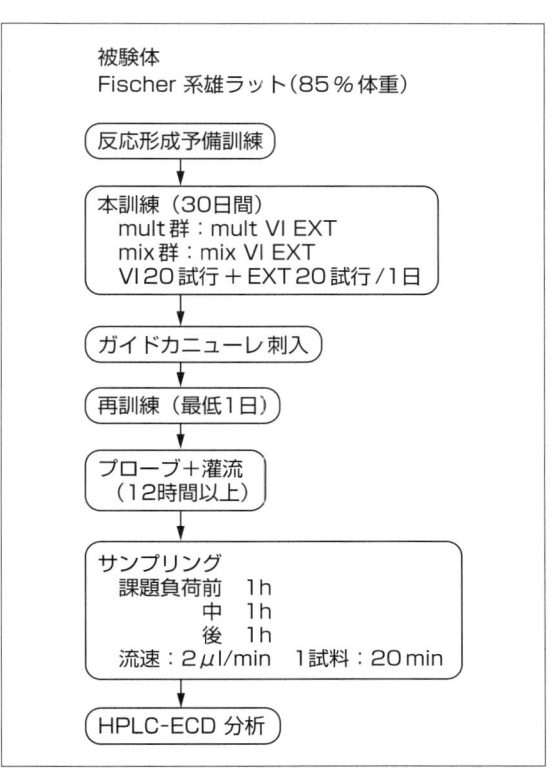

図4 脳内神経伝達物質の測定手順
学習実験完成後，マイクロダイアリシスプローブの装着手術をし，再学習ができることを確かめた上，灌流を始めて，学習実験中の資料を採取し，HPLCで分析定量する方法の手順。

中に含まれている神経活性物質量が集められている。しかし，一匹の個体から，学習前の値が3，学習中の値が3，学習後の値が3試料ずつしか得られないために，それぞれの3条件下の3試料を平均化して比較する方法が一般的である。すなわち，学習前値を100とした場合，学習中の値がどれだけ変化し，また学習後の値がどのように変化するかを比較する。この表現方法で，実測値の変化と，学習課題負荷による時間経過を両者同時に知ることができる。

e. 脳内灌流液中に採取された試料が本当の学習課題負荷による変化をとらえているか

この課題は非常に重要である。すなわち，学習行動を起こしたために生じた種々の脳内変化を，正確にとらえていなければならないが，はたしてそれができているか。例えば，報酬である"餌ペレット"を獲得するために身体を移動したりレバー押しすることに伴う運動や餌そのものを食べる動作からの変化を，神経活性物質変化として拾っていないだろうかということである。これをはっきりと確認しなければならない。

ここで紹介しなければならない文献がある。1988年にHernabdez & HoebelがPhysiol.Behav.に発表した論文である。マイクロダイアリシスを使ってしか行えない実験を見事駆使した報告である。それはスキナー箱内にランプがonしている時のレバー押しに対して餌を与える課題である。実験結果はレバー押しで脳内側座核にモノアミンが有意に増加を示し，ラットが明らかに餌の獲得できる条件を学習したための変化のように見えた。しかし，同一条件下でランプのonを含めてレバー押しを行わせたが，餌の呈示のみを中止した時，モノアミンの増加は見られなかった。ここで起きた現象は何か。モノアミンの増加は餌を食べたか否かの違いで起きた可能性は否定できない。この問題は非常に重要である。すなわちスキナー箱のレバー押しを学習したためでなく，単に餌を食べたために起きた現象をとらえただけであ

技術編 ⑥

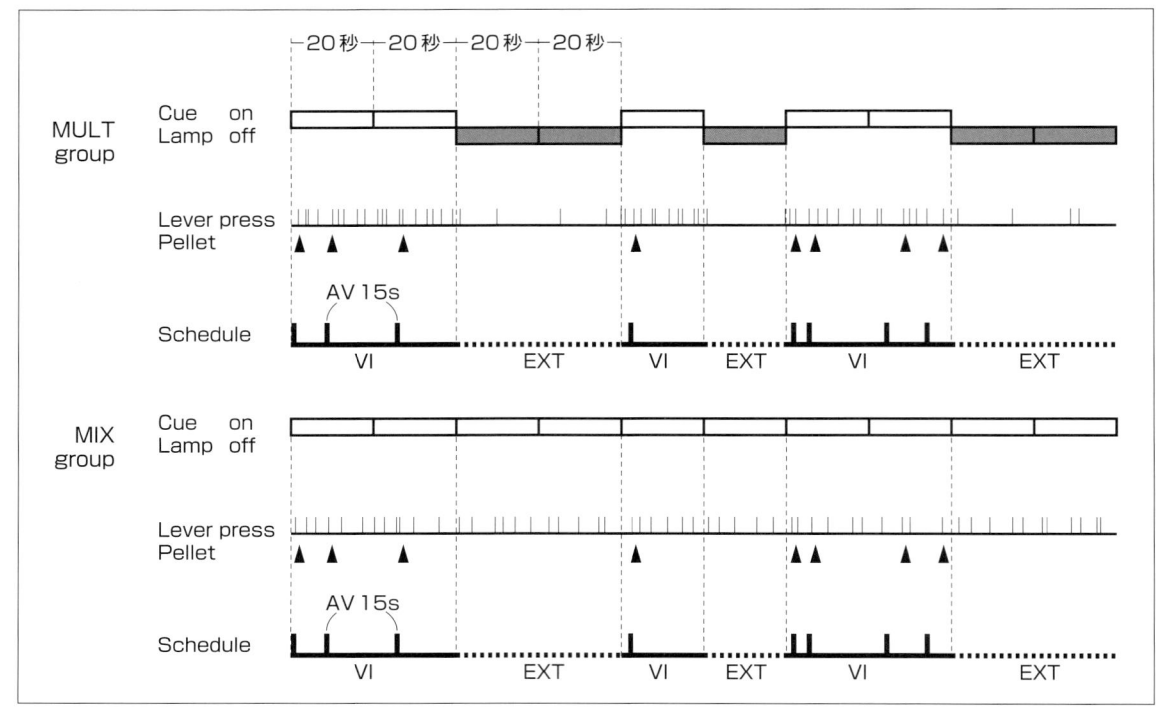

図5 MULTとMIXの学習課題を比較した図
MIXはランプのONおよびOFF呈示がない学習課題のみがないもの。他の課題はMULTと同様である。

って，学習を獲得したために起きた変化をとらえたのではなかった。したがって，この時までに多くの論文報告があったにもかかわらず，以後この学習・報酬系で起きた脳内神経活性物質変化を追求した論文が見られなくなった。この方法では，本来の学習による脳内変化をとらえていないことがわかった。餌を食べたことによる因子を拾うのではなく，真の学習による変化をとらえなければならない。これを解決するため，苦心のすえ次の実験方法を考え出した。

すなわち，当研究室で行ってきた学習実験系は多元変時強化学習課題(Mult VI 15 Ext Schedule)がある。これに対してもう1つの課題は，ランプはonのままで餌強化はMult群と同様に従来の課題通り行う，混合変時強化学習課題(Mixed Variable Interval 15 seconds Extinction Discrimination Schedule)である。これをMix学習課題群と呼ぶ(図5)。この課題の特徴は，ラットにはいつ餌が強化されるか否かは認識できない。すなわち，

いつ餌が出るのかは不明で，学習課題の存在しない課題である。以上2つの課題をそれぞれ，2群に分けたラットに30日間連続して行って，十分学習を完成させた。これらの2群の結果を以下に示す。

4. 学習実験結果

a. MULTの学習課題
1)学習成績

飽食条件下の体重が85％になるまで1週間餌を制限した後，12週齢時に学習が開始できるようにしたFischer 344ラットを，10匹ずつ2群を用いた。

学習成績は図6に示した。図中にある黒丸は正の反応数(R+)であり，レバー押しに対して餌が強化される。一方，黒丸を破線で結んだものは負の反応数(R−)であり，レバー押しに対して餌が強化されない。白丸は総反応数[(R+)+(R−)]

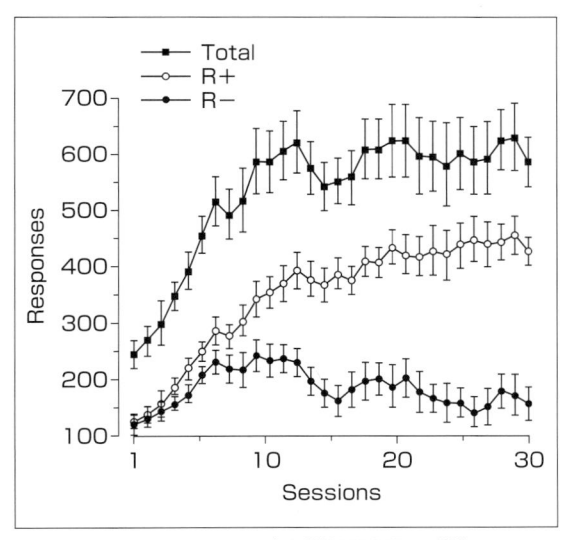

図6 MULTの弁別学習課題の成績
白丸は総反応数，黒丸に実線は正の反応数，黒丸に点線は負の反応数を示す。
正反応率

であり，両者の和である。学習成績の指標となる正反応率は，正の反応数を総反応数で除した値 $\{[(R+)/(R+)+(R-)] \times 100\}$ である。

2) 学習実験中のラット脳内モノアミン量の変化

学習制御に関与すると考えられる海馬での変化：30日間学習課題完成後，プローブを装着して，学習前・中・後のそれぞれ20分3回ずつの資料を，180分連続してマイクロダイアリシス法で採取した。それぞれの資料を，HPLCで分析定量した。学習前は，マイナス40分から0分までで，学習中は20分から60分まで，さらに学習後は80分から120分までの各々60分間を，Dopamine・DOPAC・HVA量を経時的に示した。いずれも，学習中および学習後に増加を示した(図7)。

脳内各部位のモノアミン変化：30日間学習課題後，脳内各部位のモノアミン変化をマイクロダイアリシス法で測定した。学習課題が完成したラットの海馬・扁桃体・視床前核部位にプローブを装着してモノアミン量の変化を調べた。学習制御

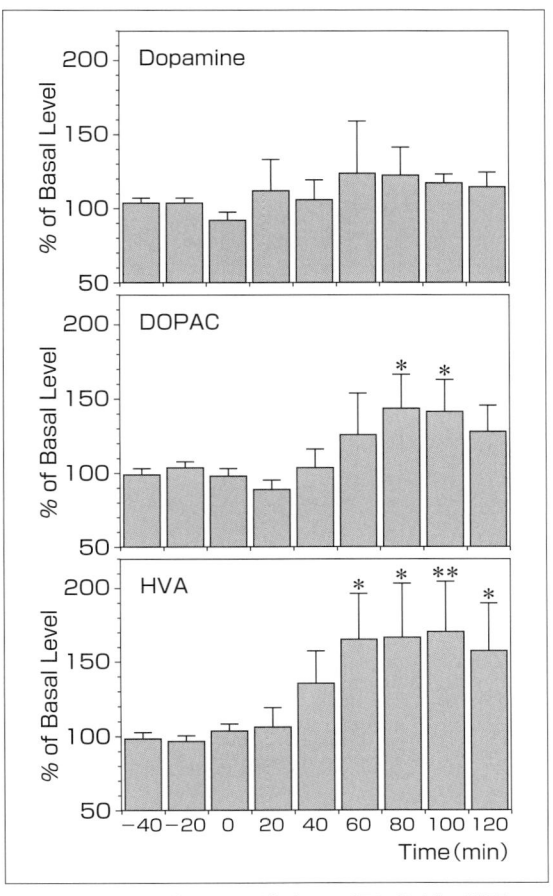

図7 ラットの海馬から灌流して得た資料の学習前・中・後それぞれ20分ごとの，Dopamine・DOPAC・HVA量の変化の推移

に関与すると考えられる各部位で，DOPAC・HVA・5-HIAA量はいずれも学習前値に比べ，学習中の値は著明に増加した(図8)。

b. MIXの学習課題

1) 学習成績

MULTの学習課題とMIXの学習課題を併せ図9に示した。MULT群は試行数の進行とともに，正反応率が上昇したのに対して，MIX群は学習課題が存在しないため，絶えず50％を維持した。

2) 学習実験中のラット脳内モノアミン量の変化

扁桃体でのDOPAC量の経時的変化を図10に

技術編 ⑥

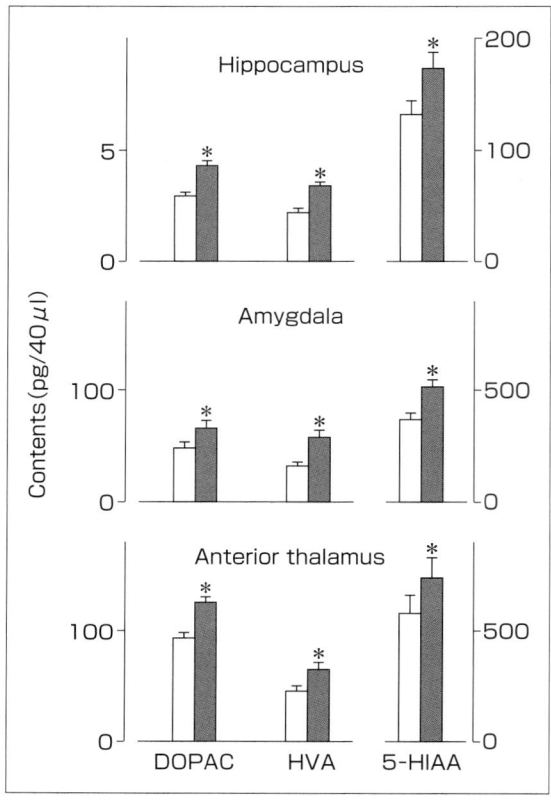

図8 弁別学習課題の学習中の，脳の海馬・扁桃体・視床前核各部位におけるDOPAC・HVA・5-HIAA含有量の変化
資料は各20分ごとに採取した量。

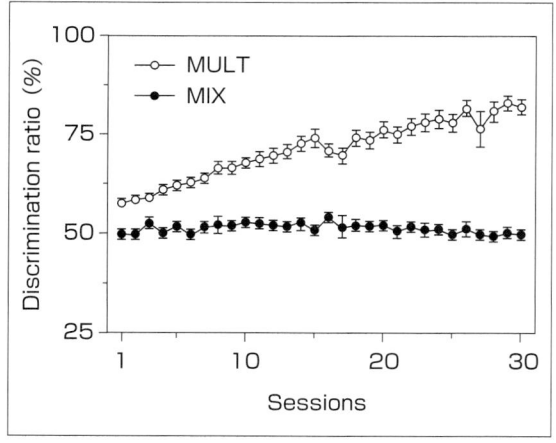

図9 MULTとMIXの学習成績を，正反応率で比較
白丸のMULTが30日間の試行数の進行とともに増加を示し，黒丸のMIXは全く学習をしていない。

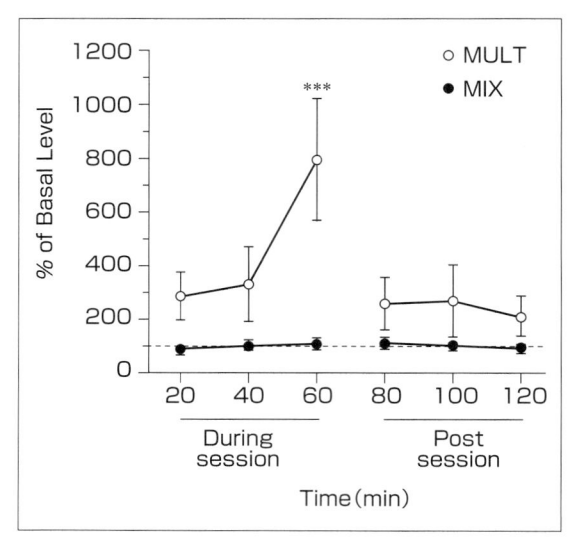

図10 MULTとMIXの学習課題遂行時の，扁桃体に於けるDOPAC含有量の推移
学習前値を100として，学習中および学習後の変化を示した。

示した。MULT群は学習前を100としたとき，学習開始とともに300から800へと著明に増加を示した。そして，学習終了とともに，急激に減少した。一方，MIX群は学習前を100としたとき，学習開始からも変化なく，終了後も全く不変であった。すなわち，学習課題を負荷した場合にのみ，これらの変化が起きたことを証明した。さらに，DOPAC・HVA・5-HIAA量を経時的に，両群間で比較して図11に示した。すなわち，MULT群の扁桃体DOPAC・HVA・5-HIAA量の増加は，学習中はいずれも著明であり，学習後にいずれも減少を示し，もとの値にまで近づいた。一方，MIX群はDOPAC・HVA・5-HIAA量のいずれも変化が全く認められなかった。

はたして，この学習課題があるMULT群と課題のないMIX群間で，学習でない他の因子，例えば運動量の変化や餌を摂食した回数の違いはないだろうかとの疑問が残る。そこで，両群間の学習を行った30日間のレバー押し全反応数と正と負の反応数，更に食べた餌の数を比較して，図12に示した。すると，レバー押し全反応数と獲得した餌の数ともに有意差はなく，学習成績を示

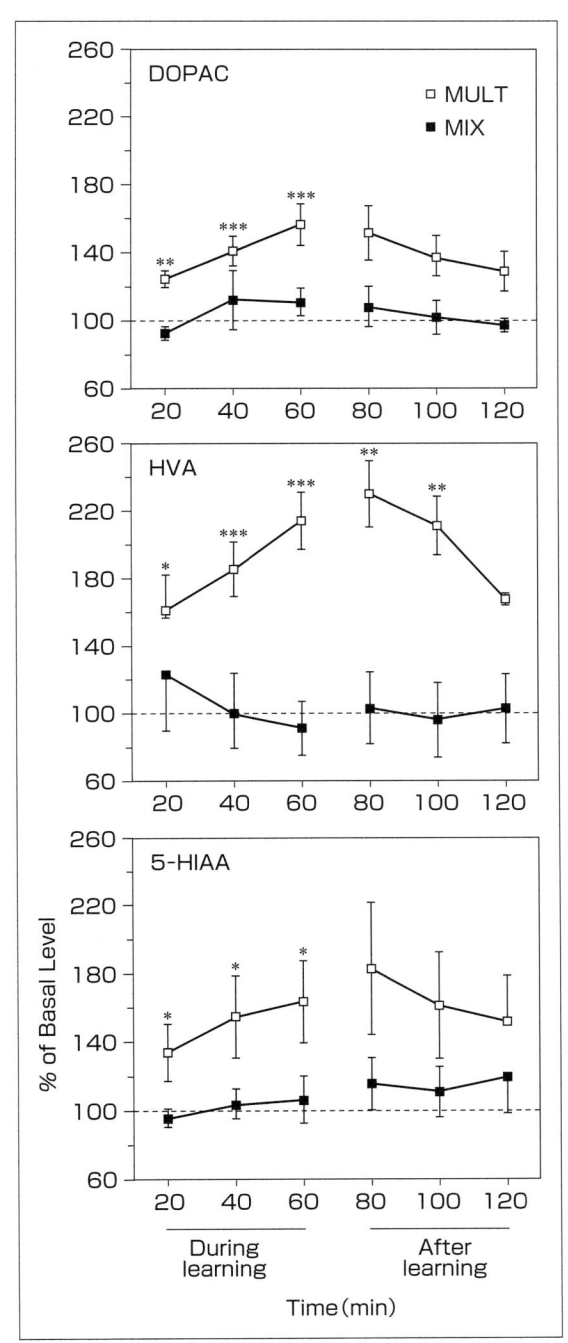

図11 MULTとMIXの学習課題遂行時の，海馬におけるDOPAC・HVA・5-HIAA含有量の変化の推移

学習前値を100として，学習中および学習後の変化を示した。

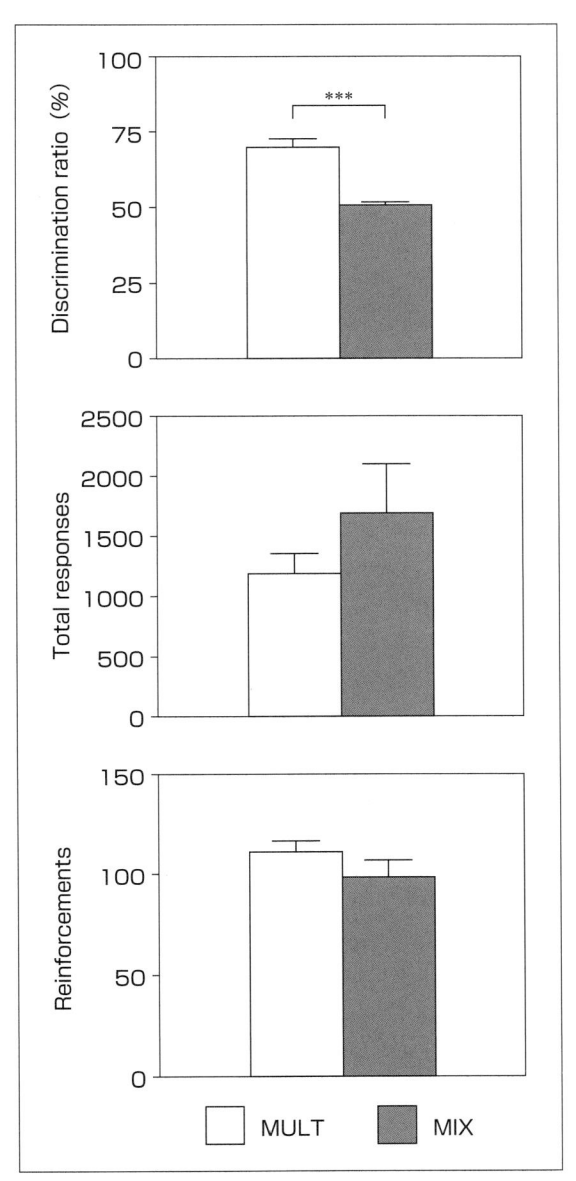

図12 MULTとMIXの学習課題遂行時に示した30日間の正反応率で示した学習成績，総反応数の平均数および獲得した餌の数

技術編 ⑥

す正反応率のみに有意差を認めた。

5. 今後の問題点

モニタリングを最大限に利用して、脳内の学習・記憶のありさまを見える"モノ"としてその実体をとらえたい。それには、今後どういった課題や試みの可能性が存在するかを考えなければならない。

a. 疾患モデル動物

加齢変化：Fischer 344 は加齢変化を見るときに非常に重要である。12 や 24 月齢という年齢まで飼育すると、他の Wistar ラット等は体重 700 も 800 グラムにもなる。すると、学習箱内に身動きも自由にできず真の行動変化を調べるには、あまりにも不自然すぎる。

高血圧症：Wistar Kyoto(WKY)系から見いだされた高血圧を発症する高血圧自然発症ラット spontaneously hypertensive rat(SHR)がある。行動面では多動を特徴としており、種々のモノアミン系の異常も報告されている。また、その活動性の高さを見るために、種々の時間や反応頻度の因子を導入して評価を方法がある。

その1つに定率学習課題 fixed ratio(FR)がある。すなわち、FR50 は第 50 回目のレバー押しをして、初めて1個の餌ペレットが報酬として得られる学習課題である。SHR のように活動性が高いラットは絶え間なくレバー押しを続けて、対照の WKY の数倍の反応数を示す。

また、定時学習課題 fixed interval(FI)と定率・定時学習課題(FRFI)を組み合わせた課題等がある。例えば、FR 30, FI 60 はスキナー箱内の左のランプが on の時に 30 回レバーを押して餌が得られ、右のランプ on の時に 60 秒間経過後のレバー押しに対して餌が得られる課題である。FR はいかに速くレバーを押すか、FI はいかに一定の時間待っているかを評価する複雑な課題である。そして、それぞれの数字はそれぞれの目的に合った課題に対応して選ぶことができる。

脳虚血：ラットの総頸動脈を結紮することにより、脳内循環血液流量を制限して、脳虚血条件を作成して、脳梗塞および脳出血のモデルとする。

最近、虚血処置後の経過時期を変動させる実験系を中心にして、急性および慢性症状を考えに入れた種々の実験系が考えられている。

脳部位の神経薬物処置による損傷実験：カイニン酸およびイボテン酸等による、神経毒作用を利用して、神経細胞を局所的に破壊する。

外科手術による損傷実験および電気焼却による損傷実験：神経薬物処置に比較して、脳実質組織・細胞の破壊が広い範囲に及び著明であるので、あまり使用されなくなった。特に、神経細胞以外に神経線維やシナプス伝導系の障害が取りざたされている。

b. ラットからマウスへの応用

マウスは種々のトランスジェニックやノックアウトマウスが、多く作成されて研究が加速度的に行われている。ノックアウトマウスに関しては、標的として処置された"モノ"がないだけでなく、"臓器"や"部位"に至るすべての面を選択して作り出せる。したがって、これらの"機能"を少しでも早くに、かつ確実に調べなければならない。学習と記憶の実験に限ってもいち早くこの分野の研究は進んでいる。そして、機能面ではマウス水迷路を好んで使用してきた。しかし、運動系に障害があると、いくら目的のゴールがわかっていても、そこにたどり着けない。その前に、泳げなければ水中に沈んでしまい、学習の評価どころではない。

また、学習系には、反応に対して報酬を与える"正の学習系"だけでなく、電気ショック等の罰を負荷して逃避学習や回避学習という、それからいかに上手に逃げるかを評価する"負の学習系"がある。これらは、予備訓練を含む前処置が単純であるため、好んで使用されている。しかし、実験動物が学習課題を理解していたとしても、種々刺激(電気ショックや水中に入れる)に対して恐怖を示し、フリージングという立ちすくみ等の種々の行動を起こす動物がいる。これでは、刺激に鈍く、強い動物を学習課題に良く対応した成績の良い結果と評価してしまう危険性がある。

学習実験を開始するまでには、まず摂食と体重制限を行い、レバー押しを自由に行い餌を獲得することを学習させる。これらの前段階の後、本実

験に入るという時間と労力を必要とするオペラント学習である。しかし，じっくりと時間をかけても，正確な学習の評価と記憶が形成されたことを確認できれば，こんな嬉しいことはないかとの思いである。

参考文献
1) 野村正彦：学習と行動.（金子・川村・植村編：脳と神経.）共立出版, 1999
2) 野村正彦・堀　耕治：記憶と学習，生体の科学 48：20-24, 1997
3) 野村正彦：マイクロダイアリシス法で獲えた弁別学習課題により起きる神経伝達物質の変化. 日本生理学雑誌62：13-30, 2000

技術編 7

PETを用いた神経活動の画像化の将来像－ヒスタミン神経系を例に

谷内一彦 東北大学大学院教授・医学系研究科病態薬理学
岩田　錬 東北大学大学院助教授・工学系研究科

　最近の画像医学の進歩は目覚ましく，ヒトの神経機能をシステムとして画像化する試みが新しい研究動向の1つになっている。分子から個体にデータを演繹するときノックアウトマウスは重要な手段であるが，あくまでマウスでしかなく種差の問題が常に存在する。

　PET（ポジトロン・エミッション・トモグラフィー）を用いた特異的神経伝達のイメージングは同様にヒトにおいて分子から個体に演繹する1つの手段である。ヒト脳の生理機能やさまざまな精神疾患の病態をシステム的に理解する上で画像医学の果たす役割は極めて大きい。また21世紀の臨床薬理学や創薬科学を考えたとき，PETを含む非侵襲的機能画像法を用いた臨床研究が重要な役割を果たすと考えられている。

　近年fMRIによる脳賦活研究が盛んになり，ヒトの神経生理的研究はfMRIに移行した感がある。しかし測定感度の高さと応用範囲の広さを特徴とするPETはまだまだ発展する可能性が高く，特にヒトの神経薬理学を考えるときPETのもつこれらの特徴は大変魅力的である。PETは時間・空間分解能共に劣るが，その感度において他をはるかに凌駕している。

　筆者らは十数年間，PETを用いてヒトの神経科学・薬理学的研究がどこまで可能であるかという命題に取り組んできた。本編ではヒスタミン神経系を例に[^{15}O]H$_2$O静注法による脳血流測定法による神経活動イメージング，^{11}C-リガンドによる特異的神経伝達のイメージングを通して，PET法の最近の研究動向や将来像を簡単に概略する。

1. 標識合成システムと3次元データ収集PET

　PETを用いてヒト脳神経伝達・受容体研究を行う場合，ポジトロン（β^+）放出核種が短寿命であるため実験あるいは検査ごとに標識薬剤を合成し，また被験者に投与する前に検定する必要がある。この点がfMRIやSPECT（シングルフォトン・エミッション・トモグラフィー）と異なり苦労するところである。

　表1に現在までに開発されてきたPET用受容体リガンドの一部を示す。現在のポジトロン標識化の技術ではリガンドの多くが^{11}Cによって標識合成可能である。このよう標識薬剤の開発は，本質的にその受容体の薬理学に依存している。言い換えればより特異的で親和性の高い受容体リガンドが開発されれば，その化合物は必然的にPET用標識薬剤の候補になる。

　今までの多くのドパミン・アンタゴニストはD3受容体に対して選択性が低く，D3受容体に強く結合するリガンドがなかった。nafadotrideという選択性の高い薬剤が開発されて初めてヒトD3受容体のイメージングの可能性が開けてきている。このようにPETによる受容体測定法は，薬理学や創薬の発展と表裏一体であることを強調したい。また残念なことに日本の製薬企業は欧米の企業と比べてPETイメージングについて消極的であり，新しいポジトロン標識リガンドの開発には多くの努力を必要とする。

表1　特異的神経伝達測定に用いられるリガンド

受容体	リガンド
ドパミンD1	[^{11}C]SCH23390
ドパミンD2	[^{11}C]methylspiperone, [^{18}F]methylspiperone, [^{11}C]raclopride, [^{11}C]nemonapride
ドパミンD4	[^{11}C]clozapine
ドパミン前駆体	[^{18}F]fluoro-dopa
ドパミントランスポーター	[^{11}C]β-CIT, [^{11}C]CFT(WIN35428), [^{11}C]cocaine, [^{11}C]methylphenidate, [^{11}C]RTI-121
セロトニン5-HT1A	[^{11}C]WAY100635
セロトニン5-HT2A	[^{11}C]methylspiperone, [^{18}F]methylspiperone, [^{18}F]setoperone, [^{18}F]altenserin
セロトニントランスポーター	[^{11}C]McN5652
セロトニン合成能	α-[^{11}C]methyl-L-tryptophan
ヒスタミンH1	[^{11}C]pyrilamine, [^{11}C]doxepin
ムスカリン性アセチルコリン	[^{11}C]benztropine, [^{11}C]scopolamine, [^{11}C]TRB, [^{11}C]N-methyl-4-piperidylbenzilate(4-NMPB), [^{11}C]3-NMPB
ニコチン性アセチルコリン	[^{11}C]nicotine, [^{18}F]norchloro-2-fluoro-epibatidine
β-アドレナリン受容体	[^{11}C](S)-carazolol
オピエート	[^{11}C]diprenorphine, [^{11}C]carfentanil, [^{18}F]3-acetylcyclofoxy
ベンゾジアゼピン	[^{11}C]Ro-151788, [^{11}C]PK-11195,
小胞性アミントランスポーター	[^{11}C]tetrabenazine
ベサミコール受容体	[^{18}F]N-fluoroacetoamido-benzovesamicol
アセチルコリンエステラーゼ	[^{11}C]physostigmine
モノアミンオキシダーゼ(A, B)	[^{11}C]l-deprenyl, [^{11}C]clorgyline

http://kakuyaku.cyric.tohoku.ac.jp/index-j.htm にアクセスしてREFERENCE BOOK for PET RADIOPHARMA-CEUTICALS(東北大学・岩田錬著, p.123)をクリックすると開発されているPET用トレーサーを一度にみることができ, またPDFファイルとして手に入れられる。

　表1に示すリガンドの多くが[^{11}C]ヨウ化メチルや[^{11}C]ヨウ化エチル(あるいはヨウ化プロピル)を標識前駆体として, N-メチル化, O-メチル化により合成される。[^{11}C]ヨウ化メチルを前駆体とする[^{11}C]標識リガンドは, 同一の合成システムによって多くの^{11}C標識リガンドが合成できるので最も簡単に臨床応用できる方法である。ポジトロン標識合成を行う場合, 多量の放射能を短時間に扱うために自動化した専用のシステムが必要である。

　[^{11}C]CH$_3$I(ヨウ化メチル)合成について最近注目を集めているのが, [^{11}C]CO$_2$ガスから直接[^{11}C]ヨウ化メチルガスを合成するgas-phase法である(図1A)。^{11}C-標識リガンドを合成するための前駆体として用いられる[^{11}C]ヨウ化メチルは, 通常lithium aluminum hydrideを還元剤として用いて溶液中で合成する(図1B)。この試薬を調整する際, ^{12}Cの混入が避けられず比放射能低下の原因となる。gas-phase法はこのような欠点がなく, しかも1日に何回でも[^{11}C]標識リガンドが合成できる極めて画期的な方法である。

　最近3次元でデータを集めるPETカメラが開発され注目を集めている(図2)。これは既存のPETカメラのように対向する2つの検出器でデータを集める(2次元)カメラではなく, あらゆる方向に放射される核種由来の消滅γ線を検出する(3次元)カメラである。今まで用いられてきた2次元PETでは散乱線を除くため対向する2つの検

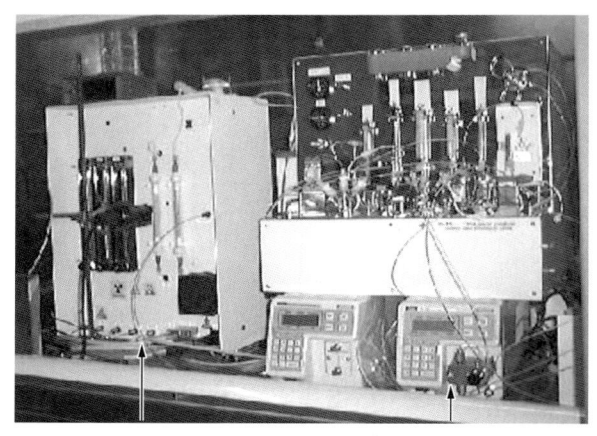

技術編 ⑦

ガス相法による　　　標識薬剤分取・精製装置
ヨウ化メチル合成装置

A：ガス相法による[^{11}C]ヨウ化メチルの新合成法（上図）：気体中で合成する

$$^{11}CO_2 \xrightarrow{H_2} {}^{11}CH_4 \xrightarrow{I_2} {}^{11}CH_3I$$

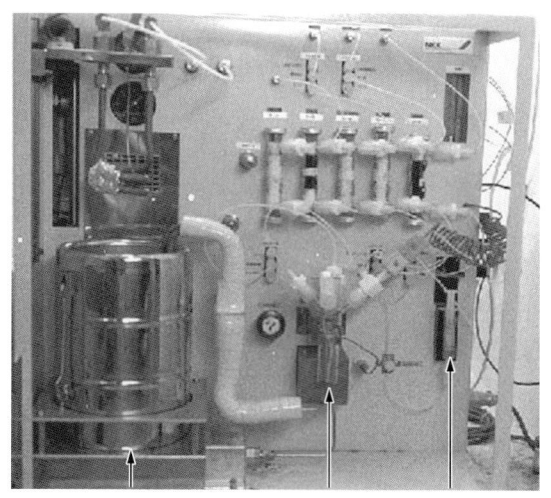

[^{11}C]CO_2濃縮装置　　$^{11}CH_3I$合成容器　　HI注入装置

B：従来のlithium aluminum hydrideによる[^{11}C]ヨウ化メチル合成法：溶液中で合成する。

$$^{11}CO_2 \xrightarrow[H_2O]{LiAlH_4\text{-}THF} {}^{11}CH_3OH \xrightarrow[(Heat)]{HI} {}^{11}CH_3I$$

図1　標識リガンド合成装置（^{11}C-ヨウ化メチル合成法）

出器で1つの断面のデータを収集している。この方法では散乱線を除くことができるかわりに真のカウントも多く排除することになるのでその分感度が低くなり，人体により多くの放射能を入れなくてはならない。3次元PETでは多くの消滅γ線を用いて1断面の像を作製しているが，データ量が多くなり散乱線の除去も難しくなるのが欠点である。しかし3Dデータ収集PETでは感度が数十倍高くなり，より少ない投与量の放射能で研究や診療に用いられるようになった。

東北大学では，画像処理にスーパーコンピューターを用いることにより飛躍的に画像処理時間を短縮させて研究や診療に多用している。このように3次元データ収集法を用いた新しいPET測定法は極めて感度が高く，少ない投与量できれいなデータが取れる長所をもっており，放射能被曝というPETの欠点をかなり低減できる長所がある。

2. 神経活動のイメージング法を用いた神経薬理学

PETによるヒトの神経活動の測定には大きく分けて2種類の方法があり，[^{18}F]フルオロデオキシグルコース法と，[^{15}O]H_2Oによる脳血流量測定法である。[^{18}F]フルオロデオキシグルコース（2-deoxy-2-[^{18}F]fluoro-D-glucose，[^{18}F]FDG）は，脳，心筋，筋肉および癌等のグルコース代謝を診断する薬剤として頻繁に使用される。Sokoloffが開発した[^{14}C]デオキシグルコースによる脳局所糖代謝率（CMRglu）のPETへの応用である。この方法の欠点は数分以内の短い神経活動をとらえることが難しい点である。PETと$H_2^{15}O$静注法による脳血流量測定は，1〜2分のヒトの神経活動に伴う数％の血流の変化を拡散性のトレーサーを用いてとらえる方法で，半減期2分の放射性水（$H_2^{15}O$）をトレーサーとしてヒト脳の機能地図を

PETを用いた神経活動の画像化の将来像－ヒスタミン神経系を例に

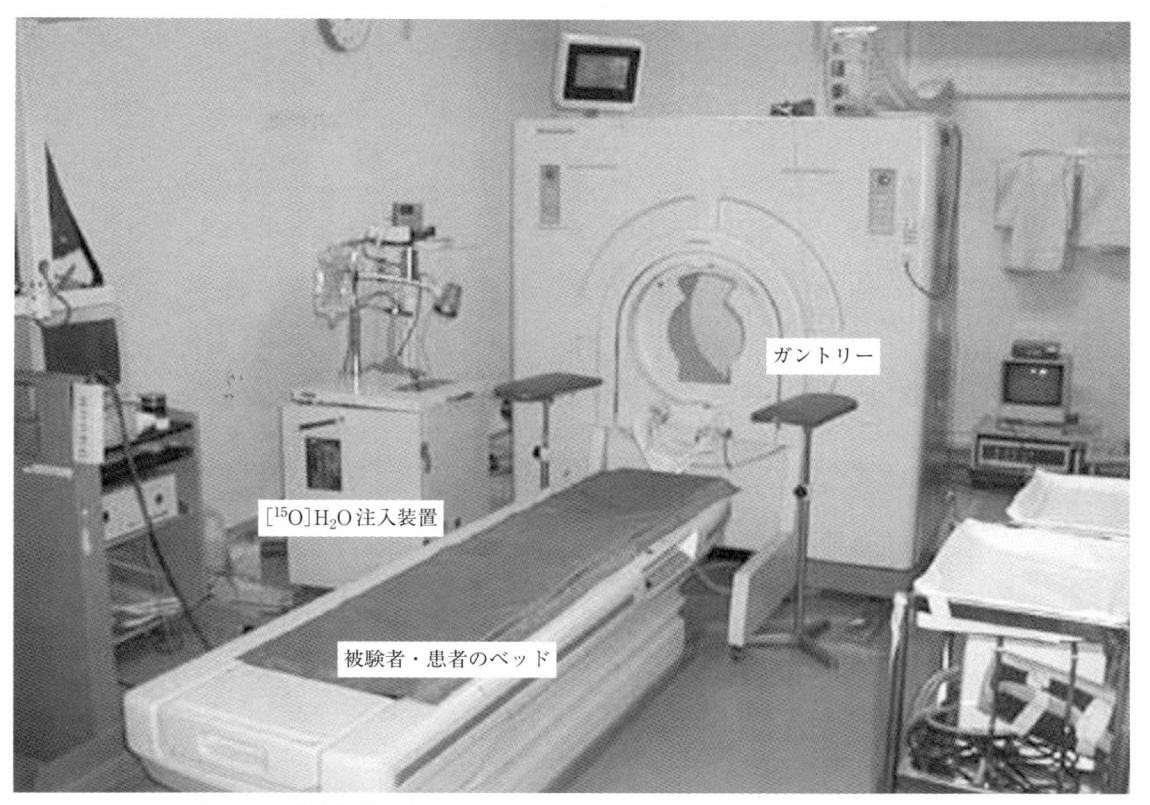

図2　東北大学サイクロトロンRIセンターに設置されている3次元PET
いままでのPETカメラのように対向する2つの検出器でデータを集めるカメラではなく，すべての方向にある核種に由来する消滅γ線を検出する3次元カメラである．どちらもBGO結晶と光電子倍増管（PMTs）を用いて消滅γ線を検出するが，3次元ポジトロンCTではすべての検出器の組み合わせ（LOR）が利用されイメージが再構成される．現在のPETカメラはこのように大きなガントリーを必要としているが，半導体PETのような光電子倍増管を必要としなければもう少し生理的条件下に測定ができると期待されている．

新しい3次元PET測定法は極めて感度が高く，少ない被曝量できれいなデータが取れる長所をもっており，放射能による被曝というPETの欠点をある程度除外できる長所がある．TLD（thermoluminescent dosimeter）を被験者に装着して^{11}C-リガンド投与による被曝量を測定したところ，通常の2次元のPET検査でも自然放射能（年間2.4～10mSv）の下限値程度の3mSvであった．3次元PETではさらに3分の1以下に少なくなることから，ヒトにおけるPETを用いた神経研究が将来一層広く用いられるようになると予想している．

作成する標準的な方法が確立している．さまざまな神経生理的なタスクを負荷したときにどのような脳の特異的部位が活動しているのかという神経生理学のヒトへの応用である．fMRIは，脳活動賦活部位のオキシヘモグロビンとデオキシヘモグロビンの差（BOLD contrast）を用いているのでPET-H$_2$^{15}O法と多少原理が異なる．PET-H$_2$^{15}O法の方が定量性に優れており，またノイズも少ない．ただ頻回に刺激試験を行う場合や，各個人の賦活部位を描出するときにはfMRIのほうが優れている．個々のヒトの脳はそれぞれ形が異なるので，そのデータを標準脳に変換する方法，個々のピクセルごとのデータを統計処理して有意に変化している部位を表示する方法（statistical parametric mapping；SPM）などが開発されている．認知，感情などヒトの通常の精神活動はイ

技術編 ⑦

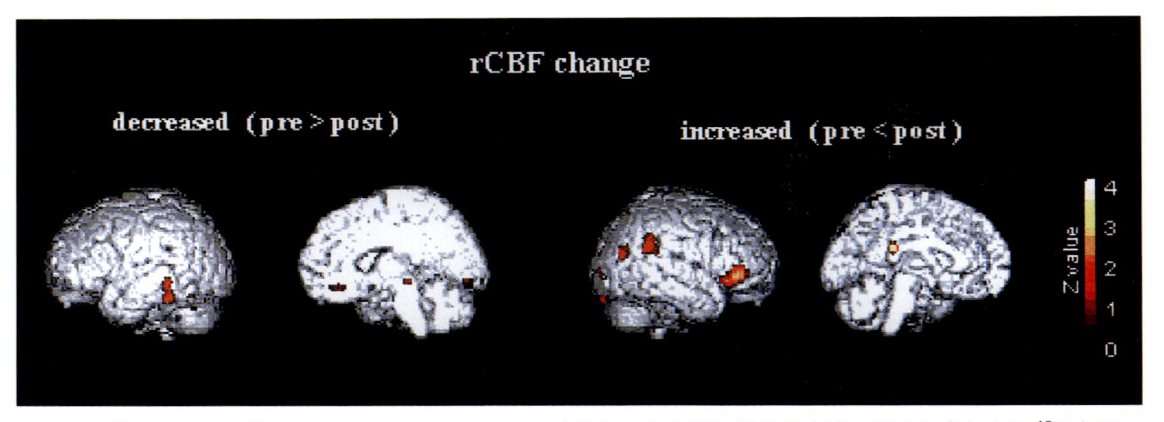

rCBF change
decreased (pre > post)   increased (pre < post)

A：抗ヒスタミン薬（d-クロルフェニラミン 2mg）投与による認知機能発生時の脳血流変化を $H_2^{15}O$ を用いて測定した。右側に抗ヒスタミン薬投与により脳血流が減少する部位を，左側に脳血流が増加する部位を示している。ヒスタミン神経系は直接にあるいはアセチルコリン神経系（substantia inominata や midbrain）やノルエピネフリン神経系（midbrain），グルタミン神経系の活性化により大脳皮質機能を賦活させる。このように大脳皮質の機能は多くの神経の共同作用で行われる。抗ヒスタミン薬により大脳皮質（たとえばBA21野），視床，脳幹網様体などのタスク中の活動が低下するのを観察できる。

B：クロルフェニラミン静脈内投与後の H1 受容体占拠率測定。

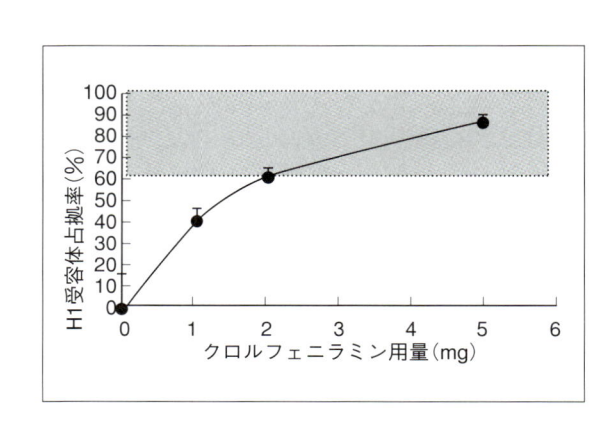

ヒトにおける [^{11}C] doxepin を用いた H1 受容体占拠率の測定。投与した抗ヒスタミンがどれくらい H1 受容体を占拠したかを示している。中枢 H1 受容体が占拠されることにより眠気・認知機能低下が発生すると考えられている。クロルフェニラミン 2mg 投与により有意に認知機能が低下することから，60％以上の H1 受容体が占拠されると（図の灰色部分）確実に認知機能が低下すると予想される。図3Aはクロルフェニラミン 2mg 投与により60％の H1 受容体が占拠された時の認知機能低下と眠気を感じているときの脳機能のイメージングである。

図3 抗ヒスタミン薬による認知機能低下の発症メカニズム

メージとして定量的にとらえられる。

筆者らは $H_2^{15}O$ 静注による脳血流量測定法を用いて，抗ヒスタミン薬による眠気と認知障害の発生メカニズムを研究している。抗ヒスタミン薬を寝る前に服用してもそれほど眠気は感じないが，仕事中に服用すると何もできないことはよく経験する。このように考えると脳が情報処理をしているときに眠気を意識するということができよう。実際，抗ヒスタミン薬投与により全脳の脳血流量（CBF）は変化しない。すなわち極めて局所的な変化といえる。そこでタスク遂行中の脳血流量変化が抗ヒスタミン薬投与によりどう影響を受けるかPETを用いて調べ，タスクの成績と比較することにした。用いたタスクは前述した数字とひらがなの弁別課題である。タキストスコープを用いた視覚刺激試験を行い，d-chlorpheniramine 投与前後で [^{15}O] H_2O により脳血流量を測定して神経活動の指標とした。

視覚刺激弁別課題のようにattention（注意）を必要とするタスク遂行時には，脳幹網様体や視床が賦活されることがPET研究から明らかになっており，抗ヒスタミン薬によりどのように影響を受けるか調べた。予想されたように脳幹網様体のある中脳やそのリレー回路のある視床，さまざまな物体を認知するとき関係のある中側頭回（ブロードマン野21）などの活動が，抗ヒスタミン薬投与による認知機能障害と関係して低下した。

一方，attentionに関係する部位（帯状回など）では抗ヒスタミン薬により逆に活動の増加が認められた（図3）。他の神経系が代償的に作用して活動が増加している可能性が考えられた。このように眠くなったときに無理やりタスクを行うために注意に関係する部位が賦活すると考えられる。眠気や認知機能障害発生時において，脳血流が増加する部位と減少する部位がモザイク状に点在することが眠気・認知機能障害のイメージングである。このようなPETを用いた薬理研究は最近活発に行われるようになってきている。

3. 特異的神経伝達のイメージングと神経薬理学的応用

ヒト脳の神経伝達・受容体機能を生きている状態で測定するには，PETのような放射性トレーサーによる体外計測法が唯一の方法である。磁気共鳴法（NMR）などは脳における特異的な神経伝達を測定するには感度が低すぎる。筆者らは，1990年から[^{11}C]ピリラミン（抗ヒスタミン薬の標識体）と[^{11}C]ドキセピン（抗うつ薬で強いH1拮抗作用がある）を用いて，ヒト脳のヒスタミンH1受容体測定を行っている。

PETを用いた特異的神経伝達のイメージング法の精神・神経疾患への応用が広く行われている。PETによる受容体測定法は，正常の年齢効果，アルツハイマー病，てんかん，精神分裂病，うつ病，薬物依存症，ジストニー，Gilles de la Tourett's症候群，ハンチントン舞踏病，ナルコレプシー，Lesch-Nyhan症候群，自閉症など多くの精神・神経疾患に用いられている。現在，剖検脳研究より活発に研究がなされている分野である。剖検脳研究により，患者（被験者）のさまざまな病態に即した検査ができるのが長所で，これからも神経系の臨床研究の重要な手段になると予想される。筆者らは，H1受容体測定法をアルツハイマー病やてんかんなどの神経疾患に応用することを試みている（図4）。

老化促進マウスモデル（senescence accelerated mice, SAM）を用いた基礎実験では，異常老化群（P/8）群は対照群（R/1）より神経ヒスタミンが減少していた。また剖検研究からアルツハイマー病脳においてヒスタミンニューロン系の機能低下が報告されている。このような背景のもと，アルツハイマー病と年齢のほぼ同一の健康な老齢者においてH1受容体を測定した。

図4に示すように，アルツハイマー病症例では有意に大脳皮質におけるH1受容体結合量が減少していた。またこのH1受容体量の減少は，アルツハイマー病の重症度（mini-mental state examination）と相関していた。PETによる受容体測定法は，このように疾患に対する一連の神経科学的アプローチの1つとして用いていくのが最近の傾向である。小動物で得られたデータをヒトの精神・神経機能に演繹する場合，PETによる神経伝達測定はヒト脳の神経科学，神経薬理学の手法として極めて重要な方法である。

受容体占拠率測定法は，臨床薬理学への応用が最も期待されている方法である。臨床的には血漿中の薬物濃度測定（TDM）が用いられているが，血漿中濃度と薬物の効果は必ずしも相関しない。そのため脳における受容体占拠率が薬物効果との関連において注目されている。実際に中枢神経作用薬の神経受容体占拠率測定は，ドパミンD1，2受容体，ドパミントランスポーター，オピエート受容体，ベンゾジアゼピン受容体，ムスカリン性アセチルコリン受容体，セロトニン5-HT2受容体，ヒスタミンH1受容体などで行われている。

抗精神病薬服用後にどれだけのD2受容体が占拠されるか，PETを用いて調べてみると古典的な抗精神病薬は，70〜90％のD2受容体を占拠したときに抗精神病作用が現れるという。特に錐体外路症状が現れるような症例では受容体占拠率が高いという。またクロザピンのような非定型抗精神病薬では，D2受容体の占拠率は低く40〜60％であるという。抗精神病薬のD2受容体占拠率は

技術編 ⑦

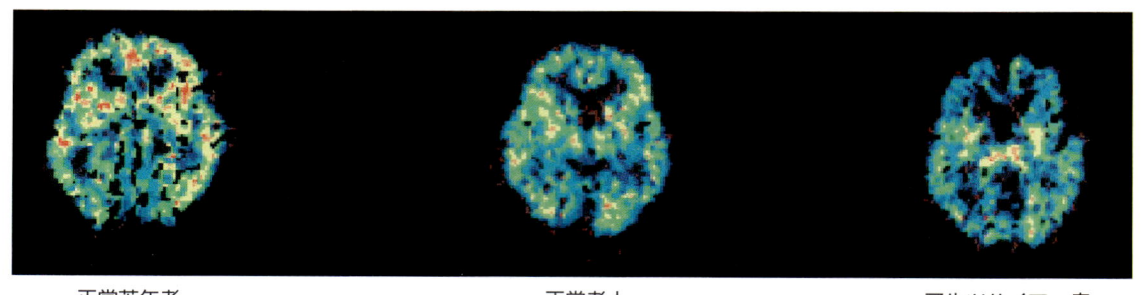

　　正常若年者　　　　　　　　　　　　正常老人　　　　　　　　　　　　アルツハイマー病

　A：アルツハイマー病におけるヒスタミンH1受容体の減少。
アルツハイマー病と対照のヒスタミンH1受容体量。アルツハイマー病は，大脳皮質において年齢相当対照例よりH1受容体結合量が顕著に減少していた。正常な老化現象により脳H1受容体結合量は減少するが，それよりさらにアルツハイマー病ではH1受容体が減少する。

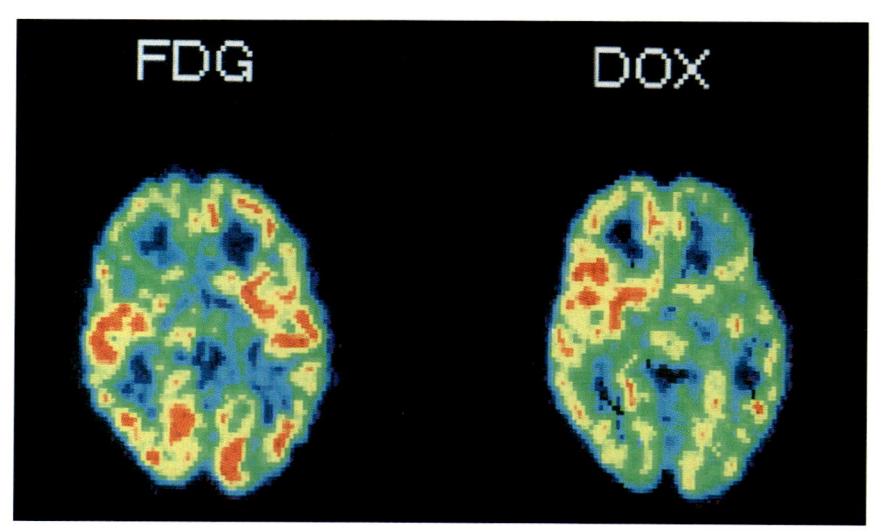

　B：複雑部分発作症例におけるヒスタミンH1受容体の増加。
右図(DOX)に示すように複雑部分発作症例のてんかん焦点(右側頭葉)においてH1受容体結合量の増加を認めた。また左図(FDG)に示すように，局所脳糖代謝率(CMRglu)はてんかん焦点において減少しており，ミラーイメージを呈している。ヒスタミンは内因性の抗けいれん薬としてけいれん抑止的作用していると小動物を用いた研究から明らかになっている。てんかん焦点において増加したH1受容体はけいれん抑止的に作用していると考えられる。実際てんかん患者において抗ヒスタミン薬(H1アンタゴニスト)を投与するとけいれんが頻発することが知られている。

図4　PETを用いたヒスタミンH1受容体測定の疾患への応用

有用な検査法で，アメリカ合衆国では臨床試験の第1相，第2相において用量を決定するのに用いられている．筆者らは日本で市販されている抗ヒスタミン薬，抗アレルギー薬のH1受容体占拠率を測定している．脳のヒスタミンH1受容体を遮断する薬を服用すると眠気や認知機能障害を引き起こし，時に交通事故の原因ともなる．正常若年者ボランティアにd-クロルフェニラミン2mgを服用させあらかじめH1受容体を遮断しておき，60分後に[^{11}C]ドキセピンを投与すると有意に放射能の集積が抑制され特異的結合が消失する．この時のH1受容体占拠率は約60から80％であった．脳へ移行しないと考えられている第二世代の抗ヒスタミン薬では20〜50％のH1受容体を占拠した．第二世代といわれるH1アンタゴニストでもH1受容体をある程度占拠し，しかもその占拠率は報告されている眠気の発生頻度とかなり相関していた．

最近注目を集めているのが，リガンド賦活試験によるヒト脳における内因性神経伝達物質遊離測定である．PETによる神経伝達物質受容体測定では，結合量が内因性神経伝達物質のシナプス間隙への遊離量の変化によって影響を受けるので，実際に薬物や生理的刺激により結合量が変わってくることがある．このことを利用し，さまざまな刺激でヒト脳における神経伝達物質の遊離量を推定しようという試みで，興味深い結果が得られている．例えば^{11}C-ラクロプライドを用いてドパミン遊離を測定すると，ビデオゲーム中の成果に関係した報酬に比例してドパミン遊離が増加していたという．また精神分裂病の患者にアンフェタミンを投与したときに生じるドパミンの遊離を[^{11}C]ラクロプライドを用いて測定したところ，正常対象と比較して明らかにドパミンの遊離が増加していることが報告されている．近い将来，多くの神経伝達物質遊離が測定されるようになるかもしれない．

4. おわりに

筆者らはヒスタミン神経系を例に，ノックアウトマウスなどの小動物を用いた基礎研究からPETを用いたヒト臨床研究により，総合的に神経ヒスタミンの役割を明らかにしてきた．PET研究の長所は，ヒスタミンのような特異的神経伝達をヒトにおいて画像化できるところにある．

筆者らがヒスタミン神経系を例にヒト臨床研究を進めているのは，ヒスタミン神経系の病的状態における役割が十分にわかっていないこと，またH1・H2アンタゴニストがヒトの治療薬として日本でも使われており，ヒト研究に保守的な日本においても被験者に投与することが倫理的に許されると判断されたからである．日本国内における特異的神経伝達のPETイメージング研究は，欧米と比較すると決してレベルが高いとは言えない．その差は日本と欧米の新薬開発力の差と関係があるのかもしれない．若い研究者が本編により，多少とも特異的機能イメージングに興味をもっていただけたら幸いである．筆者らもさらに他の特異的神経伝達イメージングに応用したいと考えている．

参考文献

1) 谷内一彦：PETを用いたヒト脳の神経薬理学的研究．日薬理誌 114：169-178, 1999
2) Volkow ND, Rosen B, Farde L：Imaging the living human brain—Magnetic resonance imaging and positron emission tomography. Proc Natl Acad Sci USA 94(7)：2787-2788, 1997
3) Phelps MJ：PET—The merging of biology and imaging into molecular imaging. J Nucl Med 41(4)：661-681, 2000

技術編 8

光学技術を用いた脳機能計測

田村　守　北海道大学教授・電子科学研究所
野村保友　北海道大学電子科学研究所
星　詳子　東京都精神医学総合研究所
根本正史　北海道大学医学部脳神経外科

　人が営む多彩な精神活動，特に感情や言葉の理解などの高次機能の解明にむけて，脳の活動を外部から無侵襲で高い空間分解能をもち，かつ連続的に計測する技術，脳機能イメージングが開発されてきた。この機能イメージングはその基本原理から2つに大別される。

　1つは，直接脳神経系の興奮による電気的活動を追跡するもので，EEGやMEG(magnetoencepharography)がその代表例である。もう1つは，脳神経系の興奮に伴う代謝変動や血行動態の変動を画像化するもので，PETやfMRIによる脳機能イメージングがよく知られている。

　"光による脳機能計測"は3つの偶然から生まれた。それは，①情報技術分野で近赤外光(波長：700～1,800nm)が光通信の主役として使われ，これに伴う種々の光学技術が急激に発達したことと，②この近赤外光が生体組織に対し，高い透過性をもち，③血液中のヘモグロビンおよび，ミトコンドリア内のチトクローム酸化酵素が，特異的な吸収バンドをもつことによる。最初，この近赤外分光法は，主に脳内酸素モニターとして臨床の場で興味をもたれ発展したが，1993年に筆者らを含め3つのグループから脳機能計測への応用が示され，その後，多チャンネル化，計測の高速化，画像化へと進んできた。現在では装置も市販されるようになり，光計測法のもつ利点—装置が小型，特別な設備が不要，他の計測法との併用が容易，などから，多くの注目が集まりつつある。

　しかしながら，この近赤外分光法のもつ基本的な欠点の克服がなされないままに，安易な製品化と臨床分野への応用が行われた結果，多くの混乱と不信を招くこととともなった。近赤外分光法による脳機能計測が，他の手法とともに，1つの確立した手法として広く受け入れられるため，今一度本手法のもつ問題点とその解決法を整理する必要がある。

　ここでは，3つの節に分け，光CTに代表される現行の光計測の基本を述べ，次に神経活動と循環応答の関連をラットを用いたオプティカルレコーディングで解説する。最後に，光CTを含む光脳機能計測の結果と今後の可能性を紹介したい。第1節の数学的な記述の部分は物理的な正確さに興味のない方は飛ばしていただきたい。

1. 散乱系における光の挙動

　生体組織のような不透明な試料に光が照射されると，そこに含まれる粒子(血液ならば赤血球，組織ならば細胞や細胞内微小器官，例えばミトコンドリア)によって散乱され直進せず全体に広がる。このとき，照射光に対し直線上に置いた検出器には，散乱による光の減衰とそこに共存する光吸収による減衰の2つが重なる。ここで注意すべきことは，散乱による光の減衰はあくまでも，見かけ上検出器に入る光の量が少なくなることを言っており，散乱系全体で検出された光を積分すれば，この光の量は照射光量と同じに保存される。

　このような吸収と散乱が共存する生体組織のような不均一散乱系においては，光は単にエネルギーの流れとして記述でき，一般にボルツマン形式

による輸送方程式に従う[1]。

$$\left\{\frac{1}{c}\frac{\partial}{\partial t}+S\nabla+(\mu a+\mu s)\right\}I(r,s,t)$$
$$=\mu s\int_{4\pi}P(s',s)I(r,s',t)ds'+S(r,s,t) \quad (1)$$

ここでcは光速度，$I(r, s, t)$は時間tでの，位置rにおいてsの方向へ動く光の密度を与える。したがって左片は，散乱係数μsと吸収係数μaでsの方向へ減衰する光の密度が，光源：Light Source, $S(r, s, t)$からの光量と散乱によってS′の方向へ流れる光の確率，$P(s', s)$，を積分した量の和と等しいことを示している。(1)式は積分方程式で一般に解けないため，拡散近似を用いて，式(2)の光拡散方程式が導かれ，この式が，生体系での光の振る舞いを記述する最も基本的な式であり，この後述べる絶対値の測定や光CTの画像再構成の基本である。

$$\left(\frac{1}{c}\frac{\partial}{\partial t}-D\nabla^2+\mu a\right)\phi(r,t)=S(r,t) \quad (2)$$

ここで，式(1)では表れてこない新しいパラメーター，D，は光拡散定数と呼ばれ，従来から

$$D=\{3(\mu a+\mu's)\}^{-1} \quad (3)$$

で表され，ここで$\mu's$はreduced scattering coefficientと呼ばれ，散乱係数μsと(4)式の関係がある。

$$\mu's=\mu s(1-g) \quad (4)$$

gは異方性パラメーターである。(2)式は，与えられた条件下で解くことができる。ここで，(2)式は，rの位置の所での$\phi(r,t)$，時間tにおける光子流束，fluence rate，の拡散と，光源から流入する流束がつり合うことを意味している。この時，従来より信じられてきた(3)式では，(2)式の解はμaと$\mu's$に関し変数分離されない。このこ

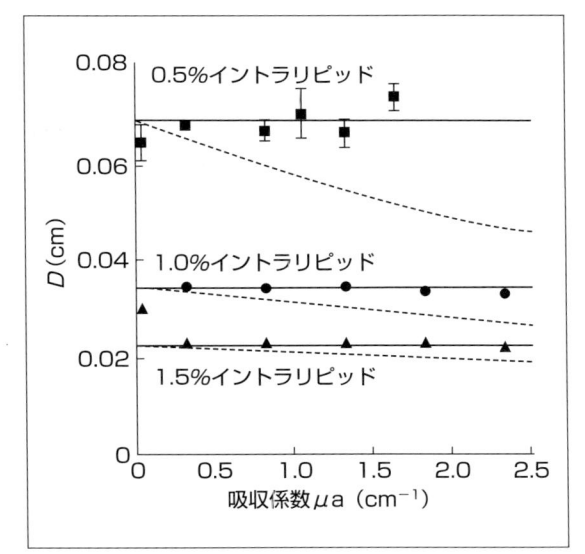

図1 種々の散乱係数をもつ散乱体（イントラリピット）で吸収係数μaを変化させたときのDの値

実線は$D=(3\mu's)^{-1}$，点線は$D=\{(3(\mu's+\mu a)\}^{-1}$で計算した結果。(6)式に基づき計算を行った。

とは，散乱系において，吸収と散乱が独立ではないことを意味する。例えば，(2)式を均一な散乱体（半無限スラブ）の境界条件で解けば

$$\phi(r,t)=\frac{c}{(4\pi cDt)^{3/2}}\cdot\exp\left(-\frac{r^2}{4Dct}-\mu act\right) \quad (5)$$

ここでrは光源と検出位置との距離となる。この解は，$D=\{3(\mu a+\mu's)\}'$の形であると，$\phi(r,t)=f(\mu a,t)\cdot f'(\mu's,t)$の形に書けず，$\mu a$と$\mu's$が独立の形の解を与えない。(5)式を時間に関し積分し，連続光での光拡散の式を求めると，

$$I(r)=\frac{A}{r}\cdot\exp(-B^{-1/2}\cdot r) \quad (6)$$

となり，rは(5)式と同じ距離，$A=\frac{S}{4\pi CD}$，$B=\mu aD$，Sは定数である。$I(r)$はrの所での光強度。(6)式を実験と比較すると，図1のようになり，

135

技術編 ⑧

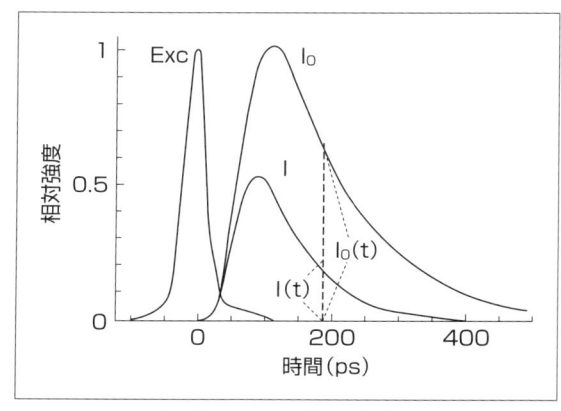

図2 散乱系での飛行時間曲線
Io(t), I(t)：時間 t における透過光（反射光）強度で吸収が存在しないときとするときの実測される光強度。fo(t)とf(t)とは後者は規格化されているがIo(t)/I(t)はfo(t)/f(t)と同じ値を与える。

点線が(3)式を用いて(6)式を計算したもので実測と合わない。次に，(3)式の代わりに(7)式

$$D = (3\mu's)^{-1} \quad (7)$$

を用いた計算結果が実線であり，実験値とよく合う。このことは，(2)式の中のDは従来信じられてきた(3)式ではなく(7)式が正しいことを示している。(7)式は，光の広がり方は，散乱のみに依存し，吸収とは独立であることを示している。この"吸収と散乱が独立"の結果は光CTを含めたすべての生体系での分光測定の基本原理である。

さて(2)式のDが$\mu's$のみの関数（式-7）であると，散乱系における光の振る舞いに関する基本的な解は$\mu a = 0$を$f^0(t)$とすれば

$$f^\lambda(t) = fo^\lambda(t) \cdot e^{-\mu a ct} \quad (8)$$

の形になる。(8)式は，微視的な時間分解ベールランバート則を表し，光子が散乱体の中を飛んだ距離(l)は，飛行時間，time of flight と

$$l = ct \quad (9)$$

の関係があり，cは媒質中の光速度で真空中の光速度に屈折率をかけたものである。したがって(8)式は

$$f(l) = f^0(l) \cdot e^{-\mu al} \quad (10)$$

となる。(10)式の意味するところは，散乱体において，吸収が共存するときの各光波長の分布 f(l)は，吸収のないときの分布，f(l)に，各光路での吸収，μalの対数をかけたものである。$e^{-\mu al}$はベールランバート則であるから(10)式は"吸収と散乱は独立で，個々の光子が散乱によって異なる光路を通るとき，各光路においてμaの対数で減衰する"，と言える。

(10)式の微視的ベールランバート則は巨視的ベールランバート則(11式)

$$A = \varepsilon C D_{scatt} \quad (11)$$

と結びつけると

$$A = \log fo(l)/f(l)$$
$$= \log_{10} \ln \frac{\int fo(l) \cdot dl}{\int fo(l) \cdot e^{-\mu al} \cdot dl}$$

したがって

$$D_{scatt} = \frac{\int fo(l) \cdot l \cdot e^{-\mu a \cdot l} \cdot dl}{\int fo(l) \cdot e^{-\mu al} \cdot dl} \quad (12)$$

で与えられる。実際は，時間分解計測から，

$$D_{scatt} = \frac{\int fo(t) \cdot ct \cdot e^{-\mu act}}{\int fo(t) e^{-\mu act} \cdot dt} \cdot dt \quad (13)$$

時間 t, で書き直すと(13)式となる。したがって平均光路長，D_{scatt}は図2の飛行時間曲線の重心から求められる。

散乱系において，吸光度変化の絶対値は比較的

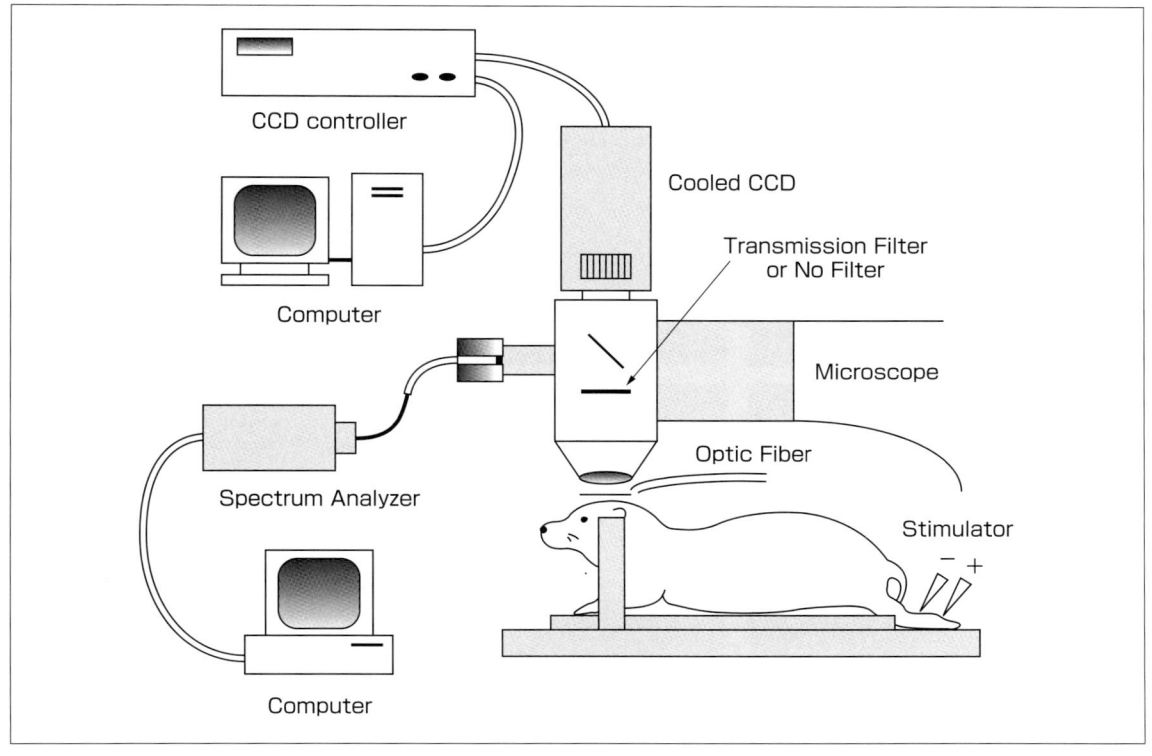

図3 ラット脳表における神経活動のイメージングシステム

容易に求まるが，(11)式からわかるように，光路長，D_{scatt}を求めない限り，濃度変化の絶対値が決定できない。このため，濃度変化を求める場合，拡散方程式の解(5式)を用いるか，(13)式より，D_{scatt}を実測する時間分解計測が必須となる。また，定常光を利用する場合は(6)式に基づいて，異なったrの所で光強度を求めることにより，μaを決めることが可能である。この手法は拡散方程式に基づく空間分解法(spatially resolved spectroscopy)と呼ばれる。

以上まとめると，光CTに代表される近赤外分光法による脳機能計測において，最も基本的な吸収と散乱の独立性および微視的および巨視的ベールランバート則が成立すると結論できる。

2. 脳機能イメージングの基礎
　　―動物実験系

PETやfMRIに代表される脳機能の画像イメージングは脳局所の神経活動の上昇に伴い，その部位での局所血流量および酸素消費の増大が起こることに基礎を置いている。この現象をラット脳表で直接観測した実験を以下に示す[2]。

図3に実験のブロックダイヤグラムを示してある。ラット頭部の頭皮を切除後，頭蓋骨を薄く削り，thinned skullを作製する。この標本は従来のクラニアルウインドウ(cranial window)に比べ，解像度は少し悪いが，脳表がintactであることと手技が比較的容易な利点をもつ。図4は577nmの反射光で，後肢を5‐Hz，2秒間刺激した際のsomatic sensory motor cortexの吸収変化の時間・空間的変動の画像である。刺激開始後3.5秒（刺激終了後1.5秒）で最大吸収変化が見られ，その後減衰して行く。図5は異なった波長での吸収変化の空間・時間的変動を示したもので，577nm，586nmは刺激後，吸光度の増加が見られ，その後単調に減衰して行くのに対し，605nmは一度増加後，減少し，再び増加し元に戻る二相性の変

技術編 ⑧

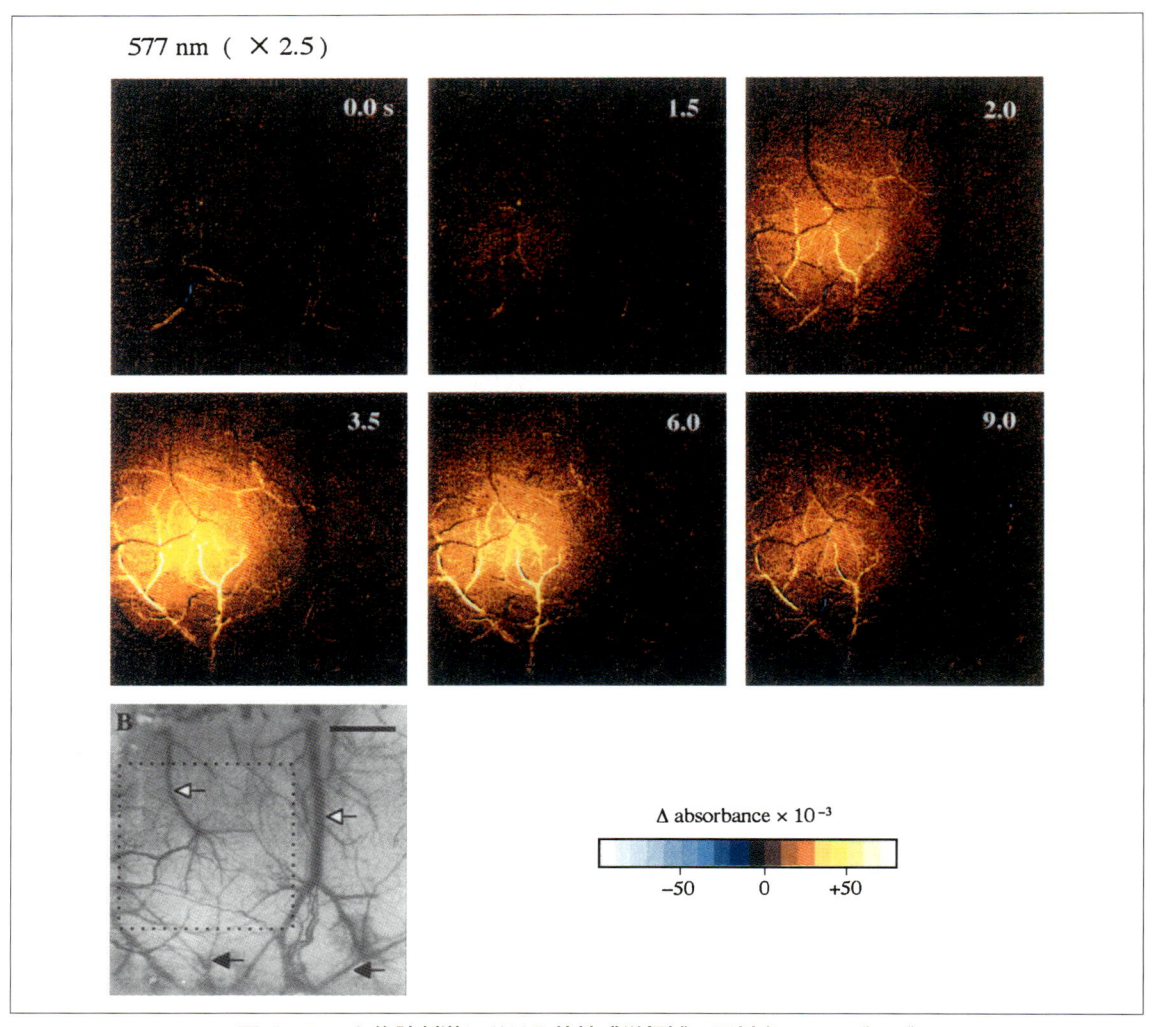

図4 ラット後肢刺激における体性感覚領域の反射光イメージング
577nmの反射光をCCDカメラで得, 各ピクセルごとにIo/Iを求めて画像に表示.

化を示す. このことは, 刺激により, 血液量の増加と酸素化-脱酸素化が同時に起こり, 異なった波長におけるこれらの変化の吸収の寄与が異なることを反映している.

測定波長によって異なる画像が得られたことより, 次に酸素化, および脱酸素化ヘモグロビンの変動を追跡することを試みた. このため図3の分光光度計に反射光を一部導入し, 刺激前, 刺激中, および刺激後のsomatosensory領域の反射スペクトルを経時的に記録する. 次に, 1つの波長 λ において得られた吸光度変化は

$$\begin{aligned}\triangle A(t) &= \log Io^\lambda/Is^\lambda(t) - \log Io^\lambda/Ir^\lambda \\ &= \log Ir^\lambda/Is^\lambda(t) \\ &= L\lambda(E_\lambda^{oxyHb}\triangle[oxyHb(t)] \\ &\quad + E_\lambda^{deoxyHb}\triangle[oxyHb(t)] \\ &\quad + E_\lambda^{water}\triangle[water(t)] + \triangle K(t)\end{aligned}$$

(14)

と表せる. ここで Io^λ は照射されている光量,

図5 異なった測定波長で用いたラットの機能イメージング

図4と実験条件は同じ。

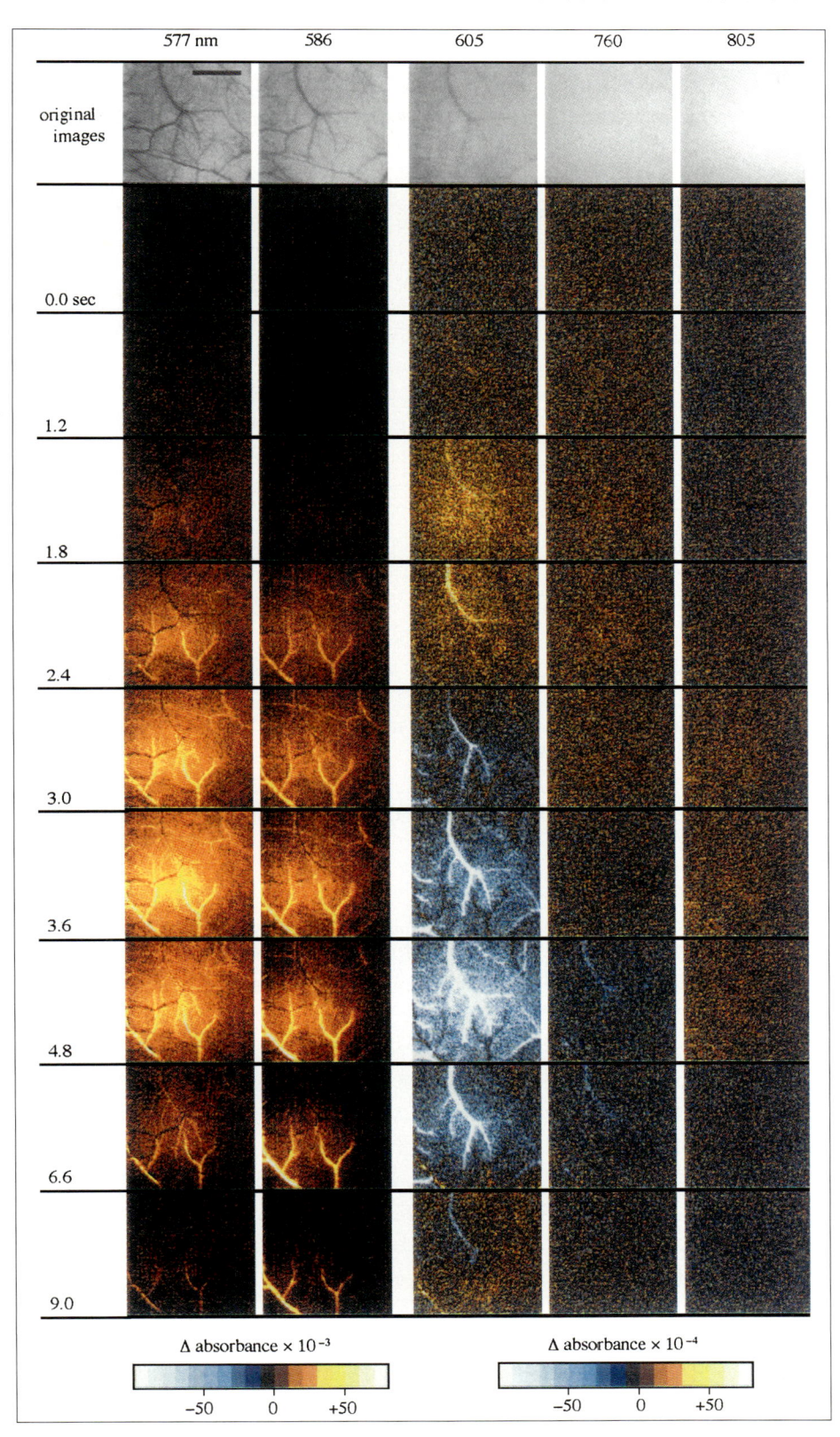

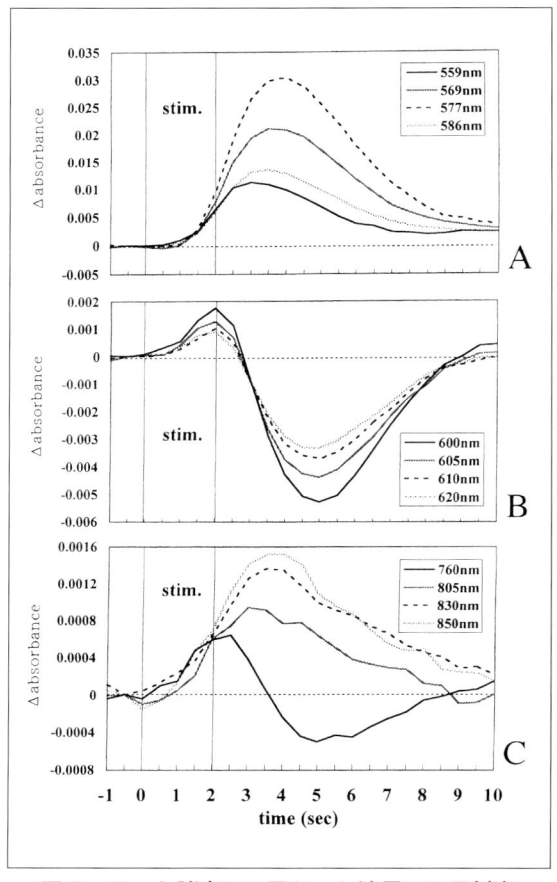

図6 ラット脳表での異なった波長での反射光強度変化の時間変動

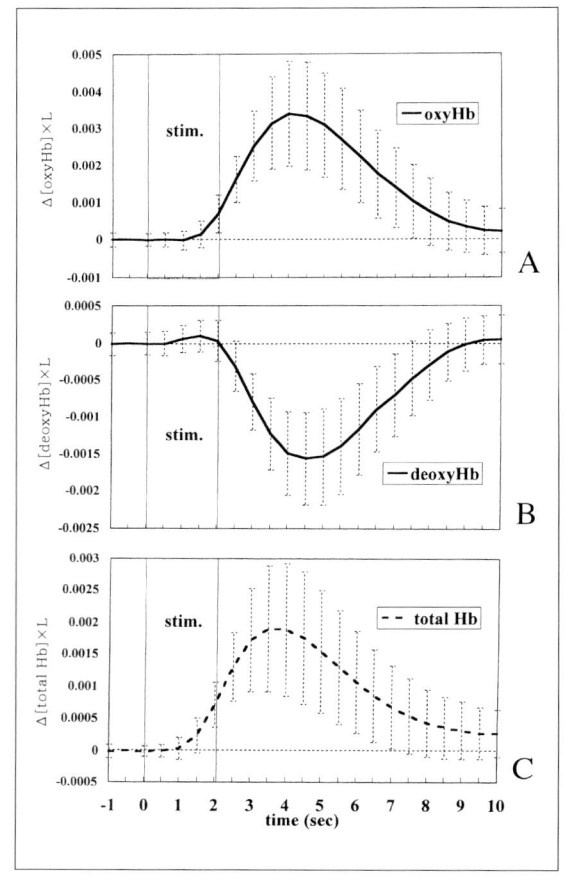

図7 ラット脳表における刺激時の酸素化，脱酸素化Hbおよび血液量の時間経過

Ir^λは刺激開始前の基準として用いた反射光量，Is^λは測定時の反射光量，$L\lambda$は平均光路長（式11のD_{scatt}に対応），Eはそれぞれの吸光係数，△Kは散乱変化である。この解析では前節で述べたように，$L\lambda$を一定として（光路長は吸収によらず一定）取り扱っている。(14)式を得られた反射スペクトル（500〜750nm）の各波長について解いてカーブフィッティングを行い，最終的に[oxy-Hb]，[deoxy-Hb]，[water]および△Kを各測定時間で求める。図6は，種々の波長での刺激前および刺激後の吸光度変化を示す。明らかに異なった波長での吸光度の時間変化は異なったプロファイルを示している。図7に(14)式を用いて求めた[oxy-Hb]，[deoxy-Hb]および[total-Hb]の時間変動を示す。[oxy-Hb]は刺激開始後1秒から増加し始め4秒で最大となり，その後減衰する。特徴的なものは，刺激終了後に増加が最大となることである。

一方[deoxy-Hb]はわずかであるが刺激開始後一過性の増加の後，減少し始め約4秒で最少となり，元に戻る。[total-Hb]は[oxy-Hb]と同様な変動パターンである。実測された吸光度変化（図6）には，ヘモグロビンに由来する真の吸光度変化に脳組織の散乱変化（△K）と体積変化（ここでは水の量に反映される）が重なっている。これらの"光学的アーティファクト"の変化を図8に示す。ここで散乱変化，△Kが大きく変動している点に注意していただきたい。特にこの散乱変化が刺激開始直後の一過性の[deoxy-Hb]の増加，initial deoxygenationと同程度のため，どの

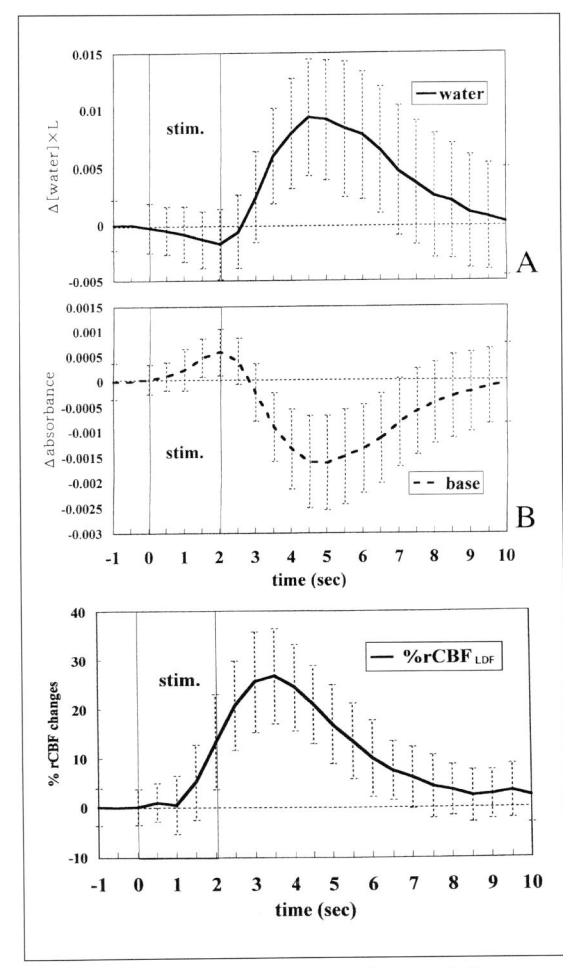

図8 刺激時の光学的シグナルの変化
△K(t), 組織の散乱光変化, および水の変動
Baseは△K(t)を示す.

ような解析法を用いるかで, 結果がことなる可能性がある. 筆者らは(14)式でLλ・Eλを実測して散乱によるスペクトルのゆがみを考慮したモデルを用いても, initial deoxygenationが存在することを示すことができた. (14)式の解析結果は図8(c)の血流速度のプロファイルとよい一致(total-Hbは血流と相関する)を示し, 筆者らの解析法の妥当性を示していると言える.

一連のラットを用いた動物実験からfMRIの原理である"over compensation"が実際に観察される. しかし血流増加が最大になる時間は神経活動の終了後であり, 神経活動の時間変動と血流増加および脱酸素化Hbの減少は時間的にずれる. したがって, 血行動態の変動に基づく機能画像イメージングは, 真に神経活動領域を表しているのか疑問は残る. 筆者らが解析した限り, initial deoxygenation(intial dip)は存在すると言える. 今後, いかにして神経活動を直接反映する光学的シグナルをつかまえるかが鍵となる.

3. 近赤外分光法と脳機能計測

脳機能イメージングの基本である神経興奮-血行動態のカップリングは, 必ずしもその機構は完全に解明されたとは言えないが, 近赤外光を用いた人を対象とした高次脳機能研究に新しいツールを与えつつある. それは2つの原理に基づく. すなわち, ①近赤外光(700〜1,500nm)が生体組織に対し高い透過性を有すること, ②血液中のヘモグロビンがこの領域に特異的な吸収帯をもつことである. したがって, 外部よりこのヘモグロビンの酸素化-脱酸素化および血流変動を近赤外光を用いて測定すれば, 脳局所の神経活動を時間的, 空間的に追跡できることになる.

現在, 脳機能計測に広く利用されている装置は本来臨床用に開発された酸素モニターであり定常光を利用している. そこでは, ベールランバート則(11式)を仮定し, かつ多成分に拡張した

$$\log I_o^{(\lambda)}/I^{(\lambda)} = \Sigma E_i(\lambda) \cdot C_i \beta(\lambda) \cdot L + S(\lambda) \quad (15)$$

と表される. ここでIo(λ)およびI(λ)は時間分解計測の基本式(10)式を時間に対し積分した

$$I_o(\lambda) = \int f_o^\lambda(t) dt, \quad I(\lambda) = \int f^\lambda(t) \cdot dt \quad (16)$$

ものである. したがってIoは吸収の存在しないときの光強度, Iは吸収が存在するときである. Lは物理的な光路長, β(λ)は散乱による見かけの光路長の補正係数, path length factor. したが

技術編 ⑧

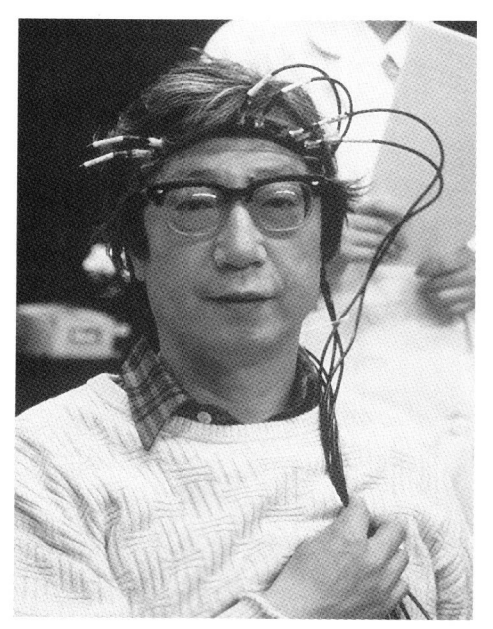

図9　多チャンネル（3チャンネル）近赤外分光法によるヒト脳機能計測例

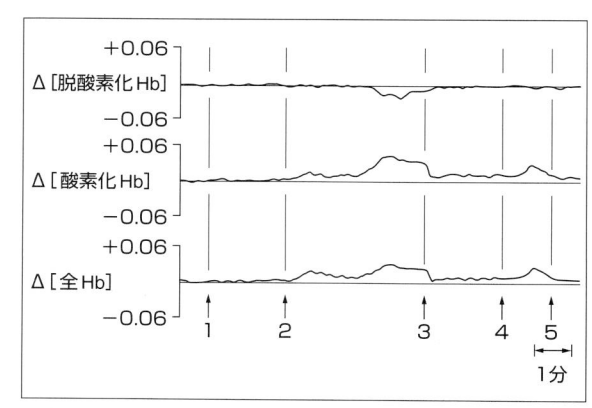

図10　ヒトの思考時における脳内酸素濃度および血液量の近赤外計測
右利き，28歳の男性。

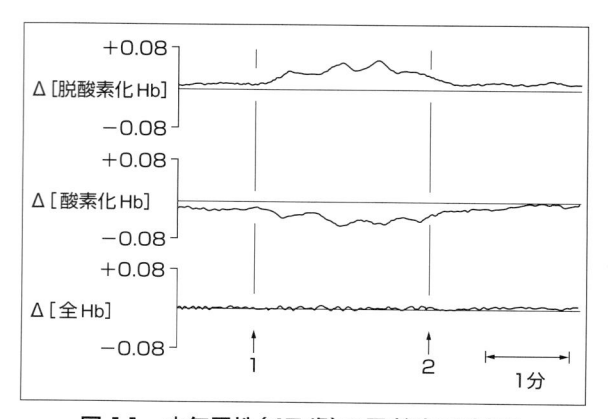

図11　中年男性（47歳）の思考時の近赤外計測例
矢印1より思考を始め2で解答を得た。

って$\beta(\lambda) \cdot L$が真の光路長(path length)となり，(11)式のD_{scatt}に対応する。$Ei(\lambda)$，Ciはi番目の成分の吸光係数と濃度である。$S(\lambda)$は散乱のみによる光の減衰項である。(15)式は実際の生体試料で確認されており，散乱系において，"重ね合せの原理"が使えることを示している。$\beta(\lambda) \cdot L$は時間分解計測から(13)式で求められる。しかし現在市販されている装置で$\beta(\lambda) \cdot L$を実測し絶対値を得ることはできない。このため，(15)式に基づいたヘモグロビン濃度は相対値表示がなされる場合が多い。

図9に実際の脳機能計測の例を示す。ここでは，入射および検出の2本のライトガイドを1セットとして3か所（左，右，および中央）の前頭部で計測している。図10に典型的な脳活動に伴う血流変動および酸素化状態を追跡した例を示す[3]。

被検者は26歳の男性で数学の問題を解いている時の[oxy-Hb]，[deoxy-Hb]および[t-Hb]の変化を示している。ここでは安静時の変化を基線としてこれより上向きが増加，下向きが減少を示している。矢印の1から2の間で読み上げられ，2のところから解き始めた。すると解答開始約10秒後より脳血流変化を反映する[t-Hb]が上昇し始め，脳活動が増加し始めたことがわかる。同時に[oxy-Hb]量も増加したが[deoxy-Hb]量ははじめ変化なく後半で減少した。途中で疲れて考えるのをやめるとこれらの変化は速やかに元の状態に戻った（矢印3）。しばらく休んだ後再び考え始めると（矢印4），再び同じような変化が見られた。この矢印2と3および4と5での血流増加(t-Hb)およびoxy-Hbの増加は，我々の脳において神経活動の上昇により酸素はより多く消費されるが，その消費を上まわる血流の増加が同時に起こ

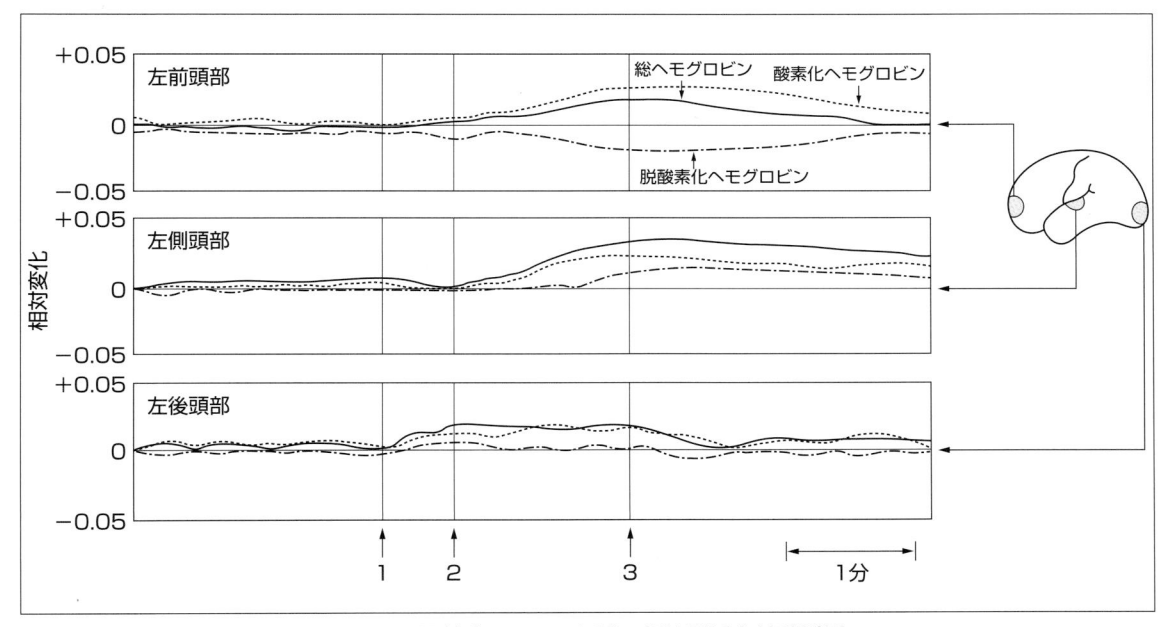

図12 思考時における左脳の部位別近赤外計測例
測定部位を右に示す。矢印1から2まで問題を読み，2から考え始め3で解答を得た。

ることを示している。言い換えると「頭は使えば使うほど血のめぐりがよくなる」。

ところが興味深い例を図11に示す。この結果は47歳の中年の男性が暗算を行った際のもので，図10と異なり，oxy-Hbの低下とdeoxy-Hbの増加が見られ，脳活動の上昇によってむしろ"低酸素状態"になっている。この違いは，図11において，血流(t-Hb)の上昇が起こらず，脳活動の上昇による酸素消費の増加を直接反映していると言える。したがって図10の若いボランティアで見られた脳活動と血流増加との間にあるカップリング機構が，年齢とともに低下しているのかも知れない。

次に脳の異なった部位における活動を追跡した例を示す[4]。図12は数学の問題を解いている時の脳局所の時間変化を追ったもので矢印1で問題を読み始めると，後頭部の一次視覚野が活性化されるがこの時，連合野(側頭葉)と前頭葉(第10野)は変化しない。次に矢印2から考え出すと，前頭葉と側頭葉は活動を開始するが，血流変動および酸素消費の挙動は明らかに異なる。解答後，後頭葉は速やかに元のレベルに戻り，次に前頭葉がゆ

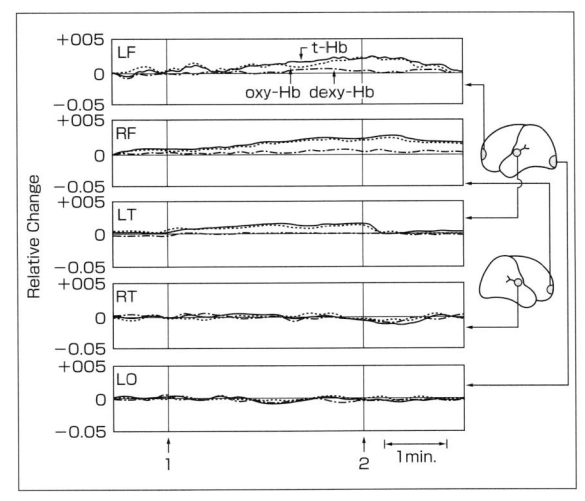

図13 暗算時の左右脳局所における多チャンネル測定例
矢印1から2まで暗算を行った。

っくりと戻る。連合野(側頭葉)は高い脳活動の状態が長く続く。更に測定部位を5か所に増やした結果を図13に示す。被検者には連続して暗算の

技術編 ⑧

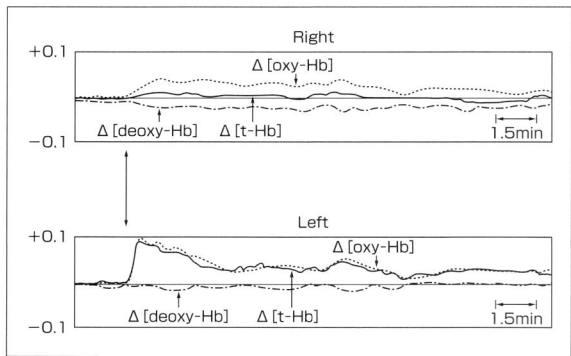

図14 激しい感情の動き(emotional task)における左右前頭部の近赤外応答

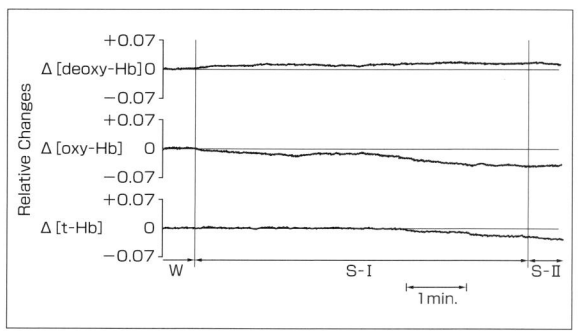

図15 夜(11頃),最初の眠りに入る時の左前頭部の近赤外計測例
W:覚醒時　S-I,II:ノンレム睡眠のI,II

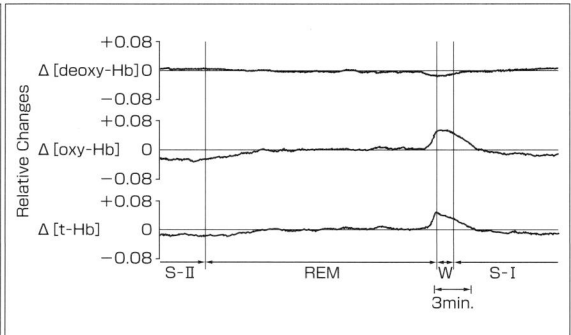

図16 レム睡眠時における左前頭部の近赤外計測例
REM:レム睡眠,W:覚醒。

問題を聞きながら答えを言ってもらった。図からわかるように左右前頭葉と左側頭葉はほぼ同じように活性化されるのに対し,右側頭葉と後頭葉はほとんど働いていない。解答後,左側頭葉は速やかに元のレベルに戻るのに対し,左右前頭葉の戻りは遅い。ここで一般に聴覚は両側性なので右の側頭葉に装着したプローブが一次聴覚野の活動を計測しているとすれば,質問者の声を聞いているので活性化されるはずである。このことは逆に,左右の連合野を比較的選択的に計測していると言える。

光による脳機能計測の1つの利点を図14に示す[3]。被検者の左右の前額部に近赤外プローブを装着して,安静時に偶然個人的質問をした際に得られた結果で,左前額部では質問から1秒以内に急激な血流増加と酸素化-Hbの増加が見られ,その後ゆっくりと元のレベルに戻っている。一方,右前額部は質問後,ゆっくりと酸素化Hbの増加と脱酸素化Hbの低下が起こりこの時,血流増加は比較的小さい。この結果から,前頭葉は論理的思考が要求されるmental taskより感情の動き(emotional stress)により強く活性化され,また通常は左半球優位であるため明らかに左脳は右脳より早く激しく活動するという従来の説を裏付けていると言える。また図14の急激な血流増加は代謝性のものとは考えにくく,神経性の血流増加と考えられる。このプロファイルはラットで得られた結果と類似していた。

他の手法に比べ光計測法のもたらした利点は長時間連続的(〜10時間)に脳活動を記録できることである。その例を睡眠時の結果として以下に示す。人の睡眠は大きくレム睡眠とノンレム睡眠に分けられ,後者は4段階の深さがある。

図15は夜,起きている時から最初の眠りに入る時の左前頭部の変化である[5]。覚醒時の状態を基線にとってある。今ノンレム睡眠(第一段階)に移行して行くと非常に奇妙なことに血流(t-Hb)が増加せずにoxy-Hbの減少とdeoxy-Hbの増加が見られる。これは酸素消費の増加に対応し,むしろ脳は"活性化"されている。一般にノンレム睡眠は脳が休んでいる睡眠なので,この結果は不思議である。次に睡眠サイクルの途中でのレム睡眠および覚醒時での変化を図16に示す。ノン

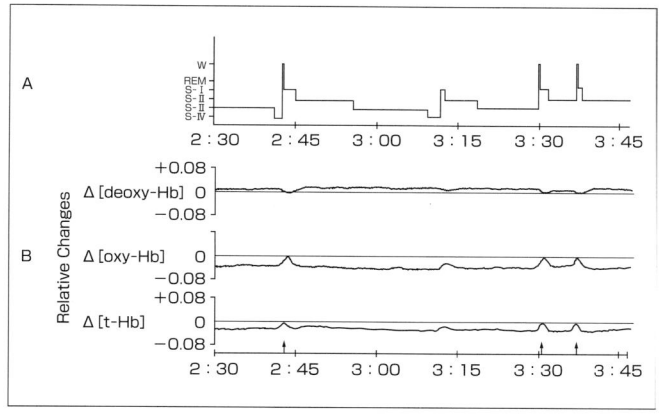

図17 ノンレム睡眠時に現れるα-スパイクと近赤外応答
矢印はα-スパイクが現れた時間を示す。

レム睡眠（第二段階）からレム睡眠に移行すると（この時，脳は活動して，通常夢を見ている），t-Hbおよびoxy-Hbの増加が見られ，確かに脳は活動していることがわかる。途中で目を覚ましたとき，oxy-Hbとt-Hbの急激な上昇が見られる。図15と異なり，覚醒した後，再びノンレム睡眠に移行するとt-Hbとoxy-Hbが減少し脳活動の低下を示している。このことは，最初の睡眠に移行する時，何か日内リズムに関係した複雑な事柄が起きていることを示している。

これに対し，一度睡眠サイクルに移行した後の覚醒後，再び眠る場合は脳活動が低下していると言える。さて我々が眠っている間，脳機能は低下したままだろうか？　図17はノンレム睡眠中に10～30秒程度現れる脳波上のα-スパイクに対応して脳内の酸素状態が複雑に変動していることを示している。また図の3：10頃に明らかにt-Hbおよびoxy-Hbの増加とdeoxy-Hbの減少が見られるが，脳波上ではα-スパイクは見られずレム睡眠でもない。このことは，脳波上で検出できないような脳活動の存在を示している。筆者らが用いている近赤外酸素モニターは普通の家庭で簡単に使用できるため，例えば睡眠時無呼吸症候群などで脳内酸素濃度の変動や，薬物を用いた"人工睡眠"と自然睡眠との違い，また不眠症への診断・治療等に利用できる。

次に左右半球の活動を光で分類した例を示す[6]。今，被検者に左右前頭部に2つのプローブを装着し，鏡映描写（Mirror Drawing Test）と呼ぶテストを行ってもらう。これは机の上に星型を置いておきその形は鏡を介してさかさまに投影される。被検者はこの鏡に写った像を見ながらペンで実際の星型を右回りと左回りで1周する。このとき実際の星型の線からはずれた回数をカウントし，エラーの回数および1周の時間を求める。この過程を右手と左手で行う。

図18は右効きの男性で（a），（b）が優位脳反応パターンである。右手で星型をなぞると，左脳（a）は全Hb（t-Hb）およびoxy-Hb（酸素化Hb）の増加が見られ，deoxy-Hb（脱酸素化Hb）は変わらない。次に左手で行うとoxy-Hbの増加は右手と同じであるがt-Hbの増加は小さい（この時左手の方が間違いが多く時間もかかる）。右脳は左手と右手であまり差がなくt-Hbの増加は小さい。一方両側反応パターン（c），（d）は右手および左手でともに左右脳は同じように活性化されている。

図19は左効きの男性例である。優位脳反応パターンでは右脳が図9の左脳と類似している。興味深いのはこの時左脳は右手および左手でも右脳が働いている時は，むしろ不活性化されているように見える（図18を参照）。左効きの両側反応パ

技術編 ⑧

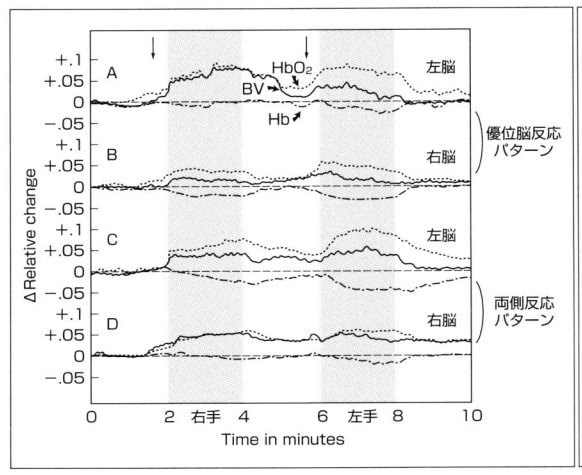

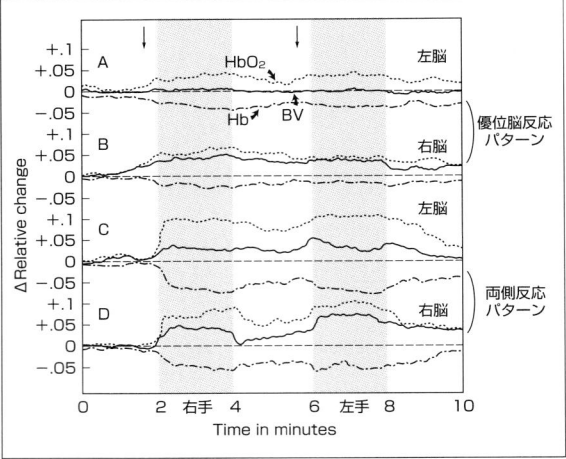

図18 右利き男性の鏡映描写における左右前額部の活動状態
(a)(b)：優位脳パターン，(c)(d)：両側反応パターン。

図19 左利き男性，他は図18と同じ

ターンは左右とも同じような動きを示す。この左右脳の反応の仕方は性差があり，右効きの男性の60％は左脳優位に対し，女性はわずかに30％程度で，70％は両側パターンであった。一方，左効きの男性は75％が右脳優位に対し女性はすべて両側パターンであった。このことは男性では右効き，左効きともそれぞれの優位脳が働くのに対し女性では左右の脳が共同して働いている。

またこの近赤外光で調べた結果では，本来左効きの人が幼児期に練習によって右効き（外見上は本来の右効きの人と区別がつかない）となっても右脳優位のパターンを示している。言い換えると生まれた時に反応パターンは決まっており，これはその後変わることはないようである。

4. 光CTによる脳機能イメージング

2節で述べた時間分解計測法を用いて光拡散方程式の解を用いるか，あるいは平均光路長を決定すれば吸収強度の絶対値を求めることができ，画像化が可能である。図20に筆者らが試作した時間分解64チャンネルイメージング装置のブロックダイヤグラムを示す[7]。

基本構成は，ピコ秒領域の短パルス光源と，

TACと呼ばれる検出系からなる。ここでは装置の詳細は省略するが，光源は近赤外光の3波長，(761, 771, 830nm)を出すパルス光ダイオードレーザでパルス幅100ps，繰り返し周波数5MHz，平均パワー0.25mWで用いた。検出系はシングルフォトンカウンティング法を用い，すべてをIC-hybrid化した。画像再構成は逆問題の解法を用いファントムで検証を行った。

図21は反射型での成人頭部における定量的光マッピング画像の例である。被検者に右手でタッピングを行ってもらい，酸素化Hb(A)，脱酸素化Hb(B)の安静時とタスク時の差画像を同一被検者のMRI画像に重ねてある。この時，各測定点間のすべての組み合わせに対して飛行時間計測より平均光路長を求め，絶対値表示してある。ここで得られた活性化領域は従来の機能地図およびfMRIの結果とよい一致を示した。この被検者の最大酸素化Hbの増加量は1.7μMであった。一方脱酸素化Hbの最大減少量は1.3μMであった。左手のタッピングの結果をCに示す。この場合，活性化領域はほとんど変わらず，酸素化Hbの変化量は〜0.3μMの増加であった。脱酸素化Hbの変化は検出にかからなかった。一般に脳内の血液量は〜200μMと言われており，〜80％が静脈血で

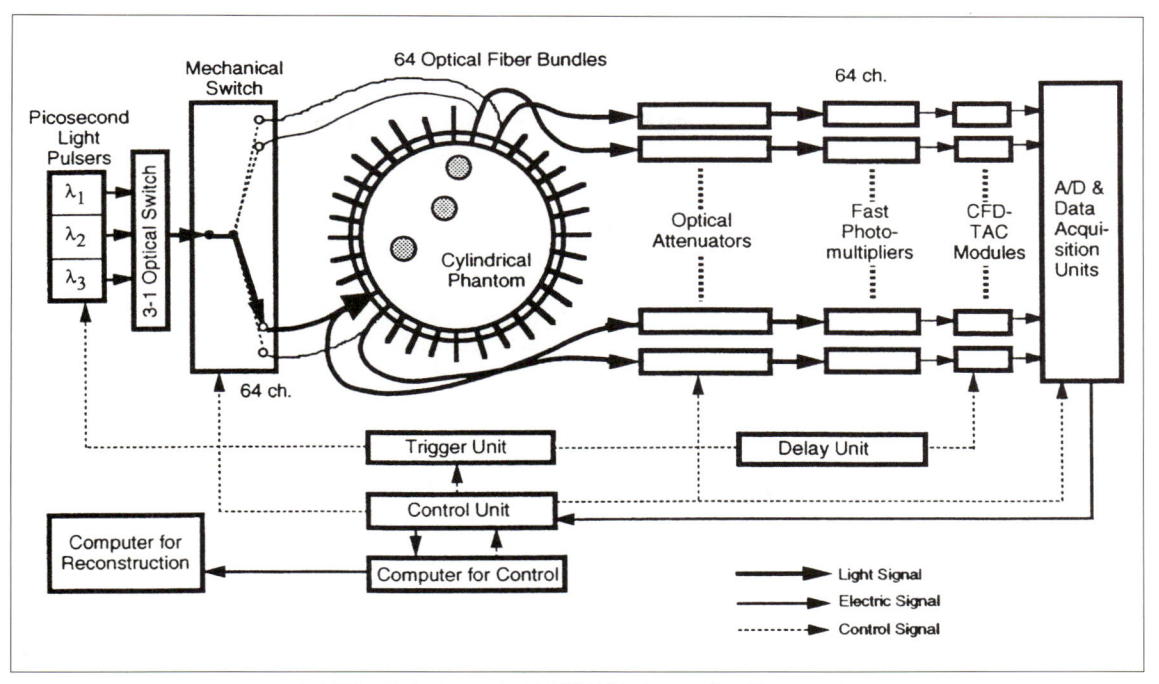

図20 64チャンネル時間分解イメージングシステム

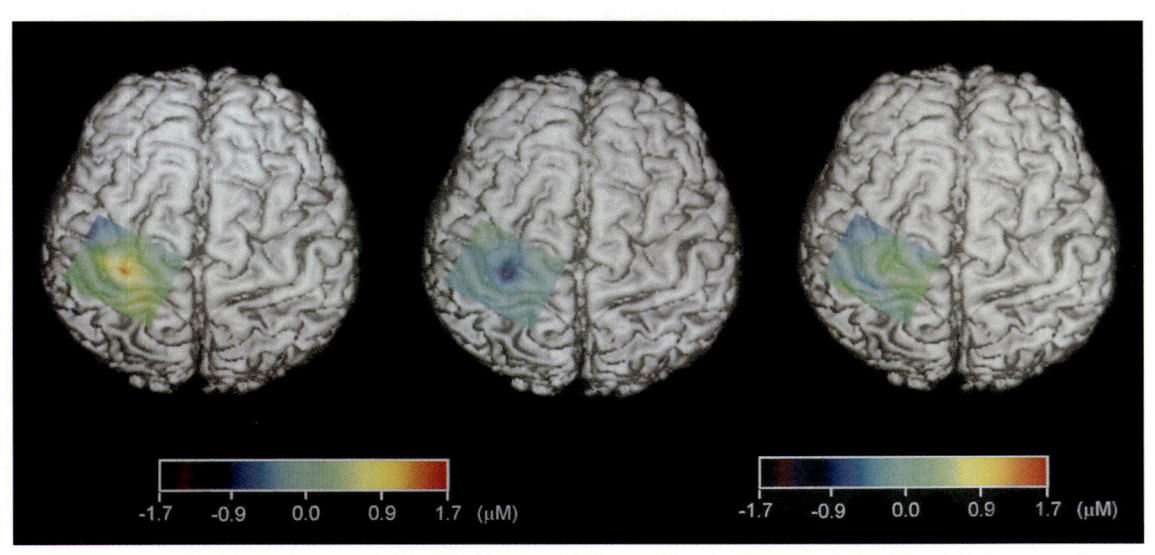

図21 (A)右手タッピングにおける酸素化Hbの画像，(B)脱酸素化Hb，(C)左手によるタッピング

技術編 ⑧

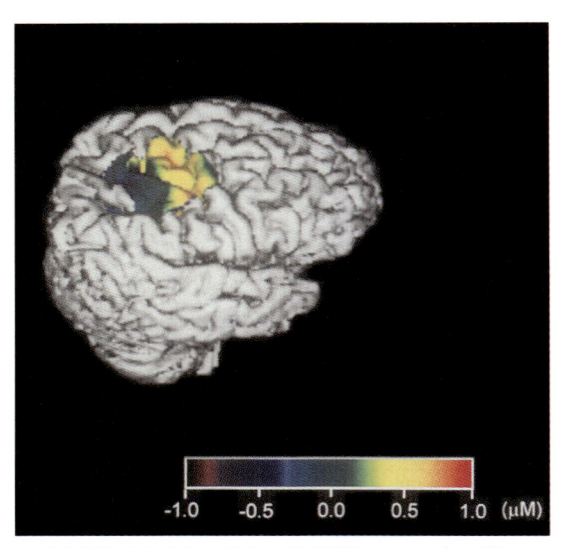

図22 図21と異なる被検者のタッピングによる活動領域の画像

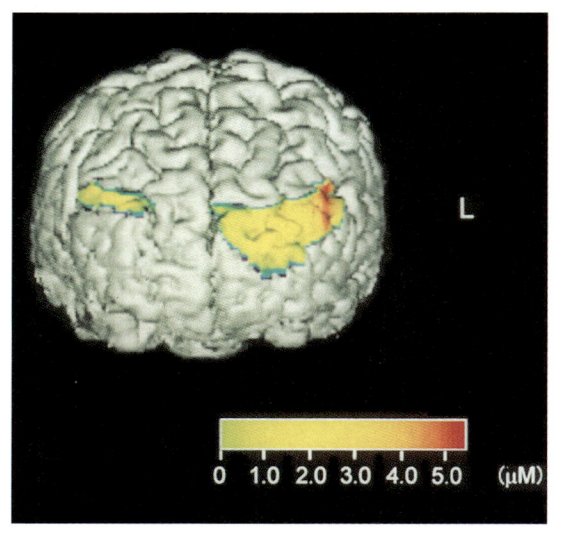

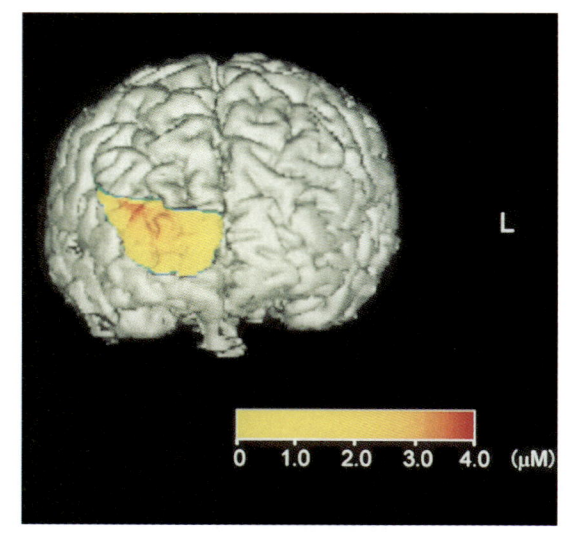

図23 forward および backward digit span における両者の差画像
A（左図）表1の被検者6，B（右図）被検者7

その，酸素飽和度は〜平均60％程度と考えられる。したがって血流増加による over compensation による酸素化Hbの変化は非常に敏感なのに対し，脱酸素化Hbは相対的ににぶくなる。筆者らの図21の結果はfMRIの信号レベルが最大7〜1％程度とよい一致を示す。図22は別な被検者の測定例で，この被検者の場合，比較的広い領域が活性化されている。興味深いのは，変化量の最大値が〜0.7μM程度で，2か所見られ，タッピング刺激のような単純なタスクでも個人で異なるこ

表1 digital spanにおけるブロードマン野，酸素化Hb，タスクの成績

Subject	L/R	Brodmann's area	Δ[oxy-Hb] (μM, mean±SD)	task performance (the longest digits)	
				DF	DB
1	L	9/46	3.16±0.62	7	4
2	R	9/46	1.95±0.29	8	7
3	L	9	1.27±0.22	7	4
4	R	46/45	5.95±0.83	8	7
5	L	46/45	4.81±1.16	7	3
6	L	8/9	1.49±0.24	8	4
7	R	9	2.80±0.7	7	7
8	R	9	2.69±0.66	8	5

とがわかる。

図23により複雑な高次機能の光画像計測例を示す。ここではワーキングメモリーの画像化を試みた。被検者に3桁から8桁までの数字をランダムに聞かせ，その数字を聞いた順序(forword)と逆の順序(backword)で答えてもらい(forword and backword digit span)，両者の差を画像化したものである[8]。

前頭部(prefrontal cortex)は感情や注意(attention)等で大きく変動するため，この影響をとり除く目的で2つのタスク間の差を取った。Aでは背外側前頭前野(dorsolateral prefrontal cortex)のブロードマン8，9野で活性化領域が見られる。一方，他の被検者では右側が活性化されていた。表1に8名の被検者での活性化部位，最大酸素化Hb濃度，タスクの成績(最大の正しく言えた桁数)をまとめてある。活性化領域に左右半球の差はなかったが，酸素化Hbの変化量は1.5±0.2〜6.0±0.8μM程度と各個人間で大きなバラツキが見られた。しかしタスクの成功率とは無関係であった。

興味深いのは右半球が活性化された被検者の成功率は左半球が活性化された被検者より，より大きな桁数のbackward digit spanが可能であったことである。forwordに関しては差がなかった。ここで見出された領域はワーキングメモリーの働く領域であり，左右での働きが異なる。この左右の使い分けは各被検者で異なっており，特にbackwordの場合，視覚・空間認識(visuo-spatial imergery)を用いた被検者の成績の方が良かった。現在，より統計的な結論を出すためにさらに計測を行っている。

5. おわりに

近赤外分光法を利用した脳機能計測は，その手軽さ，目新しさもあって，近年，多くの報告がなされるようになった。しかしながら一部メーカーの過大な宣伝，および，その測定原理および限界を無視した報告も多数見受けられ，脳機能計測の新しいツールとしての有効性に疑問を投げかける研究者も多い。

最も基本的な誤解は，濃度変化の絶対値(例えば，μmol/l)が光路長を実測しない限り求められず，したがって異なった個人間の同一タスクに対しての比較および統計処理が不可能なことである。現在広く流布されている光路長(path length)に一定の値を入れて変化の絶対値を求め，統計処理を行う方法は，元の光路長に大きなバラツキがあり，この中に実測した値の変動は埋もれる。同様に，同一個人の異なった部位(これは画像化の時の多点計測にあたる)で照射—検出の距離を同じに設定しても，各測定点での実際の光路長は異なるため，観測された吸光度変化はどのような演算を行っても，濃度変化の分布図にはならない。また相対的な濃度変化の分布図との表現も

同様に間違いである。このことは脳波のトポグラフィにおいて，等距離に電極を置いて，各電極間の出力電圧の絶対強度（周波数ではない）のマップを作るのと同じことを意味している。ここでは各電極間の抵抗にあたるのが光画像における散乱による光路長に対応する。

最近，時間分解計測法を用いた測定装置が市販されるようになり，絶対値計測と統計処理が可能となってきた。筆者らは，図22～24のように各部位でのヘモグロビン変化の絶対値が求められるため，今一度fMRIを中心とした統計処理の意味づけを行いたい。また，最終目標である光断層像の作製を次の目標としている。この道はまだまだ時間もかかり，多くの問題をかかえているが，最近になりサルを用いた断層像も得られるようになりつつあるので，将来が期待される[9]。

参考文献

1) Nakai T, Nishimura G, Yamamoto K and Tamura M：Expression of optical diffusion coefficient in high-absorption turbid media. Phys. Med. Biol. 42：2541-2549, 1997
2) Nemoto M, Nomura Y, Sato C, Tamura M et al：Analysis of optical signals evoked by peripheral nerve stimulation in rat somatosensory cortex：Dynamic changes in local hemoglobin concentration and oxygenation. J. Cereb. Blood Flow Metabol. 19：246-259, 1999
3) Hoshi Y and Tamura M：Detection of dynamic changes in cerebral oxygenation coupled to neuronal function during mental work in man. Neurosci. Lett. 150：5-8, 1993
4) Hoshi Y and Tamura M：Dynamic multichannel near-infrared optical imaging of human brain activity. J. Appl. Physiol. 75：1842-1846, 1993
5) Hoshi Y, Mizukami S and Tamura M：Dynamic features of hemodynamic and metabolic changes in the human brain during all-night sleep as revealed by near-infrared spectroscopy. Brain Res. 652：257-262, 1994
6) Okada F, Tokumitsu Y, Hoshi Y and Tamura M：Gender-and handedness-related differences of forebrain oxygenation and hemodynamics. Brain Res. 601：337-342, 1993
7) Eda H, Oda I, Ito Y et al：Multichannel time-resolved optical tomographic imaging system. Rev. Sci. Instrum. 70：3595-3602, 1999
8) Hoshi Y, Oda I, Wada Y et al：Visuospatial imagery is a fruitful strategy for the digit span backward task：a study with near-infrared optical tomography. Cognitive Brain Res. 9：339-342, 2000
9) Tamura M, Hoshi Y and Okada F：Localized near-infrared spectroscopy and functional optical imaging of brain activity. Phil. Trans. R. Soc. Lond. B. 352：737-742, 1997

技術編 9

記憶とその障害－PET／脳磁図による臨床応用

奥田 次郎　日本学術振興会リサーチアソシエイト
山鳥 重　東北大学教授・医学系研究科高次機能障害学

1. ヒト脳の画像研究の歴史

我々が経験する「記憶」という現象が我々の「脳」と密接にかかわりつつ生じている，ということは今日誰も疑わない。ヒトの脳は百億を越える神経細胞とそれから出ている神経線維から構成されており，さらに神経細胞と神経線維はシナプスと呼ばれる電気的・化学的結合を幾重にも作りあっている。これら複雑なネットワークを情報がどのように伝わり合って我々の精神が形作られているかという問題は人類史上最大の難問であり，未だその輪郭すら明らかになっていない。

しかし，最近の科学技術の進歩によって脳のおおまかな部位がどのような精神過程を担っているか，少しずつわかるようになってきた。これを可能にしたのが近年のさまざまな脳機能画像化・可視化技術である。1980年代以降，この画像研究は生きたヒトの脳を研究する有力な手法として急速な展開を見せている。本稿ではポジトロンCTおよび脳磁図をとり上げ，その研究方法と臨床応用について概説するが，まず初めに臨床で用いられてきた脳の画像，生理学的情報の描出技術の簡単な歴史から解説したい。

臨床で用いられてきた画像技術は大きく分けて3種類の脳内の情報を対象として発展してきた。1つは解剖学的情報であり，もう1つは循環・代謝情報，そして電気生理学的情報である。解剖学的情報とは脳の形態の情報であり，「どこがどのような形をしているか」ということである。2つ目の循環・代謝情報とは脳内の物質・エネルギー状態の情報であり，「どこでどのような物質あるいはエネルギーの移動が生じているか」ということである。そして，電気生理学的情報は脳の電気的活動の情報であり，「どこでどのような電気活動がどのようなタイミングで生じているか」ということである。循環・代謝情報の描出技術の1つがポジトロンCTであり，電気生理学的情報の描出技術の1つが脳磁図（MEG）である。いずれも，その技術自身では情報を正確に脳の形態上に同定することはできない。すなわち，一番目の，解剖学的情報を描出する技術の助けを必要としている。以後それぞれの情報の描出技術の主なものについて簡単にまとめてみたい。

解剖学的情報

X線断層撮像（computed tomography；CT）は人体に対するX線の投影データを多方向から収集し，これをもとに人体内部のX線吸収係数の分布を断層画像として再構成する技法である。1970年代初頭，英国EMI社の技術者Hounsfieldによって開発・発表された。この業績は1979年にはノーベル賞に輝いている。

1895年にRöntgenによってX線が発見されて以来，人体に対するX線の投影データを感光フィルム上で観測するいわゆる単純X線撮像は臨床的に有用な診断技術として確立されていた。

これとは別に，観測対象に対する投影データをあらゆる方向から無限に収集することにより観測対象そのものを三次元的に再構成することができ

るという数学上の定理が，1917年にオーストリアの数学者Radonによって証明された。

Hounsfieldはこの原理とX線の技術を巧みに融合させ，生きたヒトの脳を断層撮像する装置を開発したのである。CTスキャナーにより得られた断層画像には脳内の腫瘍や梗塞，出血などの病変が鮮やかに描出され，臨床的に非常に価値の高い装置として評判を博した。これを受けて世界中の医療機関におけるCTの設置台数は爆発的に増大し，さまざまな臨床的知見が短期間のうちにまとめられている。

磁気共鳴映像法（magnetic resonance imaging；MRI）は生体を構成する水素原子の原子核（プロトン）の核磁気共鳴（nuclear magnetic resonance；NMR）現象を利用し，生体内の組織の断層画像を得る方法である。NMRは1945年，米国のPurcellら，Blochらによってそれぞれ独立に発見された物理現象で，静磁場中に置かれた原子核の核磁気モーメントとこれに対応する周波数の電磁波との間で選択的にエネルギーのやりとりが生じる現象である。1952年には両発見者に対してノーベル物理学賞が与えられた。

この現象を利用し，ある核種に固有の共鳴周波数の電磁波に応答して計測される信号を生体のさまざまな断面に沿って描出すれば，生体内に存在する特定の原子核に関する情報を断層画像化することが可能となる。これがMRIの基本原理である。

NMR現象を利用して生体情報を映像化するというアイデアは1972年Damadianによって考案されたが，当時の静磁場の技術では画像の解像度・画質ともに低く，実用的なMRIの臨床利用は超伝導磁石の登場を待たなければいけなかった。1980年代に入り静磁場の強度，均一性および時間的安定性に優れる超伝導磁石が開発され，超伝導型MRI装置の優れた解像力・画質が証明されると，MRIの臨床的有用性が世界的に認められるようになった。以降，世界中の医療施設にMRI装置が次々と設置されていった。

開発当初0.15Tであった静磁場の強度は現在ではその10倍の1.5T程度が主流であり，X線CTを凌ぐ解像度・画質を得るに至っている。さらに高磁場のMRIもまだ数は少ないが主に研究目的で設置され，稼働している。

循環・代謝情報

循環・代謝情報の描出技術に単一光子放射CT（single photon emission computed tomography；SPECT）やポジトロンCT（positron emission tomography；PET）がある。

SPECTやPETは生体に投与された放射性薬剤が発する放射線を体外に設置した検出器で検出し，その体内分布をCTの原理を応用して断層画像化するものである。この手法は放射性同位元素（radioisotope；RI）を生体内の物質の循環・代謝現象の追跡子（トレーサー）として利用する核医学研究の延長上にある。

物理的に不安定な原子核構造をもち，その崩壊によりα線，β線，γ線など放射線を放つ性質を有する元素をRIと呼び，その存在は19世紀末BecquerelやCurie夫妻によって発見された。20世紀に入るとHevesyによりRIを生体内の物質移動や代謝のトレーサーとして利用する手法が開発された。この手法はラジオアイソトープトレーサー法と呼ばれ，1943年ノーベル賞を受賞している。

1958年になるとAngerがガンマカメラを開発し，これにより生体から放射されるγ線の二次元投影を広い視野において短時間の間に計測することが可能となった。ガンマカメラを用いた臓器のシンチグラフィ（γ線の二次元投影像撮像）が普及するにあたり，放射CT（emission CT）すなわちSPECTやPETの研究が始まった。

SPECTの基礎的研究はX線CTの出現より早く1963年頃米国ペンシルバニア大学のKuhlらにより始められたが，本格的なSPECT装置はX線CTの技術的成熟に伴い1976年に完成した。その後SPECTによる脳血流計測の実用性が確かめられると，市販品としての放射性薬剤の入手のしやすさも相まって，SPECT装置は広く一般病院に普及した。現在ではSPECTによる脳血流の断層撮像はX線CT，MRIと並んで脳疾患に対する重要なルーチン検査の1つとなっている。

PETでは生体に投与された陽電子（ポジトロン）放出性薬剤による放射線を体外の検出器で検出し，その体内分布を断層画像化する。陽電子は電子と大きさが等しく符号が反対の電荷をもつ粒子

である。陽電子放出核種は例えば^{11}Cや^{15}Oなど通常安定な原子構造に対し正の電荷が過剰である構造をしている。

　このような核種は特殊な原子核崩壊過程を経て陽電子を1つ放出し，安定同位体に変化する（図1）。放出された陽電子は一定距離（数mm）移動したのちエネルギーを失い，周囲に存在する1個の電子と衝突・結合して消滅する。このとき失われる電子の質量に相当する一定のエネルギー（511keV）をもつ1対のγ線が180度離れた方向，すなわち一直線上の正反対の方向に放射される。PETにおいてはこの一対の消滅放射線を体外に輪状に配置したγ線検出器により同時に計測することでRIの位置を特定している。

　このような手法は同時計数と呼ばれ，陽電子放出核種にのみ適用できる優れた特徴であると言われる。すなわち，同時計数のみをカウントすることによりγ線の方向・場所を正確に決定することができ，また事前にトランスミッションスキャンという体内のγ線の吸収特性の撮像をすることにより吸収の補正を完全に行えることが示されている。これにより均質で定量性に優れたRI分布像を得ることができる。

　1975年になって米国ワシントン大学のTer-Pogossianらが定量的な断層画像を撮像できる最初のPET装置を開発したが，これにはX線CTの発展の後押しがあったことはSPECTの場合と全く同様である。その後PETは設備的な制約から広く一般への普及をみるには至っていないが，脳の生理学的研究においては後述するようにそのメリットを十分に生かし，さまざまな優れた研究成果を生み続けている。

電気生理学的情報

　脳の活動に伴って頭表あるいは脳表より記録される電位変化を時間軸上に図示する技法を，脳電図あるいは脳波（electroencephalography；EEG）と呼んでいる。ヒトの脳波は1920年代にドイツの精神学者Bergerによって初めて記録・報告された。彼は頭部外傷により脳実質が露出した患者に白金電極を挿入し，電磁石を利用した大型の電流計によりこの患者の脳から発生してくる微弱な電気的活動を記録することに成功した。その後，彼は頭皮上からでもヒトの脳波が検出できること

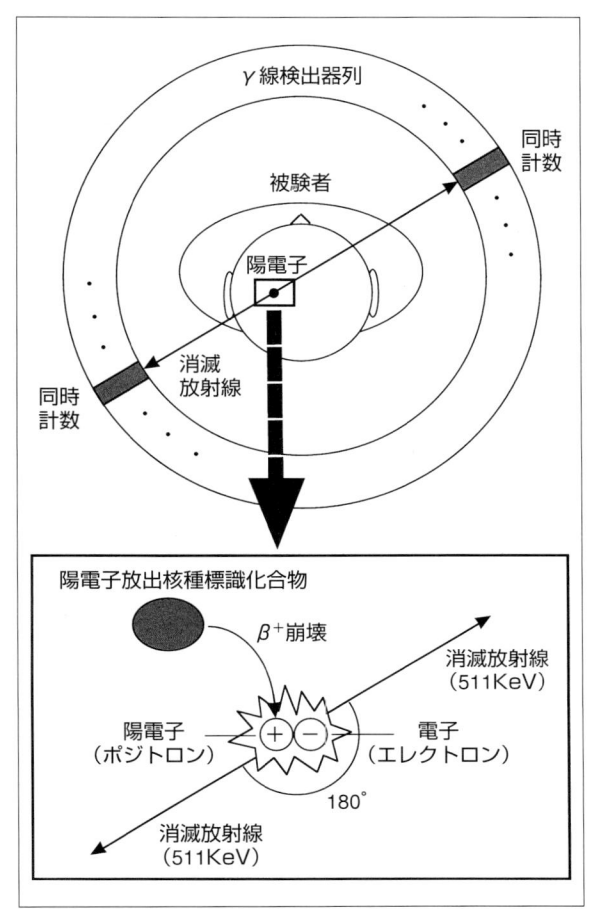

図1　陽電子放出核種の崩壊メカニズム（下段四角内）とポジトロンCTの原理を示す模式図（柴崎・米倉1994より改変）
正反対に位置する一対のγ線検出器において，陽電子放出核種の崩壊に伴う消滅放射線を同時計数することにより陽電子の位置が同定される。

を見いだし，α波やβ波など正常人の自発的な脳波について精力的に実験を行った。

　1930年代に入りGibbsらによりてんかんの発作に伴う高周波スパイクの存在が示され，Walterにより脳腫瘍の付近から記録した脳波には徐波が出現することが明らかにされると，脳波の臨床診断に対する有用性はにわかに脚光を浴びるようになった。

　脳波研究は第二次世界大戦によっていくつかの

技術編 ⑨

進展を見せる。戦争により頭部に負傷を負った患者の臨床診断に脳波が広く使われ，頭部外傷例における脳波所見が数多く蓄積されたほか，戦争体験による精神神経障害の診断や航空機のパイロットとしての適性の診断など精神科的な研究も進んだ。

脳波の計測機器に関して言えば，戦争によりもたらされた電子技術の発達がコンパクトで操作が簡便なデジタル式の脳波計の開発につながった。引き続くコンピュータ技術の発展は電子計算機との一体化を実現させ，現在では脳波計測データのリアルタイムな処理・可視化が可能となっている。

脳の電気活動を電位差で記録するEEGに対し，これを磁場の変化でとらえる技法が脳磁図（magnetoencephalography；MEG）である。生体から発せられる磁場を記録する試みは，心臓の刺激伝導系より発生する心磁場の計測に端を発する。1963年Bauleらは，自然環境からの雑音磁場を打ち消すような特殊な誘導コイルを考案し，電磁誘導の原理を利用して10pT程度（地球の地磁気の100万分の1）という非常に微弱なヒトの心磁場の記録に成功した。

1970年にはCohenらによって超伝導量子干渉素子（superconducting quantum interference device；SQUID）磁気センサと磁気シールド室を利用した計測法が開発され，生体磁場計測の精度は飛躍的な向上をみた。Cohenらはこの手法を心磁場よりもさらに2桁程度微弱である脳磁場に応用し，1972年その記録に世界で初めて成功した。

脳磁場の計測が可能であることが示されると，世界のいくつかの施設にSQUID脳磁計が導入されるようになり，1980年代までにはα波やてんかん波，誘発脳波などこれまでEEGで発見されてきた現象に対応するMEG計測の報告がなされるようになった。

またこれと並行して，より性能の高い磁気シールド室およびSQUIDの開発が進み，脳磁場データの解析方法についての新しい理論・手法もさまざまに提唱されている。

現在では，これら高度に進歩した技術・理論を最大限に活用して，脳外科手術前の正確な感覚・運動領野の同定の試みやてんかん波の焦点の局在診断などの医療応用に加え，複雑なヒトの高次認知過程に伴う脳内の神経活動の時空間パターンを解明すべく研究が試みられている。

以上ざっとみてきた通り，各計測技術は利用する物理現象，対象とする脳内の生理学的事象がそれぞれ異なり，オーバーラップする部分はあるもののほとんど独立に発展・研究がなされてきた。いずれにしても，その発展はノーベル賞級の革新的な基礎技術を基盤としている。今後はこれら計測法の原理・長短をふまえ，それぞれの結果を統合するような多面的な研究が進展してゆくものと思われる。

2. PETを用いたヒト脳高次機能研究

a. PETによる脳機能画像研究の展開
循環・代謝の描出

ポジトロン放出核種には^{11}C, ^{13}N, ^{15}Oなど生体を構成する重要な元素の同位体が多数存在する。これを生かし，PETを用いて脳内のさまざまな生理的情報を定量化する手法が開発されてきた。脳機能の研究では局所的な脳の活動の生理的指標として局所脳血流量（regional cerebral blood flow；rCBF）あるいは局所脳ブドウ糖代謝率（regional cerebral metabolic rate of glucose；rCMRGlu）が利用される。

rCBFは，単位時間内に単位重量当たりを通過する血液の量を局所的に表した量であり，一般にml/100g/minという単位で表される。実験動物における脳血流量の定量的な測定の原理は1948年KetyとSchmidtにより確立されたが，1976年JonesらはこれをPETに応用し，^{15}O-二酸化炭素の持続吸入法によるヒト脳のrCBF計測法を開発した。同じ年にPhelpsらにより^{13}N-アンモニアを用いたアンモニアトラップ法が，1977年Yamamotoらにより^{77}Krガスを用いたクリアランス法が開発された。

これらの方法では一般的に各トレーサーの脳内での物理化学的な動態を表すモデル式に計測値を当てはめ，複雑な計算を行うことによりrCBFの値を求める。その際，動脈血中のRI濃度のデー

タが必要であるため、PET計測と同時に動脈からの採血を行う。

これに対し、1983年HerscovitchやRaicleらによって、^{15}O-生理食塩水($H_2^{15}O$)の急速静注法によるrCBFの半定量的な計測法が開発された。この方法では動脈採血を行わないので測定が簡便である。rCBFの絶対値は厳密には求まらないが、条件間の相対的な変化が意味をもつ賦活試験においては効力を発揮する。

ブドウ糖は脳の神経活動の主たるエネルギー源である。1977年にSokoloffらによりラットの脳ブドウ糖代謝率が^{14}C-2-デオキシ-D-グルコースを用いて侵襲的に測定された。翌年にはこれと同様の生理学的特性を有し、PETにて計測可能である薬剤として^{18}F-フルオロデオキシグルコース(FDG)が開発され、本薬剤を用いたヒト脳のブドウ糖代謝率の断層撮像法が確立された。

ブドウ糖代謝率が^{18}F-FDGを用いて安定して計測できるようになると、認知負荷状態における局所的なブドウ糖代謝率を安静状態と比較・検討する研究が行われるようになった。今日の賦活試験(アクティベーションスタディ)の幕開けである。

賦活試験の展開

研究はまず、視覚・聴覚・体性感覚といった要素的な感覚情報処理に関して行われた。1981年Greenbergらは右あるいは左一側の視野に視覚刺激を与えたときのブドウ糖代謝が、視野と反対側の後頭葉視覚皮質で亢進することを示した。

この研究では一側の耳にのみ物語を聞かせたときの反対側の側頭葉聴覚皮質の代謝の亢進、一側の上肢をブラシでなでた場合の反対側の中心後回周辺における代謝の亢進もそれぞれ示された。

感覚処理に関する研究が始まると、言語や空間認知、注意といった高次認知機能に関する研究も少しずつ行われるようになった。例えば、1982年Mazziottaらは言語音と非言語音による左右大脳半球の反応の差を調べる研究を行った。結果として、刺激した耳の左右だけでなく、刺激の内容や聞き方によっても左右半球の代謝率の変化に差が生じることを示している。

上記のようなブドウ糖代謝率を指標とした研究に加え、近年rCBFを指標とする賦活試験が長足の進歩をとげた。これは1988年のPetersenらの研究が大きな契機となっている。彼らは短時間に多数回施行できるという$H_2^{15}O$急速静注法の利点を生かし、賦活試験に認知差分という概念を導入した。これにより、要素的な認知過程に対応して活動する脳領域を多数の被験者間で統計的に同定する現在のPET賦活試験の基本的なスタイルが確立された。

彼らの研究は単語処理の要素的な過程にかかわる大脳領域を同定するものであったが、その結果はこれまでの臨床的な知見とよく合致し、生きたヒトの脳高次機能の局在を直接観察できるという期待を多くの研究者に与えることとなった。

b. PET賦活試験の原理

上記のように、PET賦活試験においては被験者に認知的な負荷を与えた状態でPET画像を撮像し、負荷状態で活動する脳の領域をrCBFの変化などを指標として統計的に探索する。このような手法は脳の働きのどのような側面をとらえているのであろうか。PET賦活試験の具体的な方法論について述べる前に、その本質的な特徴として空間的、時間的、生理学的および認知的特性について、そしてPET賦活試験では脳の働きのどのような側面が解明されるかについて述べる。

空間的特性

ポジトロンの特性として消滅放射線を発生するまでに数mmの飛程が存在することが知られており、PET画像はこれによる空間的な誤差を原理的に内包している。

PET装置は体軸方向に垂直な断面(水平断)で画像を撮像する。現在のPETカメラの断面内および体軸方向の空間解像度はいずれも半値幅で3〜4mm程度である。したがってPETにおいてはmm以下のオーダーの現象はとらえ難いことがわかる。PETでは数mm程度のボリュームをもった脳領域の総体としての活動を評価するものと言える。

時間的特性

$H_2^{15}O$急速静注法によるrCBF計測を利用する場合について述べる。この方法では$H_2^{15}O$を10〜30秒程度の短時間のうちに腕の静脈に投与する。投与された$H_2^{15}O$はおよそ30秒程度経過後

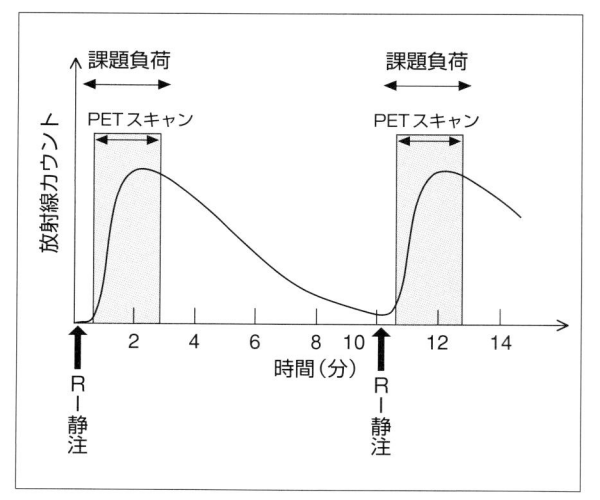

図2 H₂¹⁵O急速静注法における頭部からの放射線カウントの時間経過を示す模式図

PETスキャンはRI静注から数十秒後の，放射線カウントの急速な上昇期からピーク付近にかけて行う。このとき同時に被験者に認知課題の負荷を行う。1回目のRI静注よりおよそ10分経過後，放射線カウントが十分に減衰した頃を見計らって2回目の課題およびスキャンを行う。

には脳内に到達し始め，以後数十秒かけてピークに達する。そしてそれ以降は血流に乗って次第に脳外に流出する。これに対応して脳内からの放射線のカウントは，^{15}O投与後およそ30秒程度経過時点を始点として30～40秒かけて上昇し，10秒程ピークを保った後はゆるやかに下降する(図2)。

このような時間特性から1回の投与に対して計測可能な時間は1分から長くても2分程度である。逆に計測時間が短くなると画像に占めるノイズの割合が増え，定量性において問題が生じる。定量的に意味のあるrCBF画像撮像のための最小計測時間，すなわち時間分解能は30秒程度とされ，一般的には1～2分の計測時間全体の総和として求める場合が多い。すなわちrCBFを指標としたPET賦活試験では1～2分程度の時間について総合・平均された脳の活動を評価するものと言える。

さらにこれとは別に，放射能の物理的特性による時間特性が存在する。個々のRIがどの程度の時間後に崩壊するかは確率的な分布に従い，全RIの半数が崩壊するのに要する時間(半減期)で特徴づけられる。^{15}Oの半減期は123秒である。すなわち，体内に投与したH₂¹⁵Oから放射される放射線の量は，約2分後には初めの半分にまで減衰する。

このことからも1回あたりの有効なデータ計測時間は2分以内と言える。また一般に，放射能の強さはその半減期の5倍の時間経過後には影響が無視できるとされる。このことは，^{15}Oの場合，10分後には前回の放射能の影響が無視でき，同じ被験者に10分の間隔をおいてrCBF計測を何回か繰り返すことができるということを意味する。これはさまざまな認知課題を負荷し，それらの間の比較を行う賦活試験にとっては大きなメリットとなっている。

生理学的特性

正常な脳の神経細胞の活動は，十分な酸素の存在のもとブドウ糖をエネルギー源として行われる。人体の各器官のなかでも脳は最も多量のエネルギーを常時必要とするが，一方でブドウ糖や酸素が脳組織に直接蓄えられることはない。そこで，豊富な血液の循環により常に多量の酸素とブドウ糖が脳に供給される仕組みになっている。

正常脳においては局所的なエネルギー需要とブドウ糖代謝・脳血流の連関が極めて精密に保たれている。すなわち，血流やブドウ糖代謝は脳の局所的な神経活動を間接的ではあるが極めて正確に反映する。

PET賦活試験ではこの生理的特性を原理として，負荷された認知課題と脳内の局所の神経活動とを結びつけて議論する。ただし，脳血管障害の急性期においては血流と代謝のパターンが解離を示す場合があるため，臨床例を対象とする場合にはこれらについて十分考慮する必要がある。

認知的特性

PET賦活試験では複数の認知課題の組み合わせにより目的とする認知的要素を抽出する。各課題遂行中の画像どうしを統計的に比較することにより，意図する認知過程に特異的に関与する脳部位を浮かび上がらせる。そこで，明らかにしたい認知過程の性質を十分考慮し，最も適切にその過程を評価する課題の組み合わせを考案することが重要である。一般には心理学的なモデルや脳損傷

例のデータから推測される仮説を手がかりに課題を設計するが，いかに上手に課題を組み合わせたとしても実際には意図した認知過程のみが完全に切り離されるということは考え難い。賦活試験で示唆される結果は，あくまで複数の課題の統計的な比較から推測されるものであるということを認識しておくべきである。

また，統計的に有意な結果を導くために複数の被験者のデータを合わせて解析をすることが一般的である。得られる結果は主に多数の被験者に共通した認知過程を反映し，個人差についての情報が埋もれやすいものであるということも心に留めておくべきである。

PETでとらえる脳の働き

脳は階層的な構造をしている。その最も小さい機能単位は神経細胞である。神経細胞がある一定数集まり，柱状の機能的結合を成している構造（コラム構造）の存在が近年発見された。膨大な数の神経細胞やコラムが集まって脳回や脳溝，神経核など我々の肉眼でも識別できる程度の解剖構造が形成される。

さらに前頭葉・頭頂葉・側頭葉・後頭葉・辺縁系など複数の脳回が集合したレベル，そして左右大脳半球のレベルへと階層は進む。このような階層的な構造を通して脳は全体としてひとつのまとまりある機能を発現している。

個々の神経細胞やコラムが脳を構成する基本ユニット（部品）であるとすると，脳回以上の構造は部品からなるある一定の機能的まとまり（モジュール）とみなすことができる。PETでは各ユニットの細かい動作特性を把握することはできないが，各モジュールの性質やモジュールどうしの相互作用といった脳のシステム的な振る舞いに迫ることができる。賦活試験ではシステムとしての脳の働きは局在性，反応性，結合性の3種類の側面から解明されてきた。

局在性（差分法）

賦活試験の最も初期から研究されてきた側面で，ある認知機能や認知過程を脳内の局所的な領域と関連づけるものである。一般に差分法と呼ばれる方法が用いられる。すなわち，Aという課題とこれにある認知的要素を加えたA^+という課題の2種類の課題を施行し，A^+を遂行中の血流・代謝画像からAを遂行中の画像を差し引いた残りの部分が加えられたプラスアルファの認知要素に対する機能を担うと考える。共通のコントロール課題に対していくつかの異なった認知負荷課題を施行し，差分法を適切に組み合わせることにより，それぞれの認知過程に特有の脳領域を分離して描出することができると考えられている。

反応性（相関法）

刺激や運動の頻度，課題の成功率などに対応して脳の活動が量的に変化する性質である。視覚刺激の頻度に応じてrCBFが変化するという一次視覚野の反応性がごく初期の研究において既に示されている。運動の頻度に対する一次運動野の反応性，言語音やクリック音などの呈示頻度に対する一次聴覚野の反応性についても明らかにされている。

より高次の認知過程に関しても，呈示される刺激の属性を段階的に変化させた場合の脳活動の変化や被験者の課題の成功率に対応した脳活動の変化などが研究されている。この解析には刺激頻度など注目する変量の値と血流・代謝との直線相関を統計的に検定する方法が用いられ，相関法と呼ばれる。

結合性（領域間相関，パス解析）

ある認知負荷に対する複数の脳領域の活動が相互にどのような関連性を有するかという側面である。差分法などにおいてはある認知課題に対応した局所的な脳の活動が全脳にわたって複数の領域で同定されることが一般的である。これら活動領域どうしの血流や代謝の相互相関を調べることにより，その課題における領域間の機能的連関を推測する。また，活動領域を結ぶネットワークをモデル化・数式化し，ネットワーク内のある領域が他領域に及ぼす影響度（パス係数）を求める方法（パス解析）も提唱されている。

これらの方法では左右半球の機能的連関の有無や前方領域・後方領域の相互作用といった脳活動の大まかなダイナミクスを推定できる。これまでの研究で加齢に伴う脳内の機能的ネットワークの結合状態の変化など興味深い知見が提示されている。

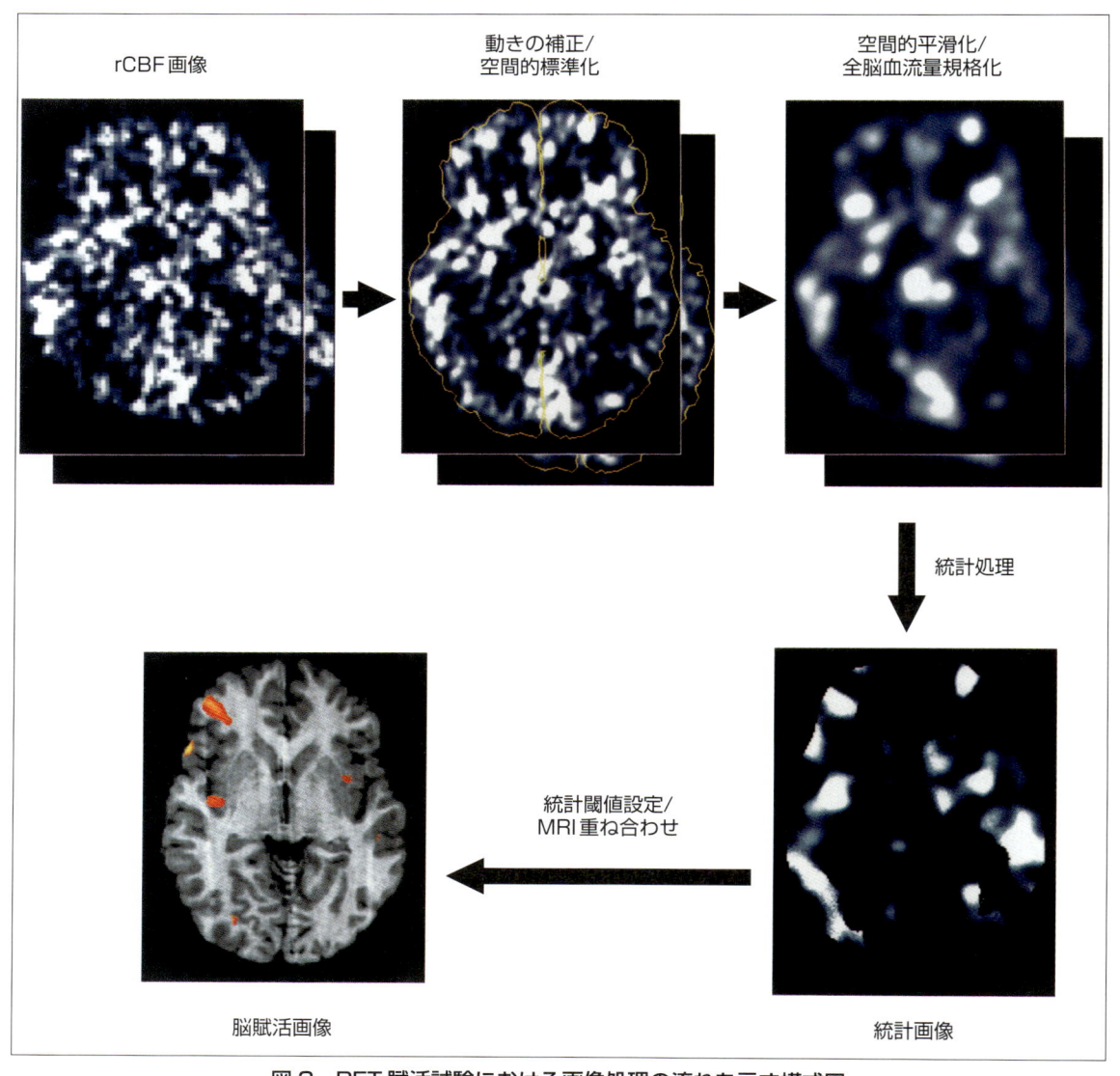

図3 PET賦活試験における画像処理の流れを示す模式図
個々のrCBF画像はそれぞれ動きの補正，空間的標準化，空間的平滑化および全脳血流量の規格化の処理を施された後，統計処理に供される。得られた統計画像に対して閾値を設定し，MRIと重ね合わせて脳賦活画像とする。空間的標準化画像における黄色い輪郭は標準化ソフトウェアの1つであるHBAシステム（Karolinska Institute, Sweden）における標準脳の輪郭を示す。

c. 画像解析の方法論

ここではPET賦活試験における具体的な画像解析の流れについて紹介する（図3参照）。同時計数された消滅放射線のカウントデータが画像として再構成され，rCBFの画像に変換されたものを出発点として説明する。

動きの補正（realignment）

各画像は一辺が数mm程度の画素（ボクセル）からなり，これを基本単位として脳の活動を局所的に評価する。多数回にわたって撮像される複数の画像を統計的に比較するにあたり，各ボクセルが毎回同じ脳の部位を反映していることが望まし

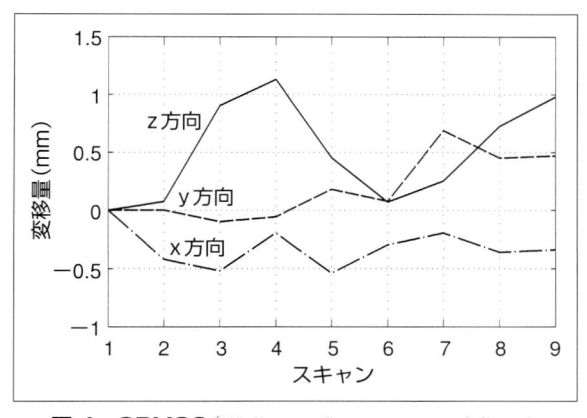

図4 SPM96（Wellcome Department of Cognitive Neurology, London, UK, www. fil. ion. ucl. ac. uk/spm）を用いた被験者の頭部の動きの検出例
約2時間にわたる9回のスキャンにおいてx, y, zそれぞれの方向に0.5〜1mm程度の頭部の動きが認められる。

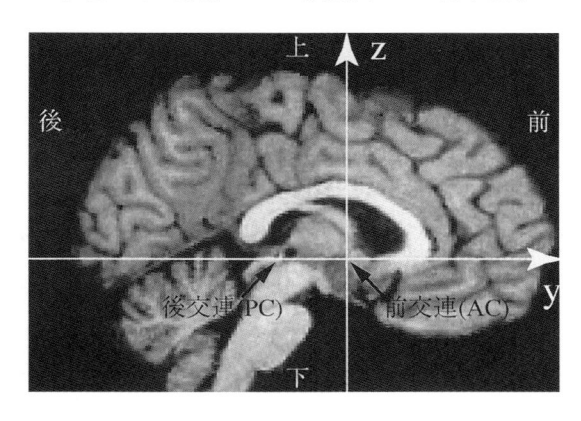

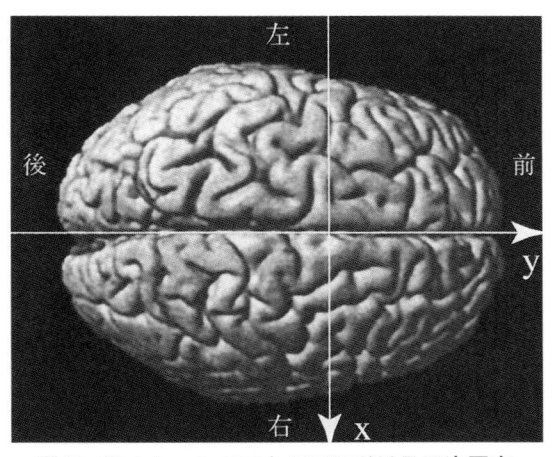

図5 Talairachのアトラスにおける三次元直交座標系を示す模式図
大脳正中の矢状断面において前交連（anterior comissure, AC）と後交連（posterior comissure, PC）を結ぶ線（AC-PCライン）をy軸とし、ACの上下方向にz軸を、左右方向にx軸をそれぞれとる。ACより右、前、上がそれぞれ正。

い。しかしながら、実際には実験時間は数時間にわたり、その間に被験者の頭部が動いてしまうのが一般的である。

そこでまず初めに、同一被験者の全画像における頭部の位置をデータ空間内で整列させる（realignment）という動きの補正処理がなされる。具体的には繰り返し計算により画像間の差を減少させる方法や、画像データの重心を計算してこれを整列させる方法、フーリエ変換を利用した方法などが存在する。理論的には1mm以下の動きも検出され、かなりの精度で補正を行うことができる（図4）。ただし、整列処理に際し各ボクセルの値を再計算することになるため、解析結果に計算ノイズをもたらす場合もあり注意を要する。

空間的標準化（spatial normalization）

PET賦活試験では放射線の被曝の関係から、1人の被験者に行える試験の回数は限られている。このため多数の被験者のデータを合わせて統計的に処理する方法がとられる。

当然ながら各被験者の脳は異なった形態をしており、そのままでは一律に比較することはできない。そこで各被験者の脳の形態を、ある決まった標準的な脳の形態（標準脳）に変換するという処理が行われる。これが空間的標準化である。

空間的標準化を行うためのソフトウェアが現在までにいくつか開発・実用化されているが、ほとんどのソフトウェアがTalairachのアトラスという解剖図譜における座標系を採用している。

この図譜では3次元直交座標で脳内の位置を表現し、その原点は前交連に位置する（図5）。前交連と後交連を含む水平断面が高さ0（z = 0）の基準面となり、左右方向にx軸、前後方向にy軸がとられる。前交連の右側、前側、上側が正の値をとる。

技術編 ⑨

全脳血流量の規格化（global normalization）

被験者間で異なるのは脳の形態だけではない。脳内の平均的な血流のレベルも年齢や個人によって少しずつ異なる。そこで，計測された値をそのまま統計処理に用いると，平均のレベルが高い被験者のデータが結果に反映される比率が高くなるという不平等が生じる。

このような格差をなくすため，全脳の平均血流量がある一定の値をとるように画像データを規格化する。正常若年男性の全脳平均血流量の標準値は 50ml/100g/min であるとされ，一般にこの値が用いられる。

空間的平滑化（smoothing）

画像データには血流や代謝など本来意味のある情報のほかに，これとは無関係なさまざまな雑音（ノイズ）が含まれている。PET 画像に含まれる主なノイズとしてはデータ取得時の物理的ノイズ，生体由来のノイズ，画像再構成の過程で生じる計算ノイズなどがある。有意な解析結果を得るためにはこのようなノイズを減弱させることが重要となる。その1つの方法として空間的平滑化という処理がなされる。

一般にランダムな確率で生じる自然界の事象は正規分布（ガウス分布）で近似されることが多いため，PETデータに対しても局所的にみてガウス分布をなすように空間的平滑化が行われる。

これはガウシアンフィルターという数学的な変換を施すことで実現できる。このとき，フィルターの特性を指定することで平滑化の細かさを変化させることができる。どの程度の細かさで平滑化をするかは実験の目的などによっても異なるが，一般にはボクセルの大きさの 2〜3 倍程度，半値幅にして 8〜20mm 程度のフィルターを用いることが多い。

統計画像の作製と有意水準の評価（statistical mapping and thresholding）

上記のような前処理が施された後に画像間の統計的な検定が行われる。検定は基本的に各ボクセルごとに行われ，結果としてボクセルごとに統計パラメータの値が割り振られた画像（統計画像）が得られる。統計画像においてある有意水準以上のボクセルのみを表示することにより課題間で血流や代謝が有意な変化を示す領域を描出する。

有意水準の閾値として，危険率にして 0.1% 以下程度に設定することが一般的である。ここで，空間的広がりをも含めて議論をする場合，有意水準に対して多重比較の補正を施す必要があることが知られている。あるボクセル単独で見た場合の有意水準は，多数のボクセルの間で相対的に見た場合の有意水準を表さない。つまり，1つのボクセルだけに注目すれば課題間で有意に変動が生じているとみなせても，その変動が脳全体の中で占める割合として有意であるとみなすためには画像中の総ボクセル数を加味して補正された有意水準を用いなければならない。

一般に，多重比較の補正後の有意水準は補正前に比べてかなり厳しい値となる。実験に先立ち賦活が予見されている領域について検定する場合には多重比較の補正を行う必要はないが，そのような仮説が全くない状態で脳のどの部分が賦活するかを検定するような場合にはこの補正が必要であるとされている。

さて，実際に行う統計検定の種類であるが，最も単純には2つの課題間の差の検定が行われる。これは Student の t-検定に基づく対応のある2群間の比較であり，課題間で有意に循環・代謝が上昇するボクセルを検出する。被験者が課題の組み合わせを何回か繰り返し施行するような実験デザインでは，繰り返しのある分散分析（analysis of variance；ANOVA）が利用できる。

一般に t-検定に比べ ANOVA の方が誤差が少ない画像が得られ，検出力が向上する。被験者の成績や年齢などの影響を排除した上で有意な変動を検出したい場合には，それらのパラメータを共分散とした共分散分析（analysis of covariance；ANCOVA）が用いられる。

これらに加え近年，一般線形モデル（general linear model）に基づき，実験計画と得られた画像結果全体を1つのマトリクス（デザインマトリクス；design matrix）として表現し，このマトリクスに対して回帰分析を応用することにより脳内の統計的な地図を作成する手法（statistical parametric mapping；SPM）が英国 University College London, The Wellcome Department of Cognitive Neurology より開発された。

SPM の優れた点は実験系がいったん一般線形

モデルにフィットされれば，単純な t-検定のみならず，ANOVA や ANCOVA 等の高度な統計分析を一元的に施行することが可能となる点である。また SPM は脳賦活試験に対する画像処理専用にデザインされており，頭部の動きの補正や空間的標準化など必要な機能がすべて含まれている。SPM はその理論・実用面に関する学術論文が多数存在し，日々改善が加えられている。

インターネット上で即時に新しいバージョンが無料配布されるという手軽さもあり，近年の賦活試験の解析法における主流となっている。標準変換された Z 値で統計量を表現するため，異なる実験の間で結果を比較しやすいという特徴も普及の要因となっている。

解剖部位同定（anatomical identification）

統計画像において具体的に脳のどの部位が有意な変化を示しているかを同定するために，統計画像と解剖画像との重ね合わせが行われる。高解像度の T1 強調 MRI に重ね合わせて解剖部位の同定が行われることが一般的であるが，これには Talairach の図譜に対応する標準 MRI や標準脳の形態に変換された被験者自身の MRI などが利用される。

最終的に賦活試験の結果として，統計画像を解剖画像上に重ね合わせて表示した図ならびに有意な変化を示したボクセルの Talairach 座標，Z 値などの統計量，解剖部位名，Talairach 図譜に記載のある Brodmann 領野などをリストアップした表が提示される。

3. 脳波・脳磁図による高次機能モニタリング

a. 脳の電気活動
脳波の起源

脳波がどのような脳の電気活動を反映するのかに関しては現在も研究が続いている。近年の生理学の進歩により，脳表や頭表で観測される脳波が神経の後シナプス性電位を反映するものであるらしいということがわかってきた。

神経細胞の電気活動は，①活動電位（action potential；AP），②後過分極電位（afterhyperpolarization；AHP），③興奮性後シナプス電位（excitatory postsynaptic potential；EPSP），④抑制性後シナプス電位（inhibitory postsynaptic potential；IPSP）の4種類が知られている。

神経細胞の細胞膜はその内外における陽イオンと陰イオンの存在比に起因する電位差（膜電位）を有しており，このような状態を分極と言う。神経細胞が活動していない状態の膜電位（静止膜電位）は外側に対して内側が－70mV 程度に分極している。神経細胞に局所的な興奮が生じると，その部分における細胞膜の性質が変化して膜内外のイオンの移動が生じ，内外の相対的な電位差が反転する（脱分極）。

このような電位変化が AP であり，そのピーク電位は静止膜電位に対して約 100mV と大きい。しかし持続は短く 1ms 以内には再び分極状態に戻る。このとき初めの静止膜電位よりもさらに 5mV 程度余計に分極した状態（過分極）が約 100ms にわたって続き，次第に初めの静止膜電位に戻るという経過を示す。これが AHP である。膜の一部で生じた AP（ならびに引き続く AHP）は隣接する部分に電気的に伝播し，軸索上をスパイク状の電位として伝導する。軸索はその終末部分では細かく分岐し，他の神経細胞の細胞体やそれから伸びる樹状突起にシナプス結合を形成している。シナプス部分に到達した AP はシナプスを介して相手側の神経細胞の膜の分極状態を変化させる。

このような機序でシナプス後部に生じる電位が EPSP および IPSP である。EPSP では静止膜電位に対して最大 70mV 程度の脱分極が生じ，これが加重することによってさらに AP が引き起こされる。IPSP では 5mV あるいは 30mV 程度の過分極が生じ，神経細胞の興奮性を低下させる働きをする。これら後シナプス性電位は 10ms 程度という比較的長い持続時間を有している。

脳表や頭皮上から記録される脳波はこのような神経細胞の個々の電気活動の総和として形成される集合電位であり，基本的にはどの電気活動もその構成要素となる可能性がある。

しかしながら，集合電位としてある一定の大きさをもって記録されるためには多数の電気活動の時間的・空間的な同期が必要となる。例えば AP のような 1ms に満たない早い電気活動が時間

技術編 ⑨

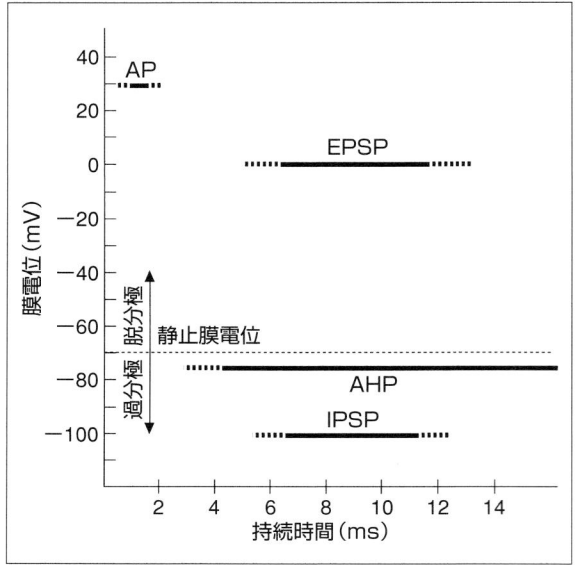

図6　神経細胞の4種類の電気活動の膜電位の大きさと持続時間とを模式的に表した図

それぞれの膜電位の大きさは久宝・栗城(1997)を参考にした。またそれぞれの持続時間はピーク電位が持続するおおよその時間帯とし、電位の上昇・下降部に相当すると思われる時間帯は点線とした。静止膜電位からの変位が大きく、持続時間の長いEPSPが脳波の主な構成要素と考えられる。AP：action potential, EPSP：excitatory postsynaptic potential, AHP：afterhyperpolarization, IPSP：inhibitory postsynaptic potential.

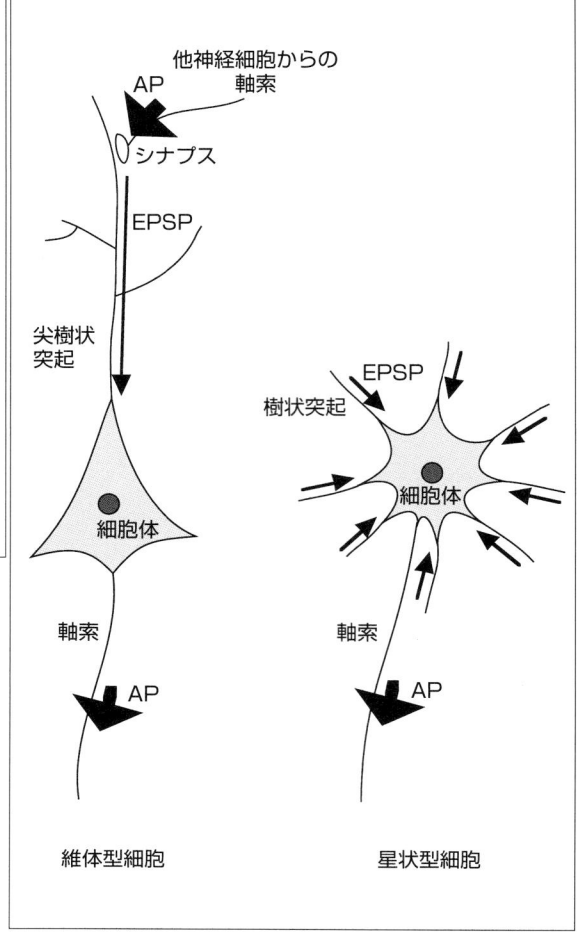

図7　神経細胞の構造とその電気活動の空間的特徴

神経細胞は細胞体、樹状突起、軸索ならびにシナプスよりなる。細胞体において発生したAPは軸索を伝導し、シナプスを介して他神経細胞の樹状突起にEPSPを誘発させる。錐体型の細胞では一方向に長く張り出した尖樹状突起内に生じるEPSPが空間的に同期しやすい。これに対し星状型の細胞では樹状突起が多方向に張り出し、EPSPがあらゆる方向を向くため、多数の細胞において互いに同期しにくい構造となっている。AP：action potential, EPSP：excitatory postsynaptic potential.

的・空間的に多数同期することは考え難く、APが脳波に反映される可能性はほとんどないと考えられている。

これに対しEPSPは持続時間が10ms以上であり、多数の活動が同期しやすい。静止膜電位に対する電位差も比較的大きく、この活動が脳波の主な部分を占めると考えられている。

IPSPやAHPは持続時間が長く活動が同期しやすいと考えられるが、静止膜電位に対する電位差が小さく、脳波上に反映される割合がどの程度であるかいまだ明らかではない。それぞれの電気活動における膜電位の大きさと持続時間とを図6に模式的に示した。

さて、すべての神経細胞のEPSPが脳波に反映されるかというとそうではない。これには個々の神経細胞の形や神経細胞群の空間的配置が重要な意味をもつ(図7参照)。

神経細胞の形態は大きく錐体型と星状型に分類できる。錐体型の細胞では細胞体から垂直方向に一本の太い樹状突起（尖樹状突起）が伸びている。対する星状型では細胞体からあらゆる方向に平均的に樹状突起が伸びている。したがって錐体型の細胞が同方向に多数存在するような神経群においてはEPSPが空間的に同期して大きな脳波を形成する。

　これに対し星状型の細胞のEPSPはお互いに打ち消し合うという空間的特性を有し，脳波の形成には至らないと考えられる。脳の外側の表面を覆う大脳新皮質には，錐体型の典型である錐体細胞が皮質に対して垂直方向に多数配列している構造が存在し，このような皮質部分の活動が脳波の大部分を構成すると考えられている。

　これに比して脳深部の構造である視床や基底核では星状型の細胞がほとんどであり，これらの構造が脳波に貢献する割合は低いと考えられる。

脳波と脳磁図の違い―電位差と磁場，細胞内電流と帰還電流

　脳波と脳磁図は脳の集合的な電気活動を記録するという点では一致しているが，生体組織における電位と磁場の物理的・生理的な性質の違いから両者は完全に同じ現象を反映したものではない（図8参照）。脳磁図データを正しく解釈する上で脳波との違いを認識しておくことが重要である。

　脳表や頭表で記録される脳波が皮質に対して垂直な錐体細胞の尖樹状突起におけるEPSPを反映することは前に述べた。このときEPSPは尖樹状突起内では一端が正，もう一端が負の電位を有する双極子（ダイポール）を成している。この双極子状の電位差に起因して樹状突起の内部では正極から負極に向けて一直線状に電流が流れ，外部では逆に負極側から正極側へ向かう多数の電流が生じる。

　前者を細胞内電流，後者を帰還電流と呼ぶ。脳波では帰還電流のかたちで脳脊髄液，硬膜，骨皮質，骨髄，頭皮などを伝導してきた双極子の電位差を頭皮上で記録する。脳脊髄液の導電率は高く逆に頭蓋骨・頭皮の導電率は低いため，これらの界面で帰還電流は歪曲を受け，頭皮上では拡散・干渉を受けた電位分布として記録される。このため頭表の電位分布から脳内の電気活動の位置を精

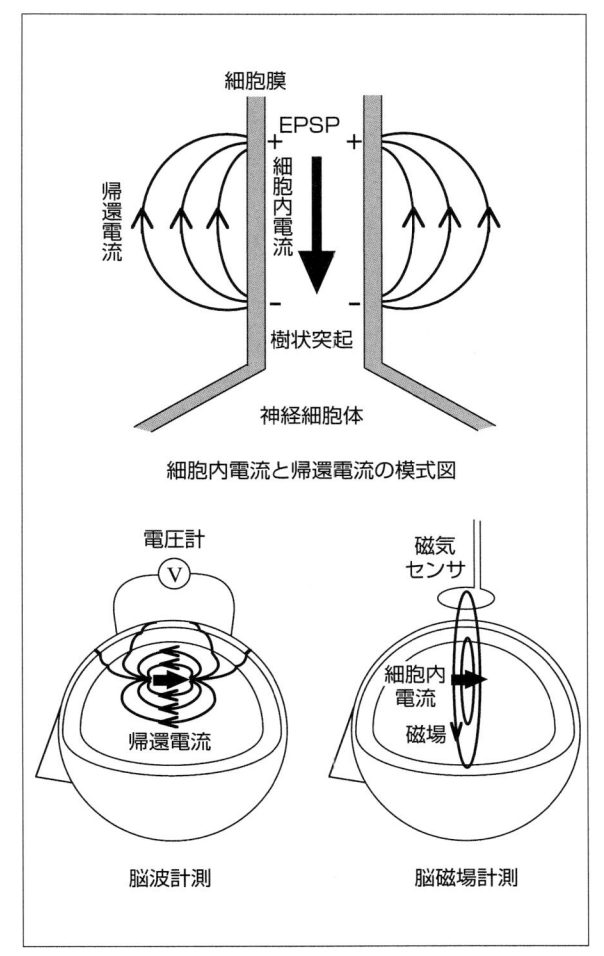

図8　細胞内電流と帰還電流の機序を示す模式図
細胞膜において発生したEPSPにより樹状突起内にはEPSP発生部分が正極，静止膜電位部分が負極となる双極子様の細胞内電流が形成される。これに対し細胞外では静止膜電位部分からEPSP発生部分に向けた帰還電流が流れる。図下段には脳波計測と脳磁場計測の物理的・生理的相違を模式的に示した。

確に同定することは困難である。

　細胞内を直線的・局所的に流れる細胞内電流は電流密度が高く，周囲に強い磁場を形成する。これに対し細胞外の広い空間をとりまくように流れる帰還電流は電流密度が低い上，形成した磁場をお互いに打ち消し合ってしまうため脳磁場信号としては記録されない。すなわち脳磁図（MEG）で

技術編 ⑨

は細胞内電流の作る磁場成分が頭表で記録される。ここで頭部を構成する各組織の透磁率はほぼ一定であるので，頭表からとらえた磁場分布は各組織による歪曲を受けない。これにより精度よく脳内での電気活動の位置を推定することができる。

このように脳波と脳磁図では帰還電流と細胞内電流という互いに表裏の関係にある電気生理現象を，電位差と磁場という異なった物理的側面でとらえている。また，脳磁図では頭表に対して垂直な電流の作る磁場はセンサーに対して水平であるために記録されず，逆に頭表に対して水平(接線)方向の電流の作る磁場が強く記録される。すなわち，脳磁図では主に脳溝内の皮質の活動が検出されるという点も脳波との大きな違いである。

誘発脳波－加算平均の概念

感覚刺激や認知課題の負荷に応答して一過性に記録されるタイプの脳波を誘発脳波と呼び，α波やてんかん波など脳の自発的な活動である自発脳波と区別する。1回の刺激に対して頭表から記録される誘発脳波の振幅は微少であり，自発脳波や外来雑音などと区別することが困難であるため，加算平均という方法がとられる。

すなわち，個々の誘発波形を刺激時点をそろえて加算し，平均化することにより潜時のそろった誘発反応の振幅を増大させ，自発脳波など刺激時点との時間関係を有しない背景脳波の振幅を相殺

するという考え方である。

誘発脳波は外界からの刺激に対する直接的な反応である誘発電位(evoked potential；EP)と外界からの刺激の変化にあまり影響されない内因性の反応である事象関連電位(event-related potential；ERP)とに区別されている。

脳磁図で磁場として記録する場合には誘発磁場(evoked magnetic field；EF)ならびに事象関連磁場(event-related magnetic field；ERF)などと称される。

誘発電位・磁場には視覚誘発反応，聴覚誘発反応，体性感覚誘発反応など各種感覚様式に特異的な反応が含まれ，主に100ミリ秒程度までの一次的な神経処理を反映するため，各感覚経路の異常に対する臨床診断に広く応用されている。

事象関連電位・磁場にはミスマッチ反応，P300反応，N400反応など潜時200ミリ秒以降の遅い成分が含まれ，認知や思考などの過程に対応する反応として主に心理学的な研究に供されている。

b. 脳磁図研究の方法

脳磁図はミリ秒単位で脳の電気的活動を記録するものであるので，波形の経時的な分析や周波数解析など時間的な情報を生かしたさまざまな解析法が開発されている。

ここでは刺激や認知過程に対する脳の情報処理

図9 聴覚誘発磁場(AEF)を例とした脳磁図データの解析例(次ページ→)

フィンランドNeuromag社製の122チャンネルヘルメット型脳磁計(Neuromag122，広南病院東北療護センター所在)を用い，被験者の左耳に純音刺激を呈示したときのAEFを50回加算平均した。a) 122個のSQUID磁気センサーそれぞれにおいて計測された誘発波形の全体図。各磁気センサーを頭の真上から見おろした状態に配列してある。左右の側頭部のセンサーに強い反応が認められる。各波形はディジタルフィルターを用いて40Hz以上の高周波および1Hz以下の低周波成分を除去し，刺激前の100msの磁場データを用いて基線の補正を行ってある。b) ディジタルフィルターおよび基線の補正による波形の整形の様子を示す。a)において*で示した右側頭部のセンサーにおける波形を提示した。整形後の波形において頂点潜時88ms，振幅150fT程度の強い誘発反応を認める。c) 潜時88msの反応に対する等磁界分布図ならびに信号源のMRIへの重ね合わせ。(上段)図左側よりヘルメットの左側面，真上および右側面より見た等磁界分布図を示す。図中，四角は各磁気センサーの位置を示す。実線は磁場の湧き出しを，波線は吸い込みをそれぞれ示す。左右半球にそれぞれ典型的な電流双極子パターンを認め，2ECDモデルを用いて左右側頭部に推定した信号源を矢印で示した。(下段)図中央は被験者のMRI冠状断，左右はMRI矢状断面である。黒丸は推定された信号源の位置を，黒線はその方向をそれぞれ表す。信号源位置は左右の側頭葉一次聴覚皮質にそれぞれ同定される。

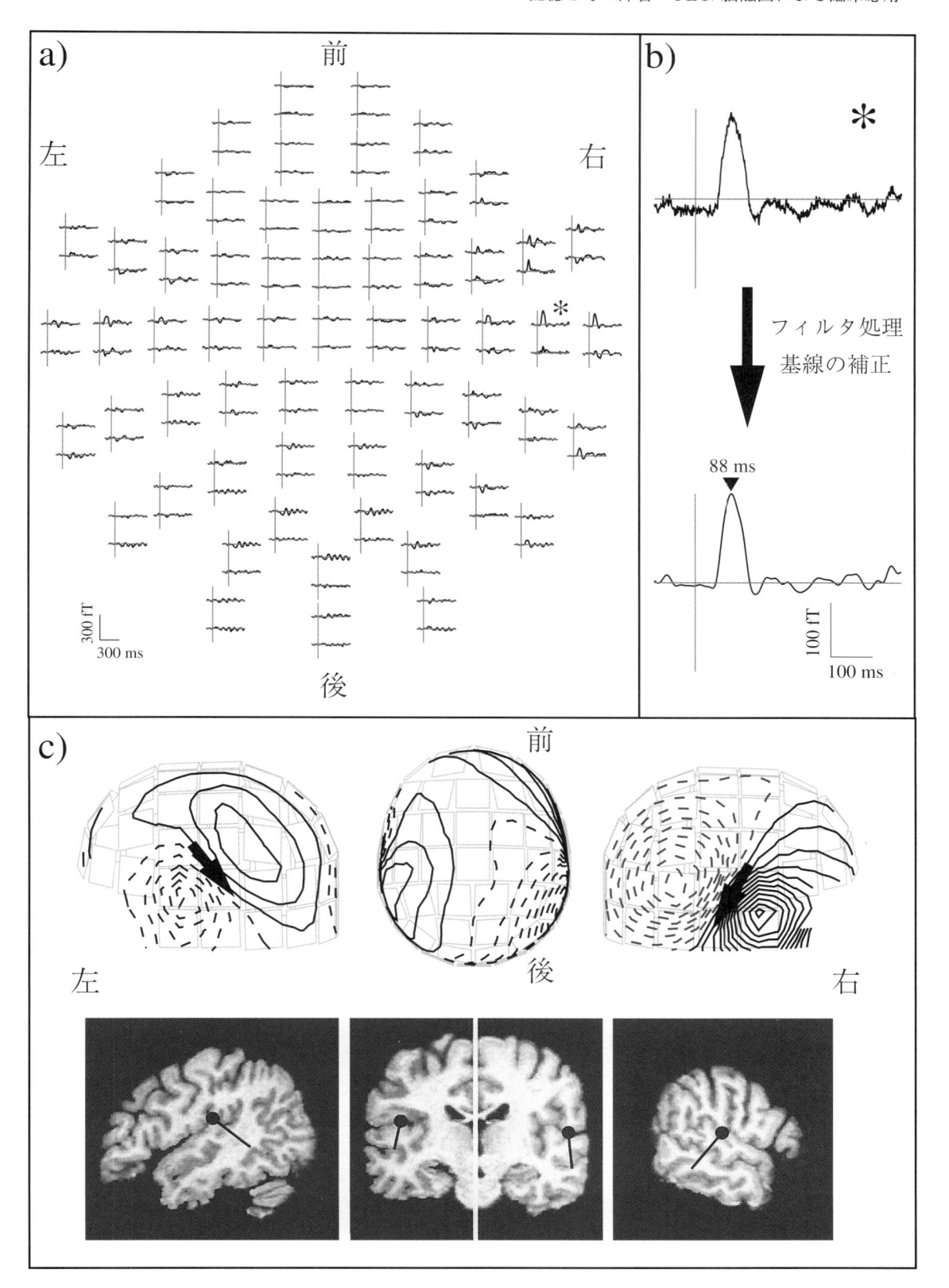

記憶とその障害－PET/脳磁図による臨床応用

165

過程を時間的・空間的に分析する方法として盛んに用いられる誘発磁場・事象関連磁場の時空間分析について説明する（図9参照）。

誘発波形の計測

近年の脳磁場計測システムではSQUID磁気センサーを空間的に多数配置し一度に広い領域からの脳磁場の計測を行う。現在では頭部全体を100個以上のセンサーでヘルメット状に覆うタイプの計測システムが主流となっている。実際の計測ではこれら多数のセンサーそれぞれの各時刻ごとの磁場の計測値がコンピュータのメモリ上に記録されてゆく。

そこで各センサーについて各時刻における磁場の強さを時間を横軸，磁場強度を縦軸としてプロットすることで，センサーごとの脳磁場信号の時間波形が得られる。刺激や反応の時刻に時間軸の起点を合わせて多数回の脳磁場信号を加算平均した波形を一般に誘発波形と呼んでいる。

一般に磁場データ計測の時間的な細かさ（サンプリング周波数）は数100Hzから1kHz程度であり，数msのオーダーで磁場データが記録される。したがって時間の単位としてはmsを用いる。刺激や反応の時刻に対して100ms前から1,000ms後まで程度の誘発波形を求めることが多い。磁場の強さにはfT（フェムトテスラ）という単位が用いられ，1fTは10^{-15}Tにあたる。

波形の整形

得られた誘発波形にはセンサーの電気的な変動や外来ノイズ，生体のゆらぎなどさまざまなノイズが混入している。そこで目的とする信号のみを強調するような波形の整形処理が施される。その代表的なものとして周波数フィルターおよび基線の補正がある。

誘発磁場や事象関連磁場の研究では刺激呈示後数十msから数百ms，長くても1〜2s程度までの潜時の反応を主に解析の対象とする。したがって周期が数秒以上のような低周波の成分や数ms以下のような高周波の成分は意味を成さない。データ計測に際してある程度の周波数特性を有する増幅器を介することが一般的であるが，計測された誘発波形に対してさらに数学的にフィルター処理（ディジタルフィルター）を施して各種ノイズを軽減させている。

フィルターの種類としては，ある周波数より低周波の成分を除去する作用を有する高周波通過フィルター（high pass filter；HPF），逆に高周波成分を除去する低周波通過フィルター（low pass filter；LPF），ある周波数成分のみを除去するノッチフィルター（notch filter；NF）などがある。HPFとLPFを組み合わせて目的とする周波数帯域の信号のみを取り出す。また，外来ノイズとして混入する交流周波数（50Hz）成分を除去する場合などにNFが有用である。

誘発波形が全体として正や負の一方に偏っている場合に波形の基線の補正が行われる。具体的には刺激開始前や反応後十分に時間が経過した後の脳磁場信号の平均がゼロとなるように，波形を全体的に上下に補正する。ただし，HPFにより低周波成分を除去することによっても上下方向への波形の偏りはある程度除去される。

誘発反応の同定

誘発波形をみると磁場強度が正や負に大きな振幅を有する部分（誘発反応）が時間を追っていくつか見受けられる。このような磁場応答は脳内でのまとまった神経活動を反映していると考えられ，一般にその頂点潜時と最大振幅をパラメータとして神経活動の時間的推移を評価する。

誘発反応の同定は主には視覚的な判定に基づき，各センサーにおける波形からそれぞれ頂点部分を同定する方法や，多数のセンサーの波形を同一の基線上に重ね書きすることにより位相のそろった頂点部分を同定する方法がとられる。左右半球ごとやさらに限局した領域別に重ね書きし，頂点を同定する場合もある。刺激呈示前など刺激による誘発反応がない部分の平均振幅に対して有意差をもって振幅の大きい部分を誘発反応と認める方法も使われる。

各種感覚刺激に対する誘発磁場においては比較的大きな誘発反応が生じるので視覚的にその頂点を同定できることが多いが，事象関連磁場における遅い潜時の反応では必ずしも明確な頂点部分を形成しない場合もある。そこで，事象関連磁場の解析では課題や条件間の波形の差を検定する解析方法がしばしばとられる。

等磁界分布図

各潜時における頭部表面の磁場分布を視覚的に

表現するために等磁界分布図を作成する。これは計測面において磁場の大きさが等しい点を結んだ図で，地図における等高線図にあたる。

　等磁界分布図において等磁界線はお互いに交わることはなく，一般に正の値をもつ磁場のピーク部分（湧き出し）と負の値をもつピーク部分（吸い込み）とがいくつか存在する。湧き出しと吸い込みの境界の直下にその磁場分布を作り出す信号源が推定される。

　多数の磁気センサーを有する脳磁場計測システムにおいても，各センサー間の間隔は数cm程度である。このような空間的に離散的なデータに対して補間計算を行うことにより等磁界分布図を作製する。頂点潜時ごとに等磁界分布図を作製し，そのパターンを視覚的に評価するとともに信号源の推定を行う。

　また，事象関連磁場の解析では条件間の差の波形をもとに差の等磁界分布を作成し，時間を追って脳のどの部位に主に神経活動の差が生じているかを検討することも行われる。

信号源推定

　得られた等磁界分布図に対して電磁気学的なモデルを適用することにより脳内の電気活動を推定する。計測データからモデル的に推定される脳内の電気活動を一般に信号源と呼び，その位置・大きさ・方向をモデルに照らし合わせて逆算することを信号源推定と呼ぶ。

　脳内の電気活動として錐体細胞のEPSPを想定した電流双極子という単純なモデルがこれまでによく用いられている。電流双極子は一端が正，一端が負の電荷を有するモデル的な電流源である。脳内では個々の神経細胞ごとに大きさ・方向の異なる電流双極子がそれぞれ発生し，頭表ではそれらの形成する磁場の総合的な分布を観測しているはずである。

　しかしながら頭表で計測されたデータから個々の神経細胞それぞれに対応する電流双極子すべてを独立に求めることは不可能である。そこで等磁界分布から推定される見かけ上の電流双極子をこれら個々の電気活動を代表するものとみなし，等価電流双極子（equivalent current dipole；ECD）と呼んでいる。

　信号源推定においては計算を簡便にするため，頭部の形状を真球と仮定することが一般的である。通常被験者のMRI上で頭皮の形状を最も良く説明する球（近似球）を近似計算により求める。

　注目する脳領域の付近の頭皮の形状に重点をおいて近似球を求める場合もある。脳磁図において信号源の位置を表現するための座標系は各計測システムによって若干の違いがあるが，左右の耳孔前部のくぼみ（preauricular point；PAP）と鼻根点（nasion；NA）を基準として被験者ごとに決めることが多い。Neuromag社製の脳磁場計測システムではこれら3点を含む平面を$z=0$とし，左右のpreauricular pointを結ぶ線をy軸，nasionからy軸に下ろした垂線をx軸としている（図10）。

　ECDは脳内の電気活動をある一点に限局させてモデル化するため，非常に単純で明快な結果が得られるという利点があり，これまでの研究でも多用されてきた。脳全体をカバーするヘルメット型の計測システムが出現してからは，複数のECDを仮定して頭表全体の磁界分布を説明する試みがなされている。

　ところが，結果としての頭表の磁界分布からその原因としてのECDを逆算するような問題は一般に逆問題と呼ばれ，解が1つに定められないという性質を有している。この性質はECDの数を多く設定すればするほど顕著となる。特に長潜時の事象関連磁場や高次認知機能を反映するような課題を用いた場合は，一般に磁界分布は複雑で単一のECDで説明しきれない場合が多い。

　高次認知機能に関する神経処理が数箇所の皮質領域に限局したECDで代表できるという仮定自体にも幾分無理があり，この方法を用いて高次認知過程を解析する場合には慎重な検討が必要である。現在ECD以外の脳内の電流源分布のモデル化の手法がさまざまに考案されつつあり，今後の研究の進展が期待されるところである。

解剖学的情報とのマッチング

　位置や方向，大きさが推定された信号源が具体的に脳内のどの部位の活動であるか評価するため，被験者個人のMRI画像とのマッチングが行われる。

　MRI撮像に際し左右のPAPおよびNAの3点にMRI上で同定できるような目印（脂質である肝油球を用いることが多い）をつけておき，これを

技術編 ⑨

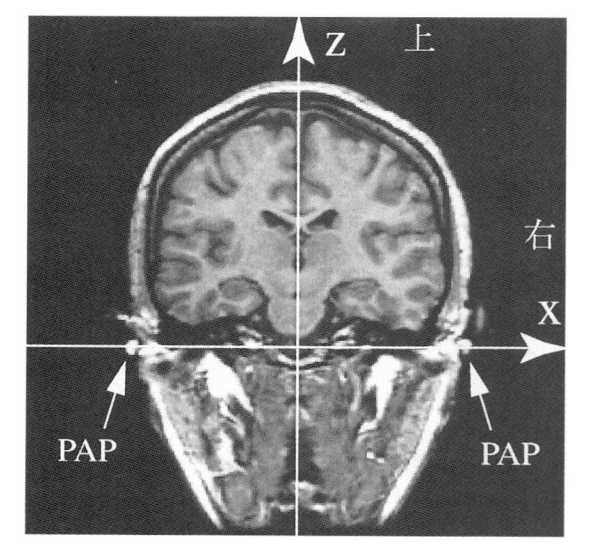

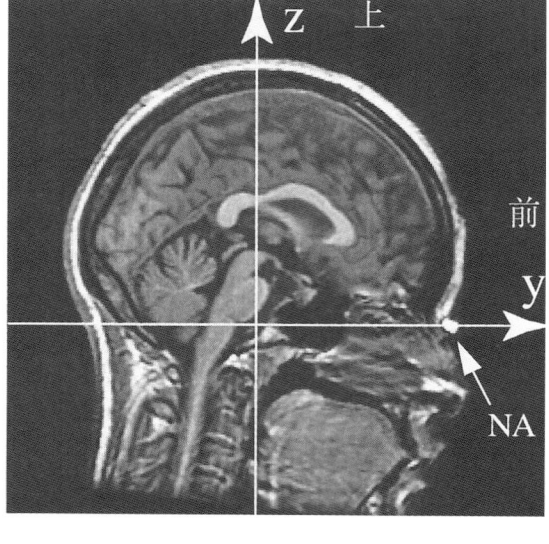

図10 Neuromag社製脳磁計における空間座標系を示す図
被験者のMRI上にて同定される左右の耳孔前点（PAP）を結んだ直線がx軸、鼻根点（NA）からx軸に下ろした垂線がy軸、x、y軸双方に直交する直線がz軸となる。原点の右、前、上側がそれぞれ正である。

もとに脳磁場データと同一の座標系をMRIに適用することが可能である。

　脳磁場計測においては微少な電流を発生するコイルを頭表に3〜4点あらかじめ接着させておき、コイルに強制的に電流を流した際の磁場を磁気センサーで計測することでセンサ群と頭部の位置関係を知ることができる。実際には前もって左右PAPおよびNAの3点とコイルとの相対的な位置関係を3Dディジタイザなどで求めておく必要がある。この過程に起因する誤差やMRI上でのPAPなどの同定に際する誤差などを含めて、信号源の解剖学的な同定に対する誤差は数mm程度と言われている。

c. 誘発磁場・事象関連磁場の例

　以下にこれまで脳磁図で研究されている誘発反応の代表的なものについてごく簡単に紹介しておく。

誘発磁場（EF）
　体性感覚誘発磁場（somatosensory EF；SEF）

は上肢や下肢で表皮の近傍を走行する末梢の感覚神経を経皮的に電気刺激することにより記録される。主要な誘発反応は刺激後20～40ms付近に存在し，刺激対側の半球の頭頂部で最大振幅を示す。等磁界分布は湧き出しと吸い込みのはっきりした明確な電流双極子パターンを示し，その信号源は中心後回の一次感覚野に同定される。

視覚誘発磁場（visual EF；VEF）はチェッカーボードパターンの反転刺激に対する反応が詳細に研究されている。刺激反転後およそ75ms, 100ms, 145msにピークを有する三相波が後頭部を中心に形成される。最も大きい振幅を有する100msの反応の信号源は後頭葉内側面の一次視覚野である鳥距溝付近に同定されるが，その周囲の高次視覚野が信号源であるとする研究もある。また反応の視野対応に関しても多くの研究がある。

聴覚誘発磁場（auditory EF；AEF）は純音呈示後約50ms, 100msに頂点潜時をもつ反応が出現することが確認されている。単耳刺激で両側の側頭部に反応が見られる。ECDを各半球に1つずつ配した2ECDモデルで頭表磁界分布が良く説明され，ECDは各半球の側頭葉上面に位置するヘッシュル回（一次聴覚野）に同定される。

事象関連磁場（ERF）

ミスマッチ磁場（mismatch field；MMF）は単一の刺激が連続する中で低頻度に呈示される異種刺激に対して誘発される。連続刺激と低頻度異種刺激との差分波形において潜時150～200ms付近に同定される。

主に聴覚刺激による研究がなされており，これまでに音の高低，大きさ，呈示時間，呈示間隔，リズム，和音の構成要素などさまざまな属性の変化によるMMFが報告されている。MMFは本・ビデオを見るなど被験者が聴覚刺激に注意を向けない条件で誘発されることが特徴であり，刺激の属性の差の自動的な検出機構に関連すると考えられている。聴覚MMFの信号源は側頭葉聴覚皮質に推定されるが，AEFの信号源の位置とはやや異なる。

P300は同種の刺激が連続する中で低頻度に異種標的刺激が呈示される課題（oddball課題）において，潜時300msを中心として誘発される。事象関連電位では頭頂部から前頭部にかけて陽性の電位分布をとる。P300はさらに刺激に対して反応を求めない条件でも観測されるP3aと，標的刺激に能動的に注意を向け，その出現に対して何らかの反応をする場合に顕著に誘発されるP3bという2つの成分に分けられる。

前者はやや潜時が短く前頭部よりの電位分布をとり，後者はこれより潜時が遅く頭頂部よりの電位分布をとる。oddball課題に含まれる認知的要因として，低頻度刺激の新奇性の評価過程と標的に対する注意過程の少なくとも2種類が存在すると言われ，P3aが主に前者を，P3bが主に後者をそれぞれ反映すると考えられている。

P300は複数の成分からなる複合波形でありその信号源も1か所に限局したものではないと考えられ，脳磁図による研究では前頭葉，下頭頂葉，上側頭葉，内側側頭葉などが重要視されているが，それらの寄与に関してはまだ明らかでない部分も多い。

N400は文や単語の意味的不整合に関連して潜時400msを中心として誘発され，事象関連電位では陰性の電位分布をとる。事象関連電位として最初に報告された研究では文章を単語に区切って連続的に視覚呈示し，文章の内容にそぐわないような文末単語に対して反応が記録された。

その後，意味的逸脱を示す単語が文章の途中に呈示された場合や，意味的関連を有しない単語対を連続して呈示した際にもN400反応が誘発されることが明らかになった。

このようにN400は言語情報の意味的逸脱あるいは予期に関連する反応と考えられている。脳磁図による研究も近年報告され，側頭部から前頭部にかけて主に左半球に強い反応を認めている。その信号源として，側頭葉上部や島葉付近が重要視されている。

4. 記憶とその障害の解明へ向けて－PET/脳磁図による研究

a. ヒトの記憶とその障害の様相
認知心理学的パースペクティブ

記憶は幅広い概念であるが，ここでは認知心理学あるいは臨床神経学で扱う記憶，すなわち我々が日常あるいは臨床において一般的に経験・直面

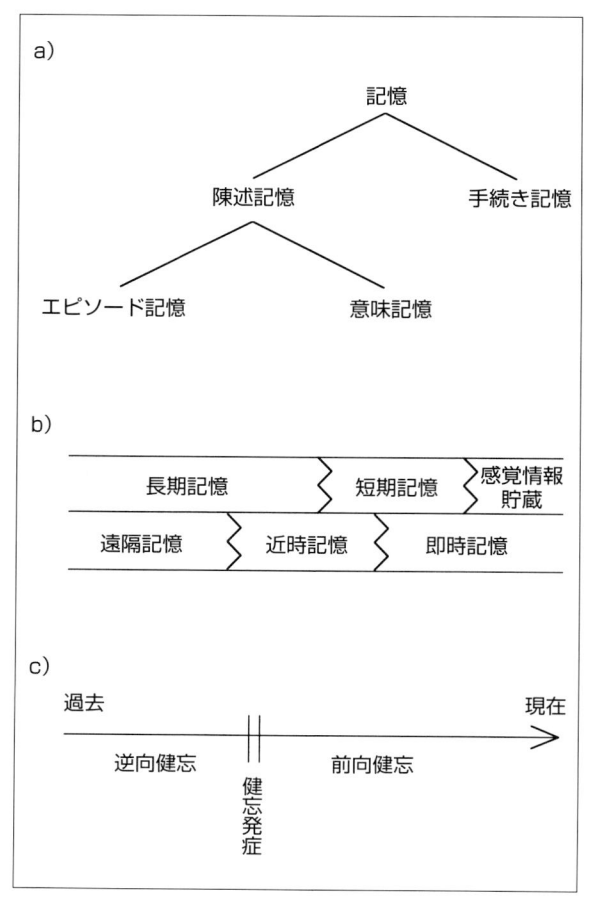

図11 記憶の主な理論的枠組み(藤井ら, 1998 より一部改変)
a) 記憶内容による分類。b) 保持時間による分類。
c) 健忘の発症時点と前向・逆向健忘との時間的関係。

する現象としての記憶に限定する。

このような記憶は主体(患者や被験者)が新しい経験をいったん取り込み,後にその経験が何らかの形で取り出される過程として理解される。認知心理学では記憶の心理的構造に関する数多くの理論が提唱されてきた。ここでは記憶障害を理解する上でも有用ないくつかの理論的枠組みを紹介する(図11参照)。

記憶を系統的に理解する上で共通の特徴によってその内容を細かく分類・記述してゆくことが役に立つ。これはいわば記憶の分類学とでもいうべきものであり,最も重要な分類はその内容による分類である。

SquireとZola-Morganは記憶をその内容によって陳述記憶と手続き記憶の2つに分類した。陳述記憶は言語やイメージといった形で想起,陳述することが可能な記憶である。

これに対し手続き記憶はそのような形で陳述することができない記憶であり,具体的には学習により獲得される技能などで,行為・行動の上達として観測される記憶形態である。

Tulvingによると陳述記憶は過去のある時間・場所における経験として回想できるエピソード記憶と,知識・概念など一回性の経験としては回想されない意味記憶とに分類される。

陳述記憶においては記憶される内容が単語や文章などの言語的な情報であるか,顔や図形などの非言語的な情報であるかも重要であると考えられており,それぞれ言語性記憶・非言語性記憶と総称される。

記憶を理解する上でもう1つ重要な枠組みはその時間過程である。一般に記憶は登録・保持・回収の少なくとも3つの過程に区別される。

登録は入力としての情報が主体(患者・被験者)にいったん取り入れられる過程,保持は取り入れられた情報が主体に保存されている過程,回収は保持されている情報が何らかの形で出力として取り出される過程と説明される。

記憶は保持時間の長さによっても特徴的に分類される。認知心理学的には感覚情報貯蔵,短期記憶,および長期記憶の3つに分類する。感覚情報貯蔵は視覚や聴覚などの入力情報がそのままの形でごく短時間にわたって保存されるという記憶形態である。その保持時間は感覚様式毎に若干異なるが長くとも数秒以内とされる。

短期記憶は数秒から長くとも数分程度にわたって一過性に保持されるタイプの記憶形態であり,これに対し長期記憶は短期記憶がある程度固定化された記憶形態としてとらえられる。

臨床神経学的には即時記憶,近時記憶,遠隔記憶の3つに分ける。即時記憶は認知心理学における短期記憶の保持時間が短い部分に,近時記憶は短期記憶から長期記憶にまたがる部分に,遠隔記憶は長期記憶の保持時間が長い部分にそれぞれ相

当する。

記憶障害概説

臨床神経学では記憶の障害を健忘と呼び，主にエピソード記憶の障害を指す。健忘症状は発病以前の記憶の保持・想起障害である逆向性健忘と発病以後の記憶の記銘・保持・想起障害である前向性健忘とに分けて議論される。記憶障害の臨床研究においては高い知的機能，正常な即時記憶を有しながら重度な健忘症状を呈する純粋健忘症候群を主に対象とする。

臨床研究からは純粋健忘症候群を引き起こすいくつかの脳病巣が明らかとなっている。それらは両側内側側頭葉，両側間脳（特に乳頭体および視床），前脳基底部，脳弓，脳梁膨大後方領域などである。これら病巣の違いによって少しずつ異なる特徴を有する健忘症状が見られる。

両側内側側頭葉の損傷に由来する純粋健忘症候群は，ScovilleとMilnerの有名な症例H.M.に代表されるように強い前向性健忘，数年間の逆向性健忘，失見当識を呈する。

両側の乳頭体および視床を主病巣とする健忘症候群では前向性健忘，逆向性健忘，失見当識に加えて作話および自己の健忘への洞察力の欠如を中核症状とする。

前脳基底部とその周辺の領域の損傷に由来する健忘症状も特徴的である。このタイプの健忘では強い作話傾向を示し，再生は悪いが再認は良好であるという特徴を示す。このように病巣により症状の差が生じることから，ヒトの記憶機能はさまざまな側面をもち，各脳領域が特徴的に各側面を支えることにより記憶が成り立っていると考えられる。

多くの臨床的知見は先の記憶の内容による分類と良く合致する。例えば陳述記憶が主に障害される純粋健忘症候群においては手続き記憶は一般に比較的良く保たれる。

これに対しパーキンソン病などではその逆の障害パターンを示す場合がある。

また，純粋健忘症候群では意味記憶が良く保たれエピソード記憶が重篤に障害される。言語性記憶と非言語性記憶とで能力に解離を示す症例も報告されている。このような事実からもヒトの記憶が複数の側面を有し，それぞれ特徴的な脳の部位が各側面に対応した働きを有することが示唆される。

臨床例における研究は脳のある特定の領域が記憶において重要な役割を果たす可能性があることを示している。しかし，外傷，脳炎や脳血管障害といった脳損傷例や変性性の神経疾患においては，脳病変がある限られた部位に限局して生じることはまれである。このことはしばしば，臨床例における認知障害の詳細な神経基盤を同定することに困難さをもたらしている。

b. PETによる記憶の研究
エピソード記憶における前頭前野と内側側頭葉の賦活

PET賦活試験によるヒトの記憶過程の研究が始まったのは比較的新しく，1992年Squireらが語幹の呈示による単語の手がかり再生課題において右海馬・海馬傍回および右前頭葉の賦活を発表したのが始まりである。その後，PETによる記憶研究はここ数年間で爆発的に増大し，もはやそのすべてをフォローすることは容易ではない。ここでは研究史上最大の関心事として現在でも議論が続いているエピソード記憶における前頭前野領域と内側側頭葉の賦活を中心に解説する。これらの領域は臨床的知見とPET賦活試験の結果との間にそれぞれ特徴的な解離を示し，この問題に対する説明を試みることを通してPET賦活試験による記憶（特にエピソード記憶）研究が発展したとも言える。

まず前頭前野領域に関する問題である。エピソード記憶課題では必ずといってよいほど前頭前野領域の賦活が認められ，これは前頭前野の損傷によってエピソード記憶の障害は生じないというこれまでの臨床事実と明らかに矛盾する。

これに対して記憶課題における前頭前野領域の賦活の機能的意義を見いだすべくさまざまな仮説が提唱されてきた。中でも1994年Tulvingらにより提唱されたhemispheric encoding/retrieval asymmetry (HERA)仮説は世界中の研究者に大きなインパクトを与え，その後の研究を方向づける1つの指針となった。

彼らは多数のPET賦活試験のレビューからエピソード記憶の登録（ならびに意味記憶の回収）に

左前頭前野が，エピソード記憶の回収に右前頭前野がそれぞれ関与するという仮説的なモデルを導き出した。このモデルはその意味するところが単純明快であり，事実それまでのPETデータを良く説明するものであった。

しかしながらその後このモデルに対するさまざまな反論が提出され，記憶する内容が言語情報であるか非言語情報であるかによって左右の前頭前野の賦活の解離が生じるという主張や，想起する内容が単語や図形など単純な刺激であるかもっと複雑な内容であるかによって右と左の前頭前野の賦活が解離するという仮説など異なった理論も次々と提出された。

最近Tulvingら自身もHERA仮説を修正したretrieval mode(REMO)仮説を提示しており，エピソード記憶回収にはその成功のいかんにかかわらず左右の前頭前野内の限局的な6つのサイトが特異的に関与するとしている。

もう1つは内側側頭葉に関する問題である。1992年のSquireらの研究では記憶課題に関連する内側側頭葉の活動が明確に示されており，研究者らのPET賦活試験に対する注目と期待は一気に高まった。

しかしながら引き続く初期の研究，特に差分法を用いた研究においては内側側頭葉に賦活を認めないという報告がほとんどであった。

これに対しGrasbyらは被験者の記憶課題の成績と内側側頭葉のrCBFとの間に有意な相関を見いだした。興味深いことにこのような相関は短期記憶課題では認められず長期記憶課題でのみ認められた。

さらにNybergらもエピソード記憶の回収の成績と左内側側頭葉のrCBFとの相関を報告した。これらのことからFletcherらは内側側頭葉は常に(コントロール課題においても)何らかの活動を有しており，特殊な実験パラダイムを用いなければ賦活を示すことは難しいという考察を行っている。

その後，差分法によっても内側側頭葉に賦活を示す研究は徐々に増えてきたが，その賦活のパターンは現在でもPETを用いた記憶研究における中心的テーマの1つであるといえる。

なお近年Tulvingらのグループからhippocampal encoding/retrieval(HIPER)モデルという内側側頭葉の賦活に関する興味深い仮説が提出されている。これによると，前後に長い構造である海馬関連領域のうち記憶の登録課題における賦活はその前方領域に，回収課題における賦活は後方領域に集中するという。このような領域内における機能分化の解明も今後の研究課題の1つであろう。

言語記憶の保持から再認にかけての脳内機構－筆者らの研究

筆者らは臨床上重要と考えられる言語性エピソード記憶に焦点を当てて研究を行っている。ヒトの言語システムは本来，聴覚的音韻情報をその媒体として発達しているということから，主に聴覚言語を素材として取り上げてきた。

逆向健忘を考えた場合，障害が示唆されるのは長期記憶における保持過程と回収過程である。PETによるエピソード記憶の回収過程の研究は数多くなされているが，保持過程に関してはこれまで短期記憶や作業記憶における研究のみである。そこで，長期記憶の範疇において言語素材を保持し，回収する過程の脳内機構を明らかにすべく一連の実験を行った。以下それらについて紹介する。

刺激として日本語の単語を聴覚呈示し，その保持過程および再認過程に関する賦活試験を独立に行った。被験者はそれぞれ7～9名程度の右利き若年正常男性ボランティアである。

保持過程の実験では，約2分間というrCBF計測時間の制約から10分程度単語を保持する過程の最後の2分間の脳活動を計測した。長期記憶内での保持過程を評価するため保持する単語は短期記憶のスパンを越える10単語とし，単語の内的なリハーサルの影響を除くため干渉課題として単語の即時復唱課題を設けた。課題条件は単語保持条件とコントロール条件の2種類である。単語保持条件ではPETスキャンの5～8分程度前に，10単語(保持単語)を繰り返し聴覚呈示し記銘させた。被験者には保持単語をPETスキャン終了まで頭の中に保持しておくように指示した。PETスキャンの2分間においては，1秒に1つずつ聴覚呈示される単語(保持単語とは異なる)を5つまとめて即時復唱するという，注意集中を要する単語復

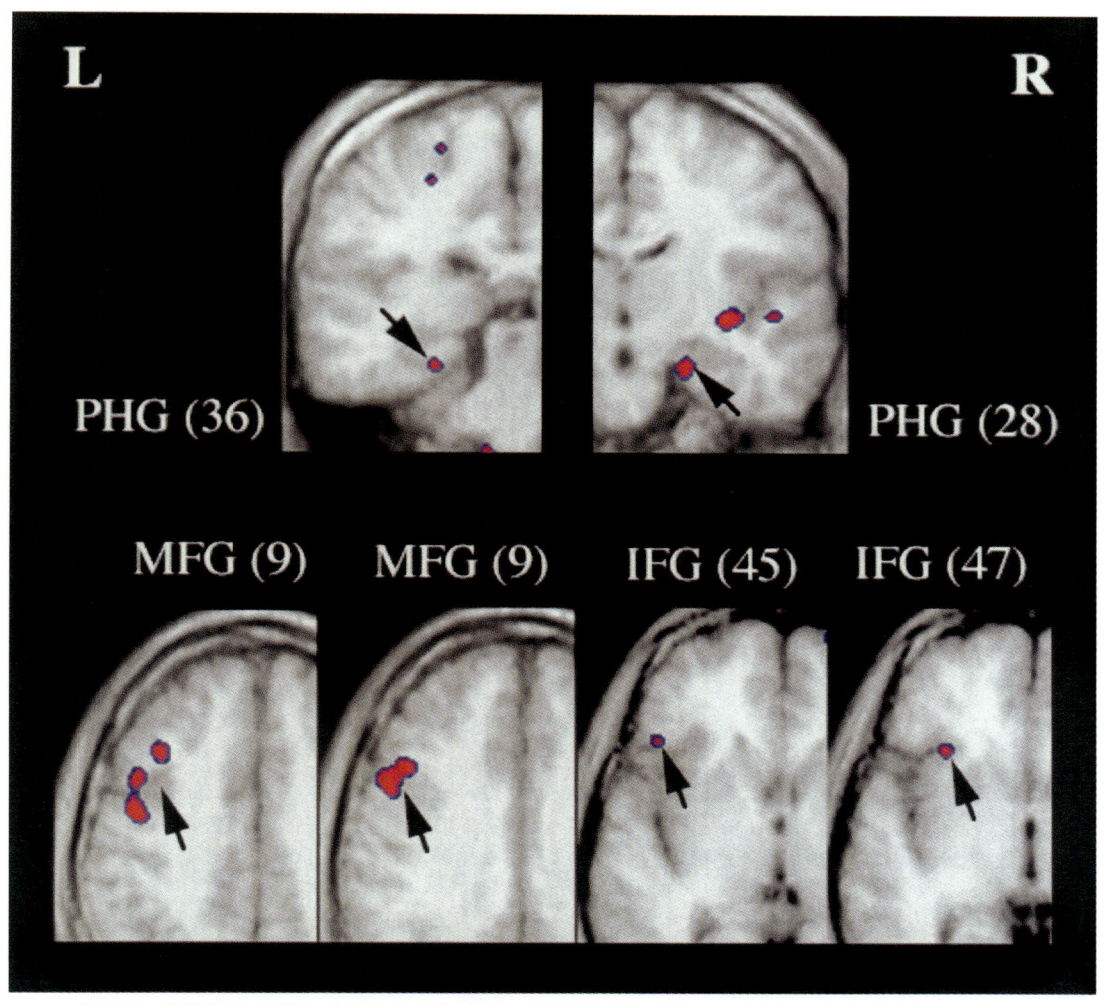

図12 単語保持条件における左右海馬傍回（上段矢印部分）および左前頭前野皮質（下段矢印部分）を被験者の平均MRI冠状断および水平断上にそれぞれ重ねた図
R：右，L：左，PHG：parahippocampal gyrus（海馬傍回），MFG：middle frontal gyrus（中前頭回），IFG：inferior frontal gyrus（下前頭回）。括弧内の数字は対応するBrodmann領野を示す。

唱課題を負荷した。スキャン終了後被験者に保持単語を口頭で再生してもらい，正しく保持されていたかどうか確認をした。

これに対するコントロール条件ではスキャン前に保持単語の記銘を行わず，被験者はPETスキャン中の単語復唱課題のみを行った。両条件の差は10分程度前に覚えた単語の保持を行うか否かのみである。そこで，差分法により妨害課題を行いながらも10分程度の長期間単語を保持する過程にかかわる脳部位を描出した。

結果として単語保持条件でコントロール条件に比べ，両側海馬傍回，左中・下前頭回，左角回などのrCBFの有意な上昇を認めた（図12）。この結果は長期記憶内での保持過程におけるヒト内側側頭葉の活動をPETで初めてとらえたものである。

また左半球の皮質の賦活について，これまでの言語性短期記憶や作業記憶課題での賦活と比較し

技術編 ⑨

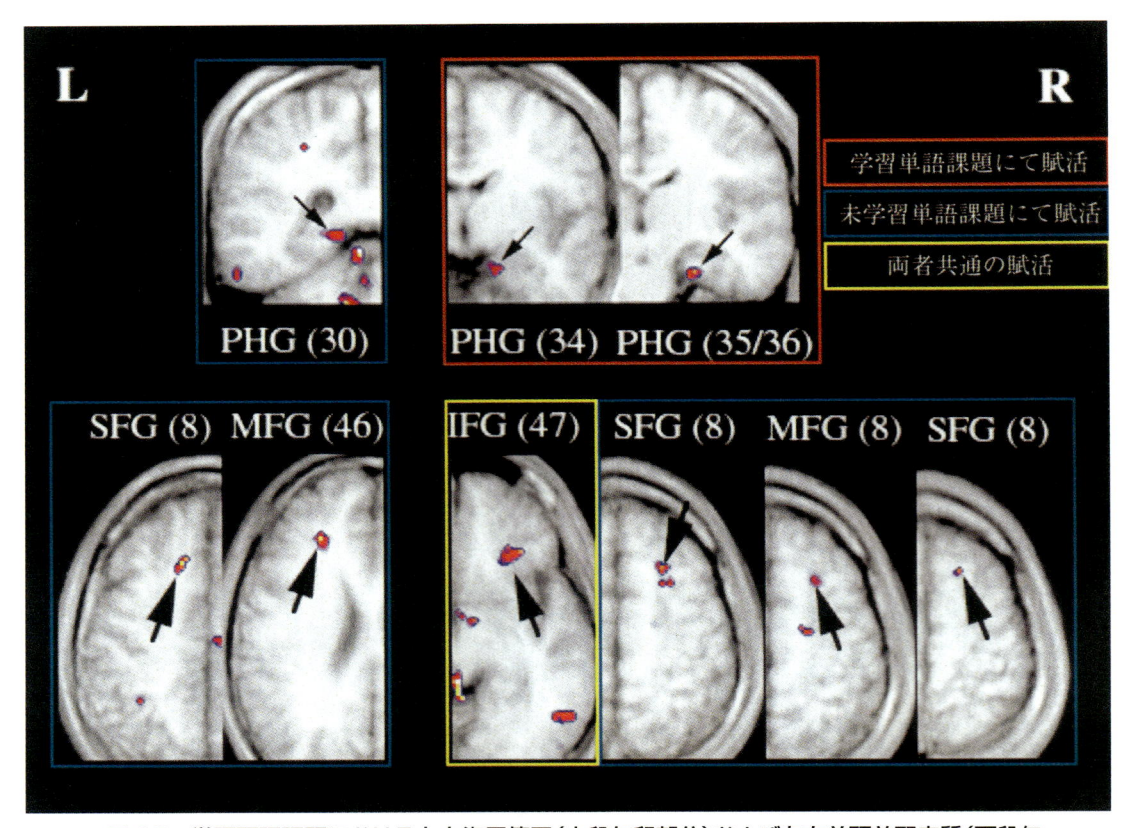

図13 単語再認課題における左右海馬傍回（上段矢印部分）および左右前頭前野皮質（下段矢印部分）を被験者の平均MRI冠状断および水平断上にそれぞれ重ねた図

学習単語課題，未学習単語課題，およびそれら両者に共通の賦活を赤，青，および黄色の枠でそれぞれ囲って区別した。R：右，L：左，PHG：parahippocampal gyrus（海馬傍回），SFG：superior frontal gyrus（上前頭回），MFG：middle frontal gyrus（中前頭回），IFG：inferior frontal gyrus（下前頭回）。括弧内の数字は対応するBrodmann領野を示す。

た。その結果，言語性短期記憶での賦活領域はシルヴィウス溝に沿った部分に固まっており，長期保持過程で賦活される部位はその周囲をとりまくような領域に位置していることが明らかとなった。短期記憶から長期記憶への移行期に，シルヴィウス溝付近からその周囲に向けて皮質の活動が遷移することが示唆される。

再認過程の実験ではPET実験の前日に記銘した30単語（以下学習単語とする）を再認評価する課題を行った。PET実験において5つの再認課題と1つのコントロール課題を施行し，これら課題中のrCBFの計測を行った。全課題で3秒に1つずつ刺激単語を聴覚呈示した。

5つの再認課題で反応のルールは共通であり，呈示単語が学習単語であれば復唱し，そうでない単語（以下未学習単語とする）であれば「いいえ」と応答するという課題である。ただし各課題中に呈示される学習単語と未学習単語の割合を段階的に変化させた。学習単語の割合は各課題で100%，75%，50%，25%，0%となるように設定されている。これに対しコントロール課題では未学習単語のみが呈示され，被験者には何も考えずにすべて「いいえ」で応答するよう指示した。

解析には差分法と相関法を用いた。差分法ではコントロール課題に比べ学習単語が多く呈示される2課題（以下学習単語課題とする）で右海馬傍回

および右下前頭回のrCBFの有意な上昇を，未学習単語が多く呈示される2課題（以下未学習単語課題とする）で左海馬傍回および右下前頭回，両側上・中前頭回のrCBFの有意な上昇をそれぞれ認めた（図13）。

相関法では前頭前野皮質において学習・未学習単語の呈示頻度とrCBFの有意な相関を認めたが，内側側頭葉における相関は認められなかった。また学習・未学習単語の増加とともにrCBFが増加する領域は前頭前野内でそれぞれ異なっており，学習単語の増加に対しては腹側かつ脳回の表面付近に，未学習単語の増加に対しては背側かつ脳溝の奥深くにそれぞれ両側性に相関が認められた。これらの結果は単純な差分法によって内側側頭葉の活動が十分とらえられることを明確に示したうえ，学習・未学習という属性に反応して内側側頭葉の活動が段階的に変化することはないということを示している。

このことは記憶課題の正答率と内側側頭葉のrCBFとが有意に相関するという先行研究とは対照的である。おそらく内側側頭葉の活動は呈示刺激の新規性などの外的要因には直線的な反応は示さず，被験者が記憶内容を正しく回収できたか否かのような内的要因に敏感に反応するものと推察される。差分法において一貫して見られた右下前頭回の賦活はHERA仮説を支持する所見であり，記憶回収過程における右下前頭回の役割が注目される。相関法における前頭葉の反応は単語回収過程そのものよりむしろ「学習か，未学習か」の評価・判断過程にかかわると考えられ，これらに対する相関部位が前頭前野内で特徴的な解離を示したことも興味深い。前頭前野内における機能分化についてさらに研究を進める必要があるだろう。

さて単語再認過程における前頭葉皮質の賦活を，前述の保持過程における賦活パターンと比較してみるとさらに興味深い事実が明らかとなった。長期記憶からの単語の再認過程で賦活される領域は，単語の長期的保持過程で賦活される部位をさらにとりまくように位置している（図14）。保持過程で左半球優位であった半球間パターンが，再認過程では両側性に変化していることも興味深い。筆者らは言語記憶の保持から再認にかけて特に左半球の皮質領域は，シルヴィウス溝からの距離に応じた機能分化をなしているものと考えている。

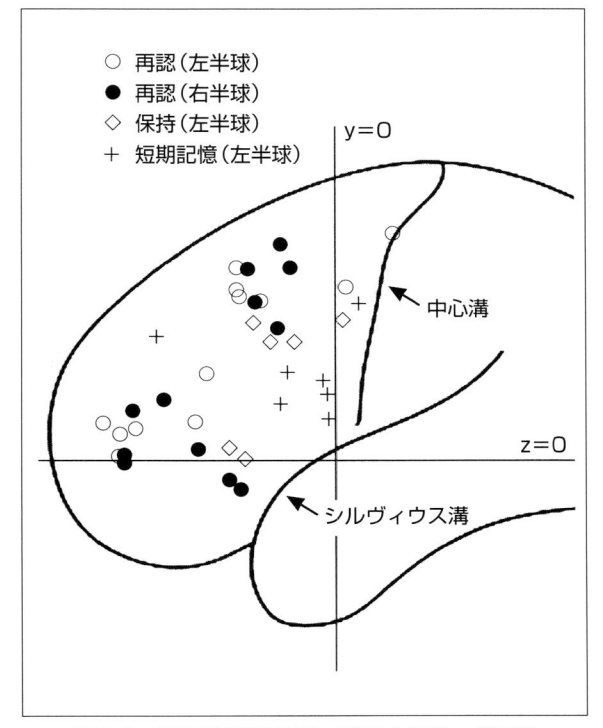

図14 言語性短期記憶，単語の保持，単語の再認における前頭葉の賦活部位を脳表側面の模式図にまとめてプロットした図

短期記憶の結果は過去のPET研究の報告をまとめた。保持および再認の結果は筆者らのデータである。短期記憶と保持では賦活は左半球に偏っているが，再認では両半球に同程度の賦活を認める。左半球で特に，短期記憶における賦活をとりまくように保持における賦活が，さらにそれをとりまくように再認における賦活が認められ，シルヴィウス溝からの距離に応じた機能分化が示唆される。

c. 脳磁図による記憶研究
脳磁図による脳高次機能研究の難しさ

PETによる記憶研究が盛んになされているのと対照的に，脳磁図を用いた記憶過程の研究はわずかである。これは記憶のような高次認知過程を反映すると思われる誘発反応の後期成分を同期してとらえにくいという問題，信号源のモデル化が

複雑な高次認知過程に対応しきれないという問題が大きな障壁となっている。

また脳磁図は主に皮質外套部の活動を強く反映するものであり，内側側頭葉のような深部の構造からの信号を精度良く記録することは原理的に難しい。磁場の強さは距離の二乗に比例して減衰するので，信号源が頭表から深くなればなるほど信号源推定の誤差も大きくなる。したがって内側側頭葉に推定された信号源についてもその評価には慎重を期すべきである。

このような厳しい条件のなか，作業記憶課題やエピソード記憶課題における脳内神経処理の時空間パターンを同定する研究が2～3提出され始めている。エピソード記憶の研究においてはやはり内側側頭葉に信号源を同定しており，他皮質領域の活動との時間的関係が論じられている。このような研究は今後少しずつ増えてゆくものと思われるが，本稿ではこれまで比較的良く研究されているにもかかわらずあまり広く紹介されていない感覚記憶の寿命に関する研究について紹介する。また筆者らが行ったN400とエピソード記憶の関係についての実験も紹介する。

感覚記憶の寿命

これまで動物実験を用いた研究において，数秒間の間に繰り返し刺激が呈示されたときに，対応する皮質領域の神経活動が著明に減衰する現象が示されている。ヒトの脳波の実験においても繰り返し刺激により記録される誘発脳波の振幅が初めに比べて減少してゆくことは経験的に知られている。

1992年Luらはこのような繰り返し効果による脳の神経活動の減衰がどの程度の刺激間間隔において生じるかという点に注目し，純音刺激の呈示間隔を数百msから十数sの間で変化させたときのAEFを計測した。その結果得られたAEFの100msにおけるピーク反応の振幅は刺激間間隔が短いほど小さく，これが長くなるにつれて急速に大きくなるが，ある一定の刺激間間隔以上になると一定値に収束するという関係を見いだした。

彼らはさらにこの関係が指数関数的であることに注目し，指数関数の式に計測値を近似することを試みた。結果としてすべての被験者に対する計測値は高い精度で近似され，指数関数の形を特徴づける3つのパラメータA, t_0, τを各被験者ごとに求めることができた（図15参照）。ここでAは刺激間間隔が十分長くなったときにAEFの振幅が収束する値であり，t_0はAEF振幅が0となる刺激間間隔である。τは時定数と呼ばれ指数関数の形を特徴づける最も重要なパラメータであり，減衰カーブの急激さの指標となる。被験者のτの値は約1～3s程度であり，彼らはこの時間を100msにおける純音の神経処理の活動痕跡（activation trace）の長さであるととらえた。この100msの神経活動の信号源は一次聴覚野に同定され，一次聴覚皮質の神経群に誘発された活動の痕跡は1～3s程度の時間後には減衰すると結論づけている。さらに彼らの研究では，聴覚連合皮質に信号源が同定されるような100msより遅い潜時の反応では，その活動痕跡の長さが一次聴覚皮質での値よりも数s程度長いことが示された。

このような現象はこれまで認知心理学で示唆されていた感覚情報貯蔵（感覚記憶）と関係あることが推察された。そこでLuらはさらに，認知心理学的に決定される感覚記憶の寿命と，脳磁場計測でとらえられる一次聴覚皮質の活動痕跡の長さとの対応関係を調べる実験を行った。

この実験では音の大きさに関する感覚記憶が調べられた。心理学的な実験において刺激呈示間隔を変化させたときの音の大きさの判断の確からしさの指標は，刺激間間隔に対して指数関数的な振る舞いを示し，各被験者においてその時定数が求められた。さらに同じ被験者に同様の刺激を用いて別に行った脳磁場計測からも，AEFの振幅の変化の時定数が求められた。

これら認知心理学的・神経生理学的に決定された時定数どうしの対応を調べた結果，両者は各被験者についてほぼ等しい値をとることが示された。このことから彼らは脳磁場計測でとらえた一次聴覚皮質の活動痕跡の長さは感覚記憶の寿命と一対一の関係にあり，聴覚情報の感覚記憶は一次聴覚皮質に形成されると結論づけている。

このような研究はその後視覚刺激に対しても行われ，1996年Unsitaloらは視覚情報の感覚記憶は一次視覚野に形成され，その寿命が数百ms程度であることを示した。さらにこの研究では側頭葉や頭頂葉，前頭葉に信号源を有する100ms以

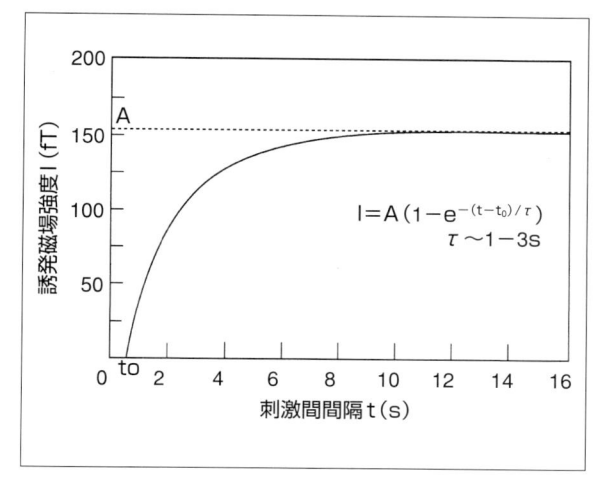

図15 純音刺激の刺激間間隔と聴覚誘発磁場強度との関係を模式的に示した図
磁場強度Iは刺激間間隔tに対する指数関数で表され，その減衰の様子はパラメータτで特徴づけられる。

$$I = A(1 - e^{-(t-t_0)/\tau})$$
$$\tau \sim 1-3s$$

降の潜時の反応に関しても時定数を決定できることが示され，その値は7から30s程度であることが明らかとなった。

彼らは視覚情報が視界から消え去った後も数十秒程度その視覚イメージを頭の中に思い描けるのはこのような側頭葉・頭頂葉・前頭葉の皮質の活動痕跡によるものであると解釈している。

単語認知に及ぼすエピソード記憶の影響－筆者らの研究

意味的に関連を有しない単語対が連続して呈示された場合にN400反応が記録されることがこれまでに知られている。例えば，「花」の直後に「数」など意味的関連が低い単語が呈示されると「数」の呈示後400msを中心としてN400が記録される。

このような反応は最初に呈示された単語によって活性化される脳内の意味記憶情報と，後に呈示された単語の意味記憶情報との間の不一致を反映するともとれるが，これまであまり経験したことのない事象に対する意外性の要因が影響を及ぼしている可能性もある。

そこで単語認知に対する過去の学習経験（エピソード記憶）の影響を調べる目的で，単語対によって誘発されるN400を事前の学習の要因を加味して検討した。単語対として，a) 事前に学習された意味的関連を有するペア，b) 事前に学習された意味的関連を有しないペア，c) 事前に学習されない意味的関連を有するペア，d) 事前に学習されない意味的関連を有しないペアを設けた。c,dにおいてはaもしくはbに含まれる単語をペアの一方（一番目に呈示される単語）とした。このようにすることで，c1) 事前に関連語との連合学習がなされた単語に対して新たな関連語を呈示，c2) 非関連語との連合学習がなされた単語に対して新たな関連語を呈示，d1) 関連語との連合がなされた単語に対して新たな非関連語を呈示，d2) 非関連語との連合がなされた単語に対して新たな非関連語を呈示，というように学習による意外性と意味による意外性がそれぞれ組み合わされた格好になっている。

被験者に単語対の意味的関連の有無を判断する課題を行わせ，単語対のうち二番目に呈示される単語に対して脳波・脳磁図を記録した結果，b，c2，d1，d2において単語呈示後およそ400msを中心として誘発反応が認められた。c2においてもN400が記録されたことは，意味的関連を有する単語対でも過去の学習経験からの逸脱というエピソード記憶的な影響によってN400が誘発されるということを示しており，N400反応が単純な意味的逸脱だけからは説明できないことを示唆している。なお，これらN400反応は主として左側頭部のセンサにおいて認められ，その信号源は左上側頭溝付近に推定された。

5. 将来展望

a. PETと脳磁図の相補的な利用

今後期待される研究の方向性の1つとして，各計測手法間の比較・統合研究というものが挙げられる。これまで述べてきた通り，PETと脳磁図は原理や測定対象が全く異なり，それぞれがユニークな特性を有している。

それぞれの特徴を一言でまとめれば，PETは脳のシステム的な動作特性を明らかにすることで，短期記憶や長期記憶の諸過程にかかわる脳部位を空間的に分離して描出することが可能であ

技術編 ⑨

る。
　これに対し脳磁図は神経細胞群の主要な電気活動をms単位で同定することで，ごく短時間の感覚記憶にかかわる脳内メカニズムを明らかにできる。感覚記憶から短期記憶，長期記憶へ，その移行メカニズムを連続的にとらえることは記憶現象の全体的な理解につながる。
　この意味でPETと脳磁図の相補的な利用が大変有用であるように思われる。まだこのような研究は実現されていないが，PETと事象関連電位を用いて同一の記憶課題中の脳活動を異なった側面からとらえる研究が既に始められており，脳磁図との統合研究も近い将来進められてゆくものと期待している。

b. 脳損傷例を対象とした脳機能画像研究の可能性

　今後行われるべきもう1つの重要な方向として臨床例への応用という点が挙げられる。記憶や認知機能の障害は脳損傷患者，痴呆症患者はもちろん正常加齢においても重要な問題であり，脳機能画像を用いた研究においても最終的な目標は，これらの症例や高齢者における認知機能低下のメカニズムの解明とそのリハビリテーションの方策を提案することであろう。
　脳磁図を用いた研究では発達性難読症患者を対象とした研究が既に成果を挙げつつある。発達性難読症においてはMRIなど解剖画像上で脳に明らかな器質的異常が見いだせず，その異常部位を特定するのが困難であったが，脳磁図を用いた機能的な検査から患者の読字過程における左後下側頭葉の活動の低下やN400を指標とした意味処理過程の特徴などが明らかになっている。また精神分裂病など精神科的疾患に対する研究も比較的多く行われている。
　PET賦活試験については，これまで正常被験者を対象とした研究が圧倒的多数を占めている。PETにおいては放射線の被曝が避けられず，均一な被験者群におけるグループスタディを基盤としているという点が，個々の症例を研究する上で大きな制約となっている。
　これに対し近年3D撮像法という特殊な撮像法が開発され，被験者個人に対しても有意な統計処理を行えるだけのデータ数を得ることが可能となってきた。3D撮像法では同一平面内以外の検出器からのデータも画像再構成に用いるため，全体として低い放射線カウントで精度良い画像を得られる。これまでの撮像法に比べ投与する放射能の強さは20%以下で済む。これにより1人の被験者に10回以上のスキャンを行うことも可能となっている。
　このような3D撮像法の利点を生かして，失語症者を対象とした画期的なPET賦活研究が1999年英国のグループより発表された。この研究は今後の脳損傷例を対象とした研究の発展を占う重要な研究と思われるので以下に紹介する。

失語の回復メカニズム－脳損傷例を用いたパイオニア的研究

　研究は失語症者の症状の回復の脳内メカニズムについての2つの仮説を検証するために行われた。1つは側性の変化(laterality shift)であり，障害を受けた領域の機能を反対側半球の鏡像的な領域が担うようになるというものである。もう1つは病巣辺縁効果(partial lesion effect)であり，病巣周囲の組織の機能回復が障害された言語機能を代償するようになるというものである。
　左半球に限局した単一の脳病巣に由来して失語症状を示し，慢性期において何らかの回復がみられた軽度失語症患者6名を対象として動詞の想起課題を負荷し，rCBF計測を行った。動詞想起課題はこれまでに健常被験者群における研究が多数の施設より報告されており，再現性よく言語領域の賦活が得られる課題であるとされている。
　この研究では15秒おきに1つの名詞が聴覚呈示され，これと関連のある動詞を思いつくだけ頭の中に思い浮かべるよう指示された。PETスキャン直後に思い浮かべた動詞を口頭再生させ，課題のパフォーマンスを確認した。動詞想起課題中のスキャンを6回，安静状態のスキャンを6回，計12回のスキャンを各患者に対して行い，患者個人ごとに安静状態と比較した動詞想起課題中のrCBFの上昇部位を求めた。
　この結果，失語症者6名のそれぞれの賦活パターンと同時に行った9名の正常被験者群の賦活パターンとで大きな差は見られなかったが，失語症者においては後下側頭葉の病巣の周辺領域の賦活

が顕著に認められた。さらに興味深いことに，動詞想起課題にもかかわらず名詞や形容詞を想起するという誤りをおかした患者においては病巣周辺領域の賦活は認められなかった。

このことから著者らは回復した失語例においては病巣周辺の領域の活性が重要な意味を有していると述べている。また一方の側性の変化に関する明らかな証拠は見いだせず，脳血管障害のリハビリテーションにおいては右半球の機能を活性化させるよりも，障害された左半球の皮質の辺縁部を救済することに尽力するべきであると結論づけている。

c. 画像知見の解釈－臨床事実との間の溝とかけはし

最後に，脳画像研究において最も本質的で，同時に最も難しい問題である画像知見の解釈という点に触れて本稿を閉じたいと思う。脳画像研究で見られる賦活や信号源は一体何を意味しているのであろうか。また画像研究からの知見と臨床的知見との関係性についてどのように考えるのが正しいのであろうか。

画像研究は実験を行えば何かしらの結果が必ず得られ，一見簡単に「脳」がわかってしまうかに見える。しかし本当のところはその結果の解釈は誠に難しい。おそらく1つの実験結果からはそのテーマについて考えるきっかけとなる何らかの事実は引き出せるが，そのような事実を多数集めて比較・統合しないことには問題の真の解決には至らないであろうというのが筆者の意見である。

比較・統合とひとくくりに言ってしまえば簡単であるが，どこをどのように比較・統合すれば真の理解に至るのかというのがまた大問題である。その明確な方法論はいまだ発見されていないように思われるが，臨床知見との比較・検討が一助となるであろうことは誰もが指摘するところである。

画像研究の知見は，刺激や認知に対する脳の反応の一部分をさまざまな加工処理によって強調的に抽出したものであり，個体としての脳損傷患者の振る舞いとは根本的に次元の異なるものであるということに留意すれば，以外と大きな誤りを犯すことなく真実にたどり着けるのかも知れない。

参考文献

1) 柴崎浩，米倉義晴：脳のイメージング－脳のはたらきはどこまで画像化できるか．ブレインサイエンスシリーズ12（大村裕・中川八郎編），共立出版，1994
2) 久宝真一，栗城真也：MEGの発生と脳機能．脳磁気科学－SQUID計測と医学応用（原宏，栗城真也編），pp. 126-140，オーム社，1997
3) 藤井俊勝，山鳥重，鈴木匡子：精神と行動の症候学－記憶の障害．臨床精神医学講座（松下正明編）第1巻 精神症状と疾患分類・疫学（浅井昌弘，牛島定信，倉知正佳ほか編），pp. 28-40，中山書店，1998

謝辞

本稿を執筆するにあたり，日本学術振興会未来開拓学術研究推進事業（JSPS-RFTF97L00202；研究代表者山鳥重）の助成を受けた。

本稿の内容の一部は東北大学医学系研究科藤井俊勝助教授，同鈴木匡子講師に修正を頂いた。

ポジトロンCTに関する内容について東北大学加齢医学研究所福田寛教授，川島隆太講師に助言を頂いた。本文中に紹介したポジトロンCTを用いた筆者らの研究は東北大学サイクロトロン・ラジオアイソトープセンターとの共同研究によるものである。サイクロトロン・ラジオアイソトープセンターの伊藤正敏教授ならびにスタッフの皆様に感謝したい。

本文中，脳磁図を用いた筆者らの研究は東北大学医学部脳神経外科および広南病院東北療護センターとの共同研究である。東北大学脳神経外科吉本高志教授，仙台広南病院中里信和先生ならびに関係各位に心より謝意を表する。

技術編 10

Functional MRI：
実践のための基礎知識

中田 力 新潟大学脳研究所教授・脳機能解析学

1. 歴史的背景

NMRの誕生

1946年，原子核の磁化magnetizationが示す物理現象に関する論文が2つPhysical Reviewに相次いで掲載された[1)2)]。1つは東海岸の雄Harvard大学から，1つは西海岸の雄Stanford大学からの報告であった。Edward Mills Purcellに率いられたHarvardチームは高周波radio frequency（rf）エネルギーのresonance absorptionに着目し，その現象をnuclear magnetic resonance（NMR）と名付け，Felix Blochに導かれたStanfordチームは隣接するrfコイルにもたらすelectromotive forceの立場からnuclear inductionと呼んだ[1]。これがNMR誕生の歴史である。1952年BlochとPurcellはノーベル物理学賞を分けることとなる。

$$dM/dt = \gamma M \times B$$
Bloch Equation

その後，急速に進んだNMR技術の進歩にはいくつかの記念すべきepoch makingが存在するが，その最初が1950年Hahnにより発見されたspin echoの記載である[3)]。それまでcontinuous wave（CW）法を主体としたNMRはここから一気にpulse化，Fourier化されることとなる。1950年代後半は指数関数的に進むNMR技術革新の時代となった。実践のための新装置開発と装置の高性能化が生み出す新技術の開発とが相乗的な発展を遂げた時期である。構造解析に必須の方法論として確固たる地位を持つ近代NMR確立の過程は，主としてRichard R. Ernstに率いられたVarian Associates[2]の努力によるとされる。Ernstはその業績をたたえられ，1991年にノーベル化学賞を授与された。

次に明記すべきepoch makingはJeenerによる二次元の発見である。この偉業は論文化されていないことでも有名である。Jeenerは1971年YugoslaviaのBasko Poljeで開催されたAmpere International Summer Schoolでのセミナーでこの方法論を説いた。Jeenerによってもたらされた NMRの多次元化の概念は，NMRの再発見にも匹敵するほど革命的な出来事であった。現代医学に欠かすことのできないNMRの2つの最新技術，画像法と構造解析はJeenerなくしては生まれなかったと言える。

臨床画像との出会い

1895年ドイツ物理学者のWilhelm Conrad RöntgenによるX線の発見より出発した臨床画像学は，1972年Hounsfieldによって発表されたcomputed tomography（CT）により革命的変革を遂げた[4)]。Röntgenは1901年ノーベル物理学賞を，HounsfieldはCormackと共に1979年ノーベル生理学・医学賞を受けている。

---

[1] free induction decay（FID）の語源である。

[2] Stanford大学に隣接して建つNMR装置の主要メーカー。

1973年Lauterburによって発表されたNMRによる最初の画像もHounsfieldにより示された画像再構築の概念の延長上に存在した。Lauterburのoriginal画像法もまたprojection法によるものであった[5]。Lauterburはその画像法を「2つを結ぶ」との意味を持つギリシャ語「zeugma」を使ってzeugmatographyと名づけた。1972年にDamadianによって書かれたpatent[6]にある概念記述との間にoriginalityをめぐる論議が続いているが,Lauterburの1973年の論文をもって磁気共鳴画像magnetic resonance imaging(MRI)の誕生と考える研究者も多い。MRIのFourier化は1975年Kumarらによってなされている[7]。

高速化への道

1970年後半から爆発的に起こったMRI画像法の進展は,先人達によって示されたNMR技術の画像応用の過程であった。その中で特記すべきものは1978年にMansfieldとPykettによって記載されたecho planar imaging(EPI)である[8]。画像学としてのk-spaceとNMRの技術とを結び付ける新しい概念を確立したことに重要な意義がある。

1980年代,臨床画像の主役の座を揺るぎないものとしたMRIは1990年代,高速撮像時代に入った。機能画像法への展開も高速撮像法の実践化なくしては行われなかったと言える。いわゆる「EPI時代」の幕開けは多くのengineerによる技術革新の結果である。

機能画像への展開

神経細胞の活動を画像化する試みは神経科学の歴史そのものであったと言っても過言ではない。ヒトを対象とする非侵襲性機能画像の歴史は1976年Phelpsによるannihilation coincidence detection(ACD)の記載とACDを用いた陽電子断層撮像positron emission tomography(PET)装置の開発により飛躍的進歩を遂げた[9]。ここにもまたHounsfieldによる画像再構築法の大きな影響があったことは言うまでもない。

現在,最も簡便な生理学的脳機能局在の画像法として普及している方法論は局所脳血流量(regional cerebral blood flow:rCBF)もしくは局所脳血液量(regional cerebral blood volume:rCBV)を対象とした脳賦活試験brain activation studyに集約される。その代表はFoxらによって1984年に確立されたH_2O^{15}を用いたPET法である[10]。MRIによる試みはまずgadolinium造影剤を用いた方法論として誕生した[11]。これが機能的磁気共鳴画像functional MRIの語源となった。改めて操作をしなくとも脳賦活に伴ってMRI信号強度の変化が起こることを経験的に会得して登場したものが,一般にfunctional MRI(fMRI)と呼ばれる方法論である。

fMRIにおける賦活前後のMRI信号強度変化は一般にBOLD(blood oxygenation level dependent)contrast[12]と呼ばれている。これは1990年Ogawaらによって提唱された言葉で,ラット脳の血管像のcontrastが血中の酸素化に依存するとの所見に由来する[16]。現在,賦活に伴う信号強度変化が単に血中の酸素化の程度を反映するものであるとの考えは否定的であるが[3],BOLD contrastという用語そのものはdeoxy-hemoglobinの磁化率効果(Appendix I)によるcontrastを示す一般用語として生き残っている[4]。

Oxy-hemoglobinとdeoxy-hemoglobinとの間にわずかな磁化率の違いが存在することは1936年,PaulingとCoryellによって記載され[13],1982年ThulbornらによってT_2^*の変化として実測された[14]。機能画像の最初の試みは1992年Kwongらによる[15]。

2. MRIの基礎知識

fMRIは高速撮像されたMRI画像を元画像として施行される方法論である(図1)。MRIを含むデジタル画像は組織コントラストによって作られているが,fMRIのデータ処理には対象とする元画像でのピクセルの信号強度(輝度)変化を用いる。したがって,元画像の信号強度を左右する因子の知識,つまりはMRIの基本的知識なくしてfMRI

---

[3] optical imagingの最新の検索によれば,hemoglobinによるとされていた賦活前後の信号変化は,細胞の拡張などをも含めた複合効果であるとの見方が有力である。

[4] NMRの立場から言えば,最終的な信号変化がdeoxy-hemoglobinを介していることに疑問の余地はない。

技術編 ⑩

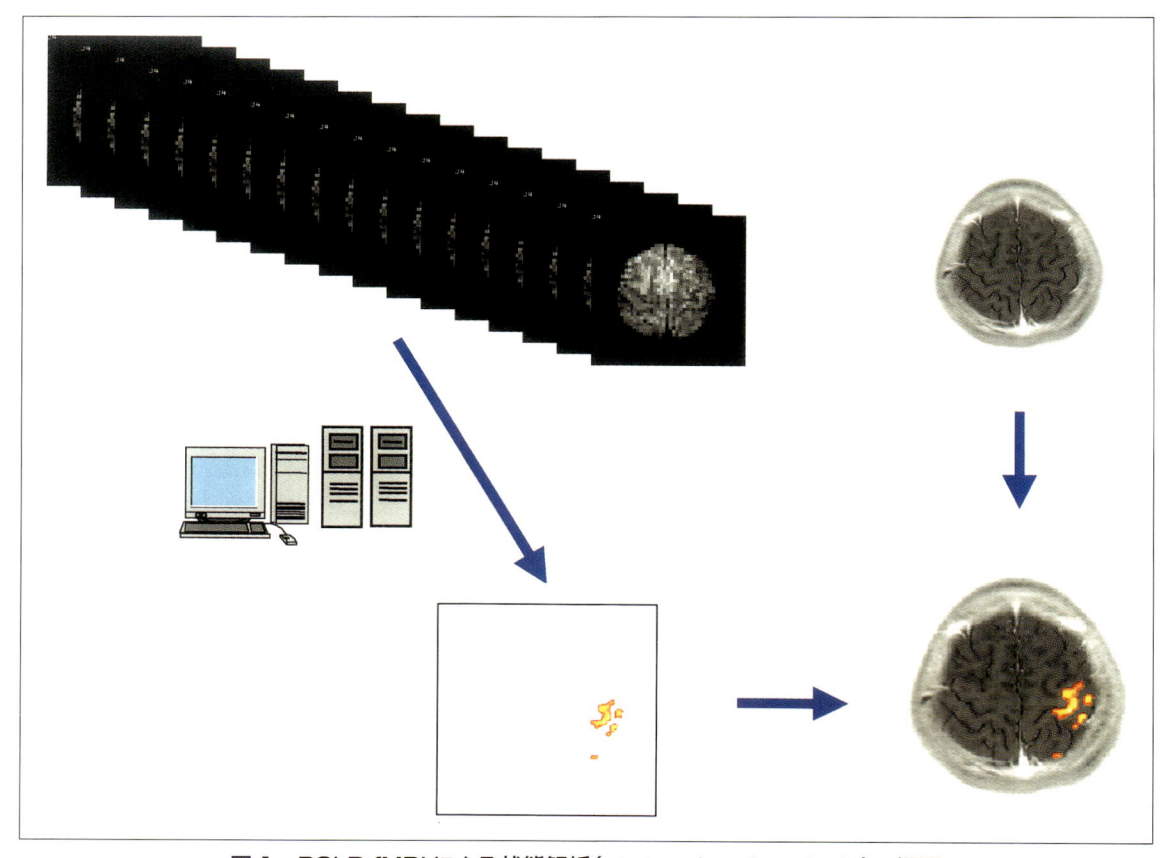

図1　BOLD-fMRIによる状態解析(state related analysis)の概要
右手を動かす課題を実例とした模式図。いくつもの元画像を課題の施行時に連続して撮像する。画像統計の手法を用いて有為の輝度変化を示す部位を探り当てる。同じ座標で撮られた構造画像の上に統計画像を重ねることによって，賦活部位の同定を行う。

の適切な施行は不可能となる。

MRIコントラスト因子

　MRIの画像はデジタル画像である。したがって，画像上で認識される形態は他のデジタル画像同様ピクセル間のコントラストによって作られている(図2)。それぞれのピクセルの輝度は対応する部位の信号強度に比例し，その点ではCT，PET，SPECTなど他の画像法となんら異なるところはない。MRIの特異性はそのコントラストを決める要素，コントラスト因子contrast mechanismの複雑さにある。従来のどの画像法をとってみてもコントラストを決定する物理特性は1つだけで

あった。例えばCTでは組織の電子密度に比例したX線のattenuation coefficientであり，PET/SPECTでは放射性同位元素の密度に比例したγ線の強さである。ところが，MRIにおけるコントラストは同時にいくつもの物理特性に依存性がある。

　MRI画像構築のための信号は水分子の水素原子核protonがもたらすNMR現象に由来する[5]。したがって，MRI画像のコントラスト因子となる物理特性は水分子の置かれた環境に基づき，基

---

[5] この小論では，脂肪酸側鎖のprotonからの信号はあえて無視する。

182

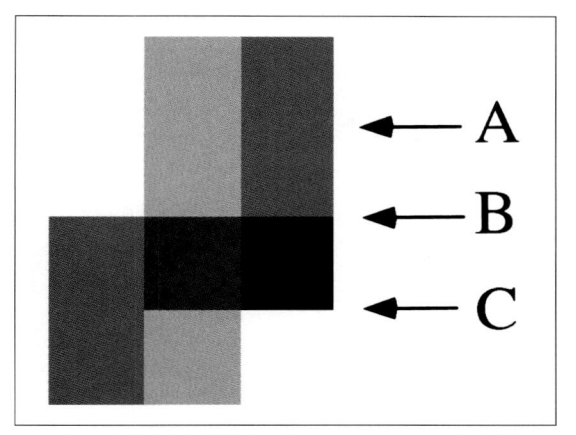

図2 デジタル画像におけるコントラスト解像度の原理
A：隣接したピクセルの示す輝度が同一であれば、その輝度の絶対値にかかわらずピクセル間の線は現れない。B：隣接したピクセルの示す輝度の差が同じであればそれぞれの絶対値にかかわらずピクセル間の線は同じような明瞭さで判別できる。C：ピクセル間の線は隣接したピクセル間の輝度に差があればあるほどはっきりとする。

本的には水分子の分布とその分子運動の結果としてとらえることができる。

MRI画像の1つのピクセルにおける信号強度、I、はその基本因子を変数に見立てて、

$$I = f[\rho, T_1, T_2, D_{app}]$$

と表すことができる。これは極端に単純化した関係式ではあるが、MRIのcontrast mechanismの基本を理解するには便利な関係式である。

ρはスピン密度spin densityと呼ばれ信号を出す水素原子核の密度、したがって、単位体積あたりに存在する水分子の数と理解される。通常これは組織に依存した定数であるが、magnetization transferを考慮すると変数として扱わなければならない。

T_1とT_2はそれぞれspin-lattice relaxation timeとspin-spin relaxation timeと呼ばれる緩和時間でNMRの基本特性である。その詳細な解説はNMRの教科書に譲るが、基本的には水分子の置かれた環境による回転運動の自由度を表す因子で

あると理解すればよい。

D_{app}はみかけの拡散係数(apparent diffusion coefficient)で、水分子の微視的並進運動を対象とした因子である。生体において「拡散」と同様にとらえられる微視的運動には軸索流などの微細並進運動が含まれることから「みかけapparent」が付加されている。巨視的な水分子の移動はMR angiography(MRA)に代表される「ながれの画像」の中で独立して取り扱われ、静止断層画像のコントラスト因子としてはD_{app}のみが問題となる[6]。

MRIはこれらの因子がさまざまに影響を与えた複合効果として完成される。基本となるものはそれぞれの因子が画像コントラストに与える影響を「強調」した「強調画像weighted images」であるが、目的に応じてさまざまなコントラスト法が開発されている[7]。

T_2^* コントラスト

fMRIでは複数の元画像から統計的に賦活部位を探る統計画像の手法を用いる(図1)。したがって、まず基本となる元画像をMRIで獲得することになり、続いて、脳賦活を元画像の輝度変化として付加する作業が必要となる。その方法論として最も一般的なものがdeoxy-Hbの磁化率効果を用いる手法で、BOLD効果と呼ばれている(Appendix I)。

MRIにおいて「磁化率効果magnetic susceptibility effect」という用語は「共鳴信号をもたらす水素原子核proton以外の物質の磁化によって引き起こされる画像変化」を表現する一般用語として用いられている[8]。通常は、「磁化率の違いから起こる局所磁場の乱れによる画像変化」、すなわちartifactの代名詞として用いられている[9]。磁場

---

[6] みかけの拡散をスカラーで表すためにはみかけの拡散が等方性であるとの前提が必要になる。不等方性を考慮するとテンソル解析が必要となるが、ここでは詳細に触れない。

[7] FLAIR, CISS, 3DAC, magnetization transferなどが有名である。

[8] 便利な用語ではあるが、そのあいまいさは否定できない。物理学的には核磁気共鳴における水素原子核protonの磁化magnetizationも常磁性体性であり、用語のあいまいさが時に初学者の混乱を招く要因にもなる例である。

[9] BOLD機能画像が登場するまで、磁化率効果はアーチファクトの代名詞でもあった。

技術編 ⑩

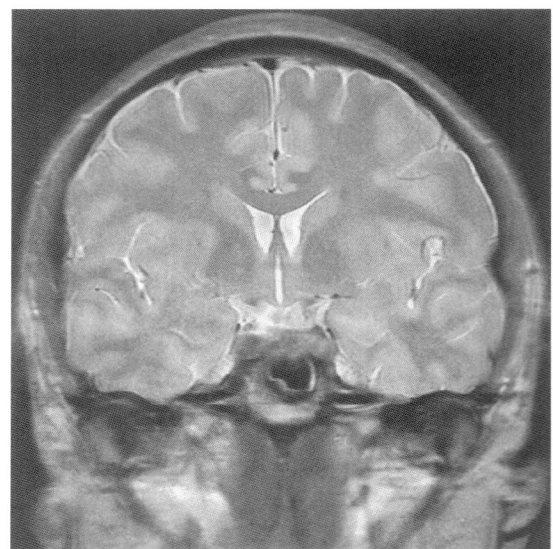

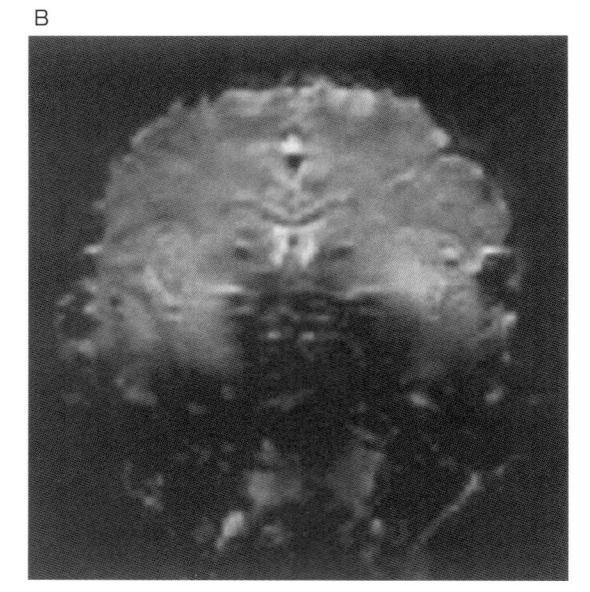

図3 最適化の重要性
同一部位を全く同じ条件下で構造画像用に磁化率効果によるartifactを抑えたfast spin echo(SE)で撮像した場合(A)とfMRI用にgradient echo(GE)で撮像した場合(B)の比較。装置の最適化を図らずに一般的な装置を使用した場合，fMRIの元画像に磁化率効果による致命的なartifactを生ずることがわかる。

の乱れがひどくなると形態の歪みや消失となるが，ごくわずかである場合は局所部位の信号低下にとどまる。BOLD効果とはdeoxy-Hbのもたらすわずかな磁化率効果による信号変化を意味する。

磁化率効果に最も敏感なMRIコントラスト因子はT_2^*(みかけのT_2，tee two starと読む)である。T_2^*は水分子の物理特性そのものに関した因子ではなく，「磁場の不均一性」を表す因子である。したがって，本質的に上述した通常のMRIコントラスト因子とは性格を異にする。BOLD効果の本質は磁化率効果であり，したがって，通常のspin echo法による画像では現れにくい。BOLD効果をより強く表すためにはT_2^*強調画像[10]を用いなければならないが，これは同時にartifactも増強する(図3)。言い換えれば，fMRIとはT_2^*強調画像に内因するartifactの中から，脳賦活に伴うと思われるT_2^*変化を取り出す作業である。し

たがって，fMRIの施行において第一に要求されることは，高速撮像法で取得されたT_2^*強調画像で磁化率効果によるartifactの出現を抑えることである[11]。

T_2^*変化の画像への効果も特殊である。図4にT_2^*の特性を表す模式図を示す。T_2^*の変化による信号の変化は対象とするピクセルの画像輝度となる信号の高さに変化を及ぼすが，面積は一定に保たれる。ここが，一般のコントラスト因子と異なる点である。したがって，T_2^*の変化は対象とするピクセルの輝度変化と同時に隣接するピクセルの輝度変化をももたらすことになる。

Partial Volume Effect

デジタル画像はピクセルのコントラストで作られている。しかし，実際に生体から信号を取り出す作業はピクセル(二次元)の状態では不可能で，

---

[10] gradient echo法など。

[11] 通常の臨床装置ではこの条件を獲得することはきわめて難しい。したがって，fMRIの施行を目指す研究者は，装置の最適化を図る必要がある。

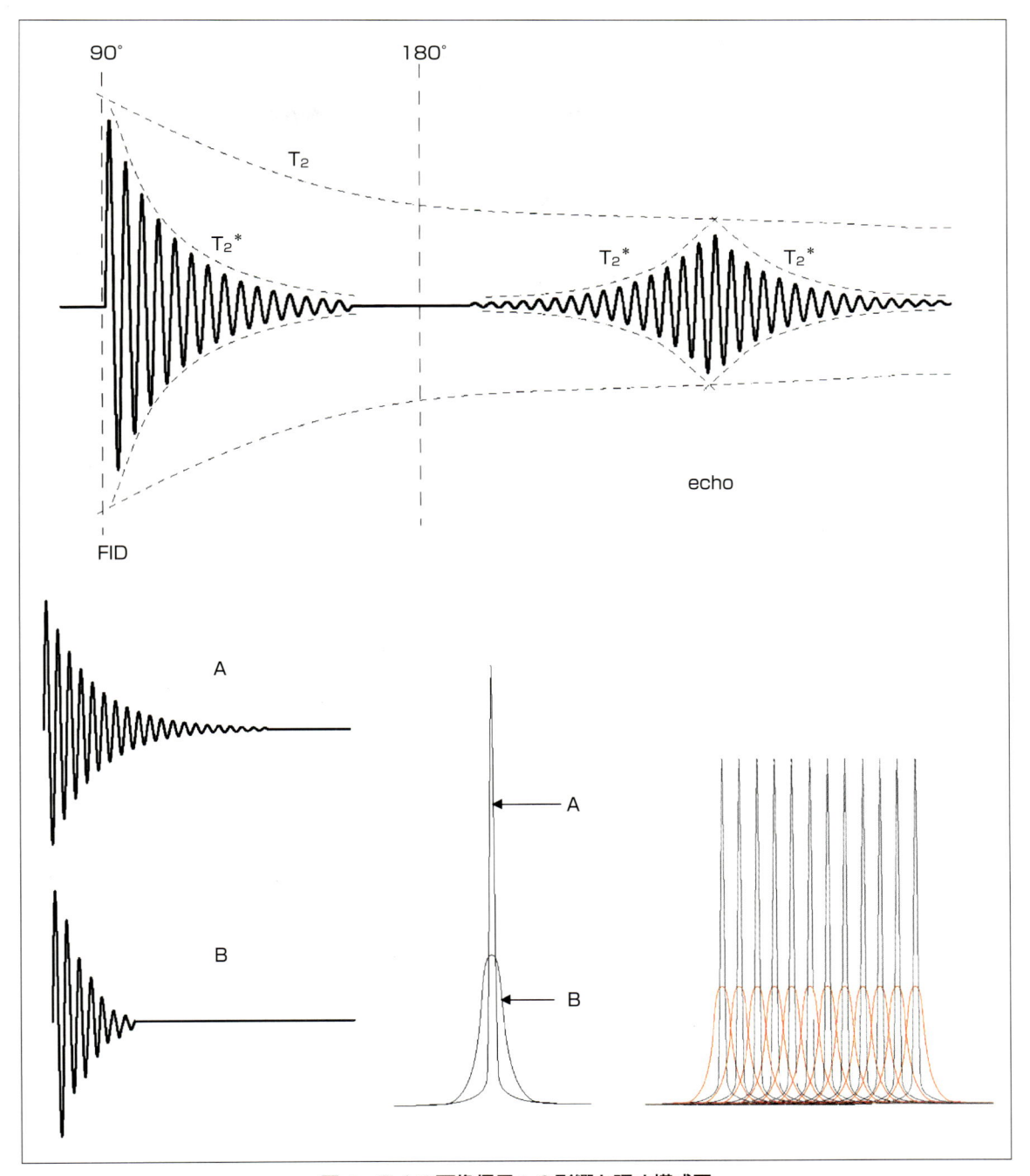

図4　T_2^*の画像信号への影響を現す模式図

a) T_2^*とはT_2そのものではなく，実際の信号のdecay envelop自体を表す時定数でみかけのT_2とも呼ばれる。
b) T_2^*の短縮はFourier転換後のスペクトルでは半値幅の上昇を招き，結果として画像輝度の判定に使われる高さの低下につながる。しかし，面積は変化しない。A：T_2^*の長い場合，B：T_2^*の短い場合。
c) 半値幅の変化は隣接したピクセルの信号強度判定に影響を与える（convoluteした関数の高さが変化する可能性がある）。

技術編 ⑩

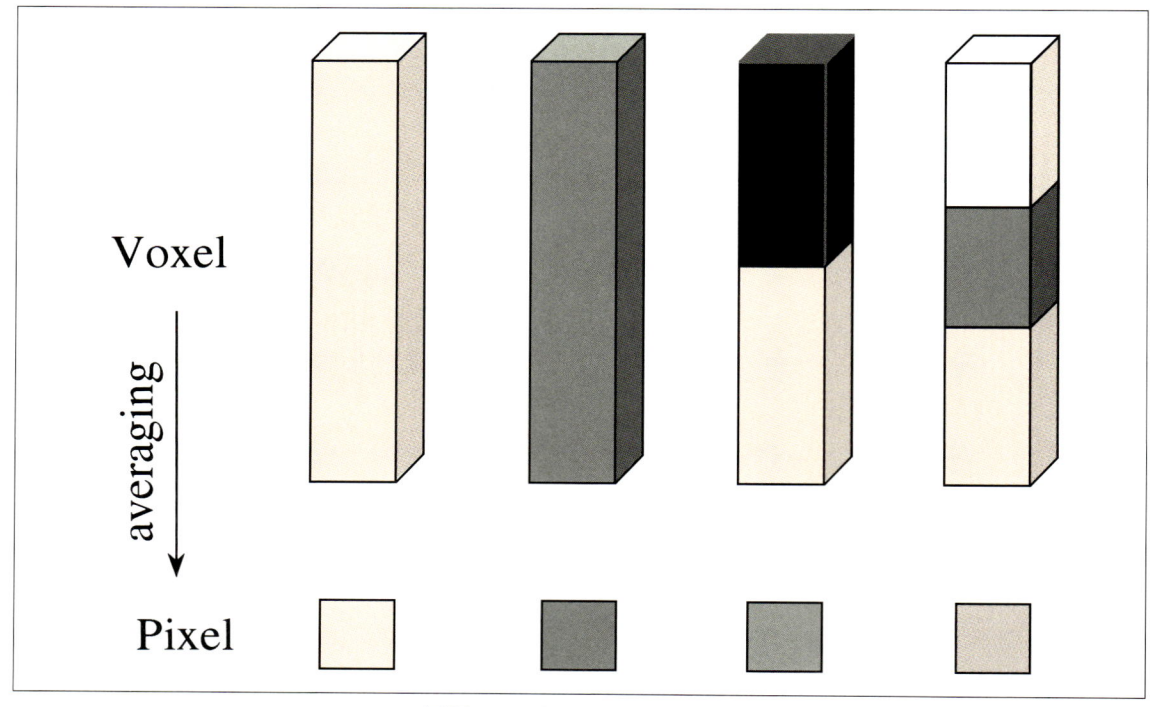

図5 partial volume effect
ピクセルで与えられる輝度のgray scaleはボクセル内の信号強度の平均値であり，どのような信号強度をもった組織がどのように同一のボクセルに分布するかによって最終的なピクセルの輝度が決定される。fMRIの場合を例として，以下のように考えればわかりやすい。
A）賦活された皮質が均一に存在する場合
B）賦活されない皮質が均一に存在する場合
C）賦活された部位と賦活されない皮質よりも低い信号強度を示す部位とが共存する場合（最終結果は，賦活されないと表示される）
D）さまざまな信号強度をもった部位の複合体の場合（実際の状態に最も近い場合）

ピクセルの厚さ（スライス厚）を考慮したボクセルvoxel（三次元）でなされる。したがって，最終的なピクセルの輝度はボクセル内の水分子が示す信号強度の平均値から成っている。ここから，partial volume effectと呼ばれる現象が起きる（図5）。

Partial volume effectは構造画像の観点からも重要であるが[12]，fMRIではさらに大きな問題となる。また，MRIでのslice definitionはCT[13]，PET[14]，などのように実際のX線，γ線などのcollimatingによるものでなく信号の半値幅で行う[15]。その結果，MRIではpartial volume effectが画像化されたスライスのみならず隣接したスライス間でも現れる。Partial volume effectに対する対策なしでは隣接したスライス内の輝度変化が賦活に伴う輝度変化としてとらえられてしまう可能性が残る[16]。

---

[12] CTが臨床画像に登場した初期にはpartial volume effectによる脳実質の信号強度低下が病変と誤診されることが多く見られた。
[13] computed tomography
[14] positron emission tomography
[15] 詳細はMRIの教科書を参照のこと。
[16] 実践ではinterslice gapをある程度設定すること，ある程度のpixel sizeを確保することで，artifactの軽減を図る。

3. 実践のための基礎知識

脳賦活に伴う deoxy-Hb 局所濃度変化

　脳賦活による MRI 信号変化がどのような機序からなっているかには定説がない。単に血中の酸素化の程度を反映しているとの考えは否定的ではあるが，T_2^* 強調画像でとらえることのできる変化は少なくとも deoxy-Hb の相対的な局所濃度変化によることは信じられている。したがって，BOLD contrast という用語は T_2^* 強調画像でとらえられる脳賦活による MRI 信号強度変化を示す一般用語として受け入れられている。

　最も一般的に使われているものが，酸素過剰供給である（図6）。この点からすれば，BOLD contrast による fMRI は H_2O^{15} を使った PET と同様に局所脳血流量（regional cerebral blood flow；rCBF）を対象とした脳賦活試験として位置付けられる。ただし，BOLD-fMRI 施行の上ではっきりと理解しておかなかればいけない点は BOLD 効果とはあくまでも MRI で観察できる1つの現象をとらえたものに過ぎず，その原因となる生理変化も，神経活動との関係も決定されていないことである。経験的に認められていることは，特定課題における賦活部位が autoregulation を介して実際の神経活動と大まかに合意するという点だけであり，ピクセルの輝度変化が実際の神経活動と定量的に相関するか否かも，その時系列変化が神経活動の時系列変化と相関するか否かも，知られていない。

画像 artifact の対策

　MRI の artifact は k-space での artifact に由来する。したがって，artifact の影響は画像に現れた部位のみならず広範囲に広がっている。これは他の画像法とは根本的に異なった MRI の特性である。つまり，元画像に顕著な artifact が存在する限り，画像統計処理は正当性をもたず，fMRI は施行できない[17]。たとえ元画像の artifact がごく

---

[17] 残念ながら，MRI の特殊性の理解は fMRI を施行しようとする科学者に行き渡っておらず，著名な科学雑誌に発表された著名な施設からの論文にも正当性の評価がはっきりとなされていない論文が目立つ。

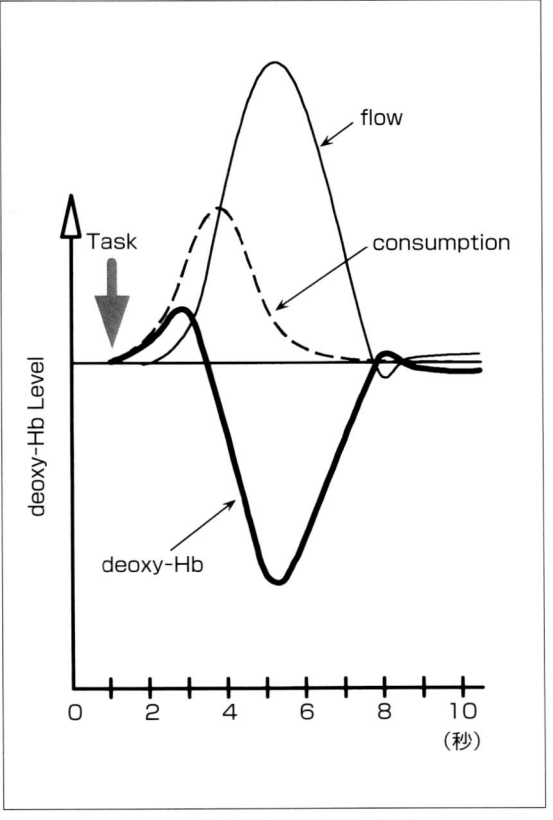

図6　酸素過剰供給説の概念
脳賦活による MRI 信号強度変化が酸素過剰供給によるとされる一般概念には問題点が数多く残されている。しかし，現象論としてこのような MRI の信号強度変化が見られることは事実であり，定量化を試みない限り神経活動との相関性があると言っても大局的に間違いではない。この説によれば，課題の施行による神経細胞の活動（点線）と auto-regulation による局所血流の増加（実線）には解離が存在し，結果として，deoxy-Hb の濃度は二相性に変化する（太線）。MRI はこの deoxy-Hb の濃度変化に伴った信号強度変化を示すとされる。

わずかであったとしても，賦活による信号強度変化がわずかであった場合，元画像の「揺れ」は fMRI での artifact（偽賦活 artificial activation）となって現れる。したがって，元画像の artifact 対策は fMRI 施行のための大前提となる。以下に，2つの基本的 artifact を概説する。

Susceptibility Artifact

　磁化率効果は臨床画像において artifact の代名

詞として使われていたことからもわかるように，磁化率の違いは磁場の乱れを誘発し，顕著な画像の歪みを生ずる（図3）。BOLD contrastはdeoxy-Hbのもたらす，ごくわずかな磁化率効果であるから，もともと磁化率効果の強い部位[18]でBOLD contrastをとらえることはきわめて難しい。

EPI Artifact

EPIは一度の励起でk-spaceをすべて網羅する方法論であり，大別して，90°pulse後すぐにfree induction decay（FID）を用いるgradient echo型のEPI（GRE-EPI）と，180°pulseで正相化されたechoを用いるspin echo型のEPI（SE-EPI）とが存在する。GRE-EPIではT_2^*，SE-EPIではT_2が主要なコントラスト因子であるが，基本的にEPIは傾斜磁場の高速switchingによるk-spaceの信号読み出しsequenceであり，FIDもしくはechoの形成に至るまでのsequenceに依存性がない。したがって，理論的にはどのようなコントラストの画像を取得することも可能である。fMRIでは磁化率効果に敏感なGRE-EPIを用いるのが一般的である。

EPIの最大の欠点はhardwareへの要求の厳しさとartifactの多さである。EPIは静磁場の不均一性にきわめて敏感であり，通常の撮像におけるshimming程度では容認できない幾何学的歪みと輝度の散らばりとを生ずる（図7）。奇数番号のecho信号と偶数番号のecho信号とを反対方向に読み出す操作からEPI独特のNyquist artifactが生ずることもよく知られている。これらのEPI ghostはsusceptibility artifactと並び，fMRIにとって最大の敵である（図8）。

EPIの適正化は，装置の置かれた環境，画像作成のparemeter，それぞれの装置の「癖」などを判断しながら進められる「微調節」であり，EPI画像の成否は，MRI装置の使用者がどこまでhardwareとsoftwareに対して厳しい態度で接し最適化を行えるかにかかっている。メーカー側から与えられた装置の規格のままでは，fMRIの施行に適した画像が得られる保証は全くない。また，メーカー側にそれぞれの施設での「微調節」を要求することもできない。したがって，施設による明らかな画質の違いは避けられない。

統計学的artifactの対策

元画像のartifactはfMRIのartifactに直結するが，元画像にartifactが全くない場合にも，画像統計処理を必要とするfMRIにはartificial activationが現れる。その原因となる基本的な3つの要素を概説する。

Pixel Misalignment

元画像のghostに続くfMRIの最強の敵はpixel misalignmentである。組織に輝度差が存在する場合，統計的に認められた輝度変化が賦活によるものであると評価できるためには，pixel misalignmentに関してある程度の条件を満たしていなければならない（図9）。また，pixel misalignment対策として広く用いられているものにさまざまなmotion correction algorithmがある。残念ながら，現在のところ，正当性を明らかに認められたmotion correction algorithmは存在しない。問題点をSPM96[19]のmotion correction algorithmを例に取って，図10に概説する。

流入効果 In-flow Effect

流入効果がBOLD fMRIに影響を与えるのは血管とその近傍である。超高磁場装置などを用いたBOLD機能画像ではあまり大きな問題とはならないが，臨床機を用いたfMRI，特に高速での連続撮像を行った場合に，重要な要素となり得る。したがって，基本的知識は不可欠である。

gradient echo sequenceにより連続して撮像された静止組織の血液の流入による信号強度変化，ΔS，は

$$\Delta S = A^n (M_0 - M_S) \sin\alpha \exp[-TE/T_2^*]$$

で表される。Msはsaturation magnetizationで，

$$M_S = \frac{B}{1-A} \quad M_0 = \frac{1-\exp[-TR/T_1]}{1-\cos\alpha\exp[-TR/T_1]}$$

で表される。

これが流入効果とよばれるものでMoやMsの

---

[18] 例えば，petrous air cellに隣接したhippocampus，生理的に鉄濃度が高く，磁化率効果による信号低下の見られるglobus pallidumや小脳のdentate nucleusなどは良い例である。

[19] the Wellcome Department of Cognitive Neurology

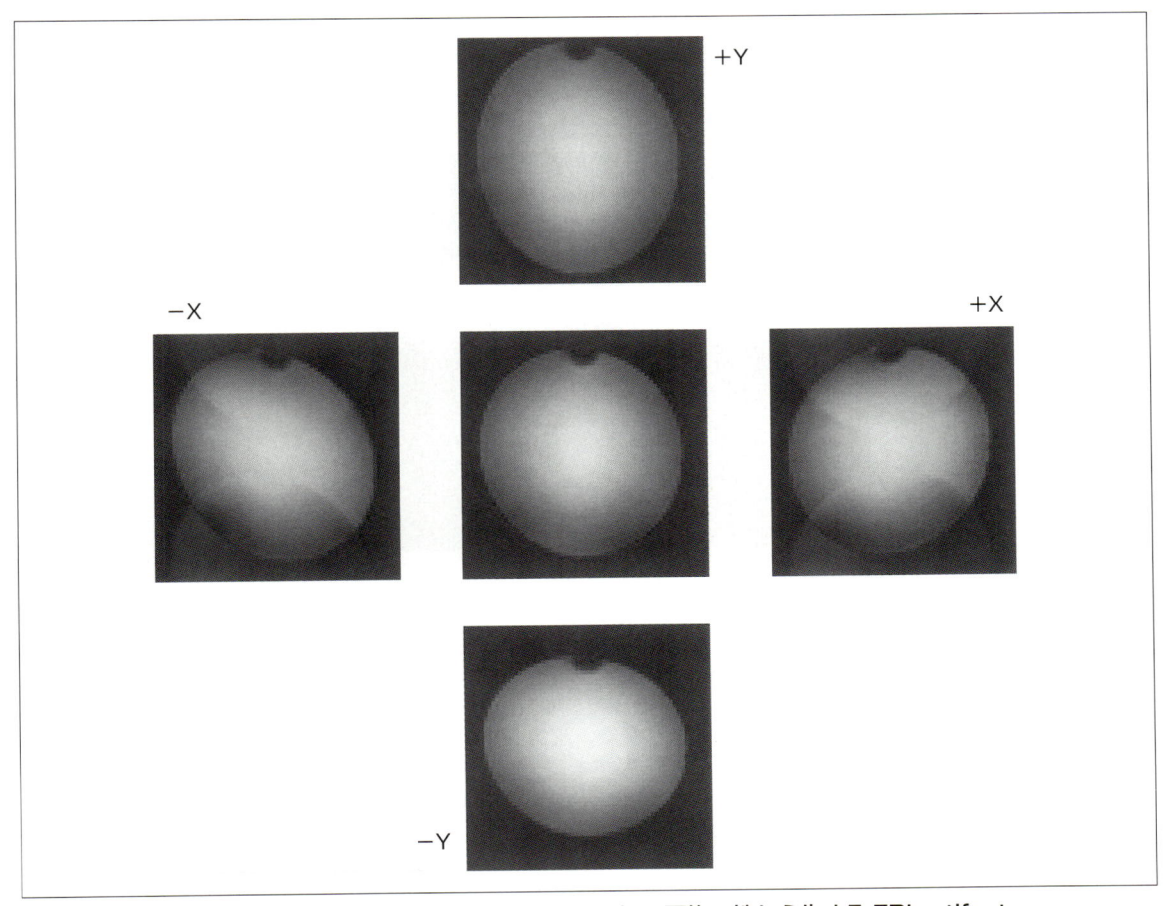

図7 phantom 実験で示した，わずかな磁場の不均一性から生ずる EPI artifact
周波数側では画像の歪みが激しく，位相側の不均一性から明らかな Nyquist artifact が強調されている。

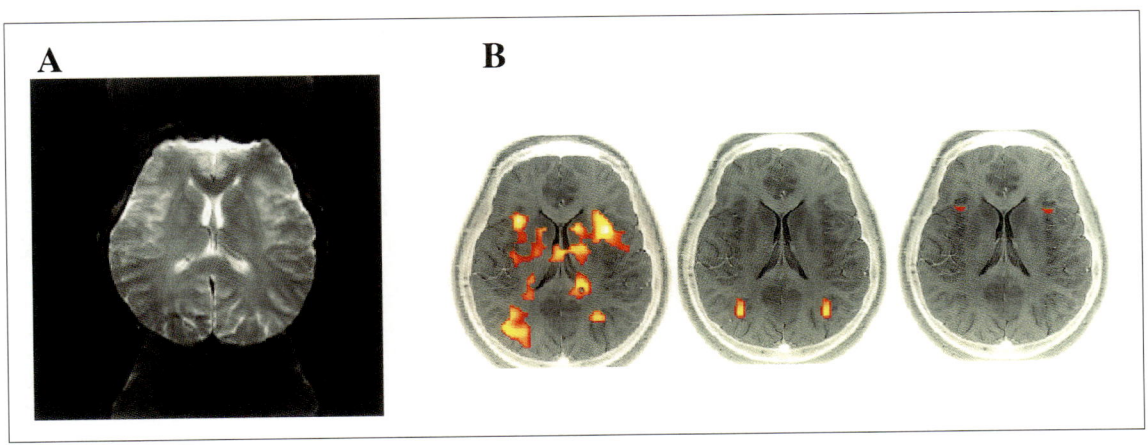

図8 Nyquist artifact による偽賦活の例
同じ元画像（A）によっても明らかに違った artifact（B）を生ずる。「見た目」だけでは偽賦活と実際の賦活との区別がつかない。

技術編 ⑩

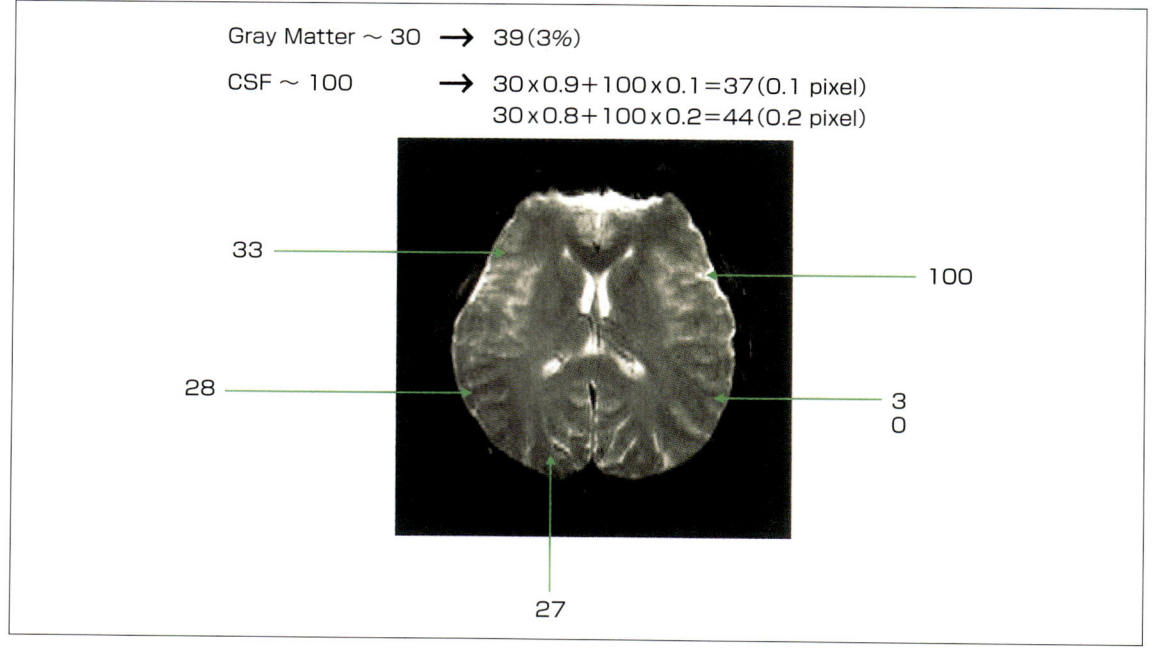

```
Gray Matter ～ 30      →   39 (3%)
CSF ～ 100             →   30×0.9+100×0.1=37 (0.1 pixel)
                           30×0.8+100×0.2=44 (0.2 pixel)
```

33
28
100
30
0
27

図9　GRE-EPI画像における輝度の一例

GRE-EPIは最適化されているためこの元画像では画像artifactがほとんど認められない。脳脊髄液cerebrospinal fluid (CSF) の輝度を100とした場合、皮質は平均して30の輝度をしている。賦活によるBOLD効果で信号が3%上昇した場合*その輝度は39となるが、0.2ピクセル分だけCSFが入り込むとそれ以上の輝度変化が元画像にる。したがって、1.5T装置でのpixel misalignmentの許容量は最大で0.1pixelとされる**。

(*1.5T装置におけるBOLD効果の最大値と言われる。**定位脳手術での観測から、完全に頭蓋骨を固定して場合でも0.3mm程度の脳の運動が見られる。したがって、1.5Tでは頭の固定を完全に行ったと仮定しても、3mm×3mm以上の分解能をもったfMRIに正当性を望むことはきわめて難しい。)

状況により元画像の輝度が予測不可能な影響を受ける。複数のsliceを連続して同時に撮像した場合などはさらに顕著である。したがって、

$$M_0 - M_S$$

をできるだけ小さくすることで、ΔSの影響を最小限度に抑える必要が生まれる。実践的にはできるだけ長いTRを選択することで解決される。

生理学的雑音 physiological noise

問題になる生理学的変化の中で、系統的に処理可能な要素は周期性をもった雑音 (periodic noise) であり、基本的には拍動による血流変化と呼吸によるP_{O_2}, P_{CO_2}変化である。周期性の雑音はその時系列解析においてfilterで落とすことが可能である。Fourier解析によるfiltering、Wavelet解析によるfilteringなども行われていが、正当性評価の可能なfMRIのほとんどが状態解析state-related analyasisであることを考慮して[20]、課題のcyclingによるfilteringが好んで用いられる。

[20] 誘発電位 evoked potential 同様なfMRIの事象解析 event-related analysisが多くの施設から発表されているが、現在まで、dataの正当性評価はまったくなされていない。神経活動はm sec単位の現象であり、fMRIでとらえている「何か」は6~8 secのdelayを含むsec単位の現象である。この、全くかけ離れた2つの現象に有為な相関があるとの仮説は正当性評価なくして、容認されるべきではない。

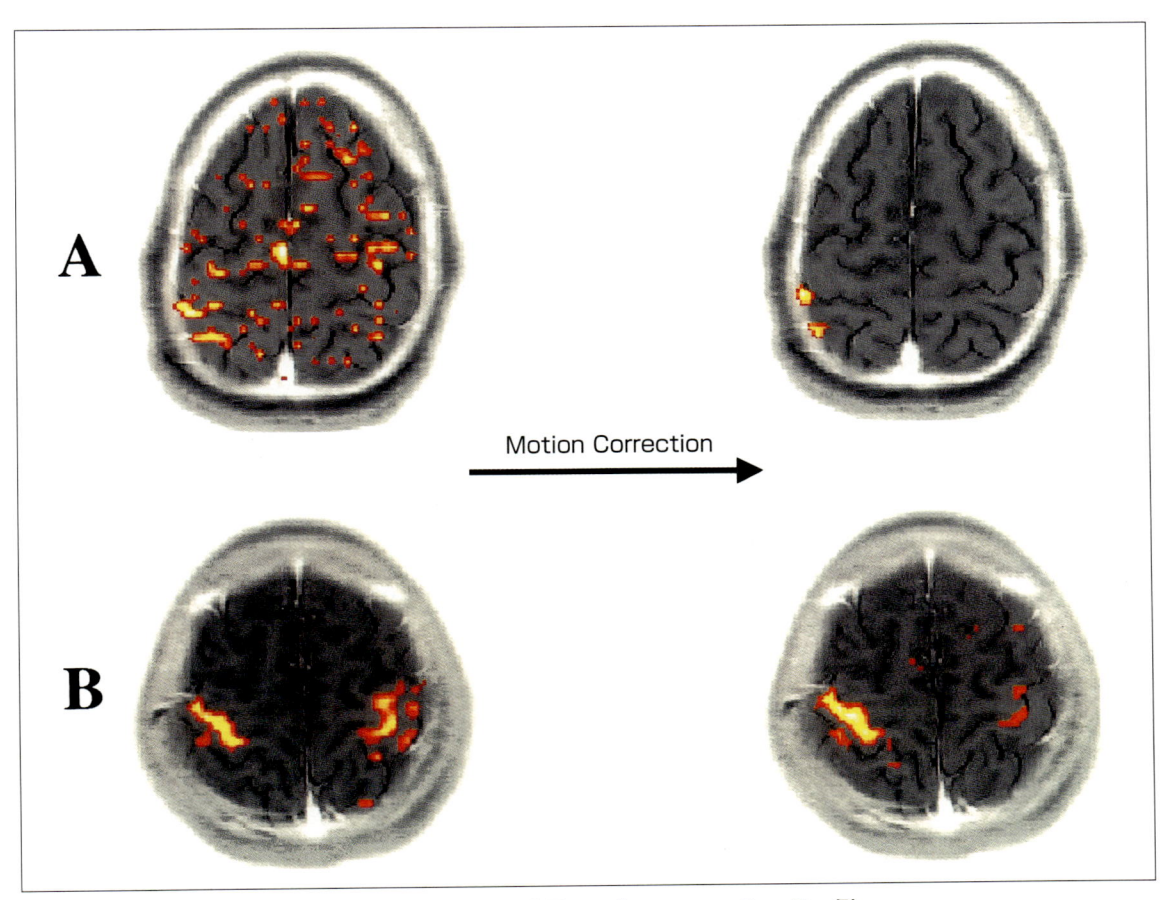

図10　SPM96によるmotion correctionの一例
両手を動かしたときのfMRI。A：pixel misalignmentが許容範囲を超えた場合。B：pixel misalignmentが許容範囲以内の場合。motion correction algorithmで明らかなartifactは消去できるが(A)，同時に正確に行われたときの賦活部位も変化してしまう(B)。

　fMRIではある程度長めのTRが適切である[21]。これは，in-flow effectを抑えるとの点からも，saturationを防いでS/Nを稼ぐと言う点からも妥当と考えられている。約1Hzの拍動と約0.25Hzの呼吸による周期性雑音は，4secごとのsamplingではaliasingがかかる[22]。例えば，課題のcyclingを0.02Hz[23]としてpost-processingで0.01Hzのhigh pass filterをかければaliasingにより低周波数領域に落ちた周期性雑音は，低周波領域に存在するその他の生理的雑音とともにfilteringすることができることになる。

超高磁場装置の重要性
　BOLD機能画像にとって検索感度(detection sensitivity)はもっとも重要な要素である。これには大きく分けて2つの因子が関与する。元画像のS/Nと課題(task)前後の信号強度変化率ΔI，である。超高磁場装置[24]はこの両面で優れている。

---

[21] 3.0〜4.0Tの装置では1 sec程度，1.5Tの装置では3〜4 sec程度
[22] sampling theoryによれば対応可能な最大周波数はsampling rateの1/2であり，例えばTR = 4 secの場合，sampling rateは0.25 Hzとなり，0.125 Hzが最大周波数となる。したがって，それより速い信号にはaliasingがかかる。
[23] 25 secごとにA stateとB stateをcyclingする。

[24] 一般に3.0〜4.0 Tの静磁場強度をもった装置である。

MRI画像のS/Nと静磁場強度，B_0，とは

$$S/N \propto B_0^{\frac{7}{4}}$$

の関係にある[25]。したがって，磁場強度の上昇は直接S/N上昇につながる[26]。

磁化率効果を定量的に扱う場合は，対象とした常磁性体性物質が与えられた磁束密度B_0の中でもつ磁化の大きさ$\chi_m B_0$をもって磁化率効果とする場合が多い。常磁性体性磁化率（paramagnetic susceptibility）はBrillouinの式から，

$$\chi = \frac{\hbar \gamma}{2 B_0} \tanh\left(\frac{\hbar \gamma B_0}{2KT}\right)$$

と表される。kはBoltzmann定数，Tは絶対温度である。したがって，与えられた磁場の磁束密度B_0とその磁場における磁化率効果χB_0には指数関数的な関係が成り立つことがわかる。わずかな静磁場強度変化にともなって急激な磁化率効果の増強が見られることになる。

S/N上昇とΔI上昇の相乗効果により超高磁場装置による機能画像の検索感度[27]は従来の臨床装置のそれと比較して飛躍的に高まる。一次感覚野，一次運動野などを対象とした機能画像では臨床装置でも比較的信頼のおける機能画像が作成できるが，連合野などもともと賦活の低い部位を対象にした機能画像や複雑な課題での機能画像の施行には超高磁場装置が必要な場合が多い。

4. 実践例

言語中枢の機能画像（図11）。

使用装置
 磁石：Magnex 3.0T superconductive magnet
    with a 80cm clear bore
 platform：GE Signa
 Gradient/RF coils：Advanced NMR
 EPI module：Advanced NMR, resonance mode

撮像parameter
 FOV
 Matrix
 Slice thickness：5mm
 Interslice gap：2.5mm
 Shimming Slab：30mm
 Sequence：GRE-EPI
  Sinusoidal gradient with linear k-space trajectory
 Flip angle：60degree
 TR：1 sec，TE：
 Dummy scan：ten
Task
 Visual
  State A：seeing non-specific picture (B/W)
  State B：reading Japanese sentence (B/W)
 Autidotry
  State A：reversal of State B stimulation
  State B：HL Japanese sentence read at 50 dB above
Post-processing
 Threshold：no ghost，0.6mm motion
 Pictorial Statistics
  Software：SPM96
  High pass filter：120Hz
  Smoothing kernel：5mm

5. おわりに

脳は「こころ」を司る器官である。緻密な神経回路網が生み出す高次統合機能の存在はヒトがヒトたるゆえんでもあり，その詳細解明は人類に課せられた使命でもある。脳を知りたいと願い生理学を志すものが最後にたどり着くゴールがヒトの「こころ」であるとすれば，MRIによる機能画像は21世紀を迎えるに当たって人類に与えられた贈り物であると言える。

その反面，極端に学際的で守備範囲の広いMRの世界は，その「器用さ」ゆえに誤解を受けやすく，「救世主」であるべきfMRIも「悪魔の手先」となりかねない。事実，世界中に巻き起こっている「正当性評価のされていないartifact満載のfMRI論文」の発表合戦は，人類の夢を打ち砕きかねな

---

[25] 実際にはさまざまな要因からほぼB_0に比例する程度である。
[26] 元画像のS/Nであり，機能画像のS/Nではないことに注意。
[27] BOLD機能画像におけるS/Nと表現されることも多い。

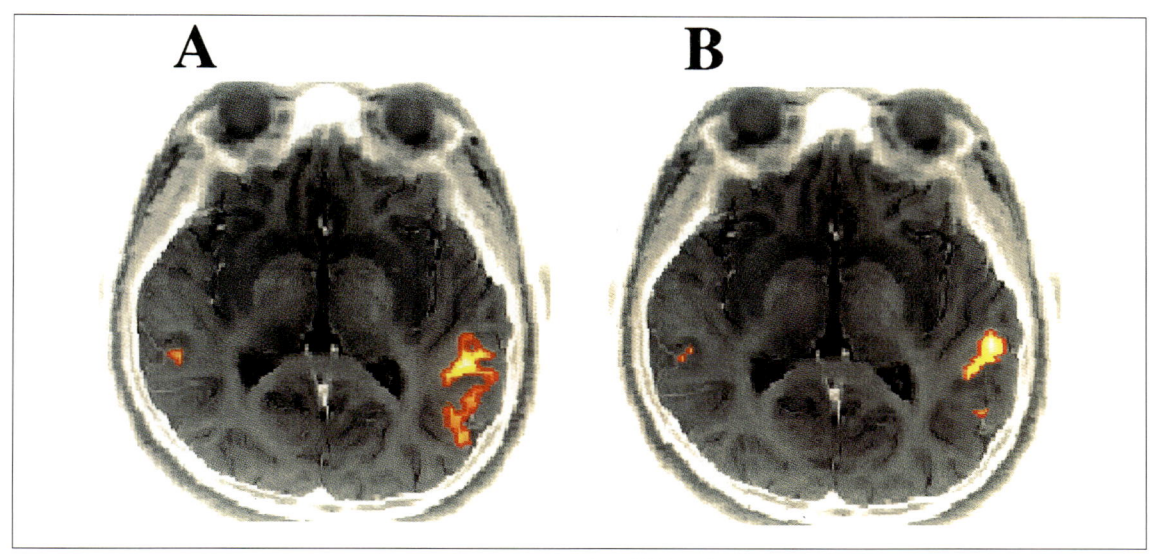

Functional MRI：実践のための基礎知識

図11 言語理解の機能画像
いわゆるWenicke areaの賦活が見られる。A：聴覚刺激，B：視覚刺激。

いありさまを呈している。

　その主たる原因は徹底したMR基礎知識の不足である。現在まで「科学」と呼ばれた分野の中に「自分の評価している信号が何を意味するのか」を理解せず結果のみを対象として続けられた研究は存在しない。MRI装置の普及とfMRIの「手軽さ」はMRの基礎知識のない研究者による「artifact満載の論文」を闊歩させている。

　人類に与えられた偉大なるchanceをしっかりと受け止め，人類の夢を壊さないためにも，fMRIを目指すすべての人がしっかりとしたMRの知識を獲得することを願わずにいられない。心有る人々の努力を期待したい。

附記：この章は日本生理学会雑誌に依頼された原
　　　稿の一部を改稿したものである。

参考文献

1) Purcell EM, Torrey HC, Pound RV：Phys Rev 69：37, 1946
2) Bloch F, Hansen WW, Packard ME：Phys Rev 69：127, 1946
3) Hahn EL：Phys Rev 80：580, 1950
4) Hounsfield GN：Brit J Radiol 46：1016, 1973
5) Lauterbur PC：Nature 242：190, 1973
6) Damadian R：US patent 3789832, 1972
7) Kumar A, Welti D, Ernst RR：J Magn Reson 18：69, 1975
8) Manfield P, Pykett LL：J Magn Reson 29：355, 1978
9) Phelps ME, Hoffman EJ, Mullani NA, Ter-Pogossian MM：J Nucl Med 16：210, 1975
10) Fox PT, Mintun MA, Raichle M et al：J Cereb Blood Flow Metab 2：89, 1984
11) Belliveau JW, Rosen BR, Kantor HL, et al：Magn Reson Med 14：538, 1990
12) Ogawa S, Lee TM：Magn Reson Imaging 8：557, 1990
13) Pauling L, Coryell CD：Porc Natl Acad Sci USA 22:210, 1936
14) Thulborn KR, Waterton JC, Matthews PM, Radda GK：Biochim Biophys Acta 714：265, 1982
15) Kwong K, Belliveau J, Chesler D, et al：Proc Natl Acad Sci USA 89：5675, 1992

技術編 ⑩

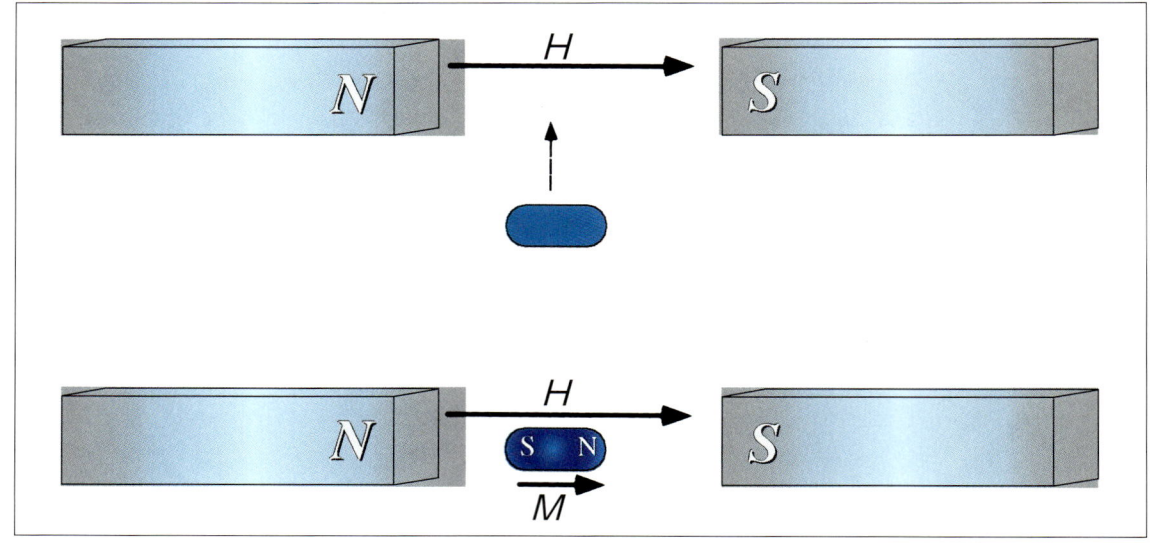

図12 磁化率
物質は磁界の中では分極して磁化magnetizationが起こる。磁化Mが磁界Hと比例するとき，その比例定数を磁化率（magnetic susceptibility）χ_m，と呼ぶ。

Appendix I 磁化率

すべての物質は磁性体[28]であり，磁界の中では分極して磁化magnetizationが起こる（図12）。磁化Mが磁界Hと比例するとき，その比例定数を磁化率（magnetic susceptibility）χ_m，と呼び

$$M = \mu_0 \chi_m H$$

と表す[29]。ここで，μ_0は真空における誘磁率である。

磁化率が正の値を取るときその物質を常磁性体性paramagnetic，負の値を取るとき反磁性体性diamagneticと呼ぶ。反磁性体性は原子核の周りをまわる電子に由来し，したがって，すべての物質がもつ物理特性である。しかし。原則としてその効果は小さく，MRIにおいて問題にされる磁化率効果は基本的にすべて常磁性体性物質によるものである。

---

[28] 多くの物質は磁化率が低く，鉄が磁石にくっつくような日常生活での現象は見ることができない。
[29] 鉄のような強磁性体性ferromagneticの物質では磁界と磁化とは比例しない。

技術編 11

情動とストレスのモニタリング

高橋宏史 富士宮市立病院・脳神経外科科長
永井信夫 浜松医科大学・第二生理学
高田明和 浜松医科大学教授・第二生理学

ダーウィンは1872年の著書"The Expression of Emotion in Man and Animals"において，すねているサルやうなり声をあげているイヌ，精神異常者の顔などを比較し，情動は種を超えて共通の表情を引き起こすことに注目した。

しかし現在まで神経科学の研究者は認識機構とか記憶などに関心をもっていたが，情動はむしろ行動科学者の領域とされてきた。しかし最近の神経科学の発達は，情動に関連する脳内機構を解析できるようになった。

我々は外来の刺激にたいして感覚をもつ。そしてそれに対して感情が引き起こされる。刺激の種類に応じてそれは喜びの場合も悲しみの場合もさらに恐怖の場合もある。このような情動の場として注目されているのが扁桃体である。

情動を強く引き起こす外来刺激がストレッサーであり，それにより変化する脳と体がストレスの状態にあると言われる。ここではわかりやすくするために外来の刺激もストレスとして解説する。

1. ストレスの生体に対する影響

ストレスが体にどのように影響を与えるかを最初に報告したのはH. Selyeであることはよく知られている。彼の説の中核をなすストレスが下垂体から副腎皮質刺激ホルモン（ACTH）を出させ，これが副腎皮質からコルチゾルの分泌を促し，その結果生体はストレスに抵抗性をもつ，という学説にはいくつかの問題点もある。しかしストレスが脳を介して生体に影響を与えることを明確にした点では，彼の説は卓見であると言える。最近ストレスが脳にどのような影響を与えるかについてMRIなどの手法により多くの解析がなされている。

最近ストレスによる過度のコルチゾルの分泌は齧歯類の脳，特に海馬の神経細胞に障害を与えることが見いだされた。さらに長期にわたるコルチゾルの作用は，海馬の萎縮を伴うことも見いだされていた。Shelineらはうつ病患者の半数において血中のコルチゾルが高値を示していること，さらにMRIによる測定では両側の海馬の有意な萎縮が見られていることを報告した。右の海馬では12％，左の海馬では15％の萎縮が見られたのである。同様の研究はクッシング症候群の患者でも見られている。クッシング症候群では視床下部，下垂体，または副腎などの腫瘍により過度にコルチゾルが分泌されている。これらの患者では両側性の海馬に萎縮が見られている。また血中のコルチゾルの値は海馬の萎縮と相関をもっていることが示されている。

さらにトラウマ後ストレス障害（PTSD）でも海馬の萎縮が報告されている。Brennerらはベトナム帰還兵において右海馬では22％，左海馬では26％の萎縮を報告している。また別の論文でBrennerらは，幼児期に虐待を受けた子どもが成人になってから12％の左海馬の萎縮が見られることも報告している。

また幼児期の親の愛情が海馬のグルココルチコイド受容体を増やし，ストレスに対する視床下部-下垂体-副腎系の反応を抑制していることも示

技術編 ⑪

されている。つまり幼児期に愛情を受けた子どもはストレスに抵抗性をもつというのである。

このような研究はストレスが脳の情動機構に大きな影響を与え，それが永続するものであることを示す。今回の総説ではストレスによる脳内変化の分子機構を解説し，それをどのようにモニタリングできるかについて言及したい。

筆者らは最近脳内のプロテアーゼとして注目されている tissue plasminogen activator（t-PA）の記憶と，行動に及ぼす影響を検討してきた。このプロテアーゼがストレスの記憶にどのように関係するかについて実験方法とデータを紹介する。

次にストレス負荷ラットのマイクロダイアリシス（microdialysis）によりストレス負荷ラットの脳内のセロトニン，ドパミンの変化を検討したデータを紹介し，それがニコチンによりいかに修飾されるかについて考察する。

2. ストレスの神経回路

ストレスはすべての生き物が経験する現象である。環境の変化，また肉体に加えられた変化はそれが negative（つまり脅威）であっても，positive（報酬系の刺激）であっても，個体にさまざまな反応を引き起こす。またそれが外界への適応の反応でもある。そのなかでも注目すべきことは副腎皮質からのグルココルチコイドの分泌である。それは個体を環境や物理的変化に対して対応を可能にし，恒常性を維持させる現象と言える。

グルココルチコイド分泌の中心的な神経分泌ニューロンは，視床下部の傍室核である。ストレスの刺激を受けるとこのニューロンは ACTH を分泌させるホルモン，つまり CRH（corticotropin releasing hormone）とアルギニン－バゾプレッシンを放出する。

ストレスには大きく分けて2種類ある。1つは情報の処理を必要とするストレスである。表1と2に示す前脳によるストレスの認知とその情報の解析を行う系で，辺縁系を介する。例えば拘束，恐怖反応，新奇の環境への exposure などは前頭前野，海馬，扁桃体の障害により影響を受ける。

これらのストレッサーに共通するものは多様の感覚受容体からのシグナルの統合と処理を必要と

し，恒常性への緊急な脅威ではない。むしろ今までの経験に比較してストレスと感ずる系である。一方エーテル暴露とか低酸素などは生命にとり緊急の脅威であり，辺縁系の関与を必要としない。またこれらのストレスは内臓の求心神経により直接傍室核に伝えられ，生命の危機に直結する呼吸困難を引き起こす。このようなシグナルは脳幹から辺縁系を介さずに直接に傍室核にリレーされるのである。

したがって前者のストレス処理機構を processing と呼び，後者を systemic と呼ぶことを Herman と Cullinan[1] は提唱している。表1と2はこの2つの系に関与するストレッサーの種類とそのストレスが処理される神経回路を示している。またこれを図1に図示する。

この分類によれば t-PA ノックアウト・マウスを用いて行う実験のストレス回避の記憶と，電気足刺激や拘束刺激によるセロトニン，ドパミンの分泌の解析は，ともに processing な回路と言える。

そこでまず t-PA の中枢における役割について解説しよう。

3. 記憶の形成における t-PA の役割[2]

分泌型セリンプロテアーゼの tissue plasminogen activator（t-PA）はプラスミノーゲンをプラスミンに活性化し，フィブリンの分解すなわち線溶反応を引き起こす。t-PA は中枢神経系にも存在し，記憶の形成および神経細胞死にかかわっている。筆者らの研究室でもストレス回避記憶の形成における t-PA の寄与をノックアウト・マウスを用いて検討した。その結果，t-PA ノックアウト・マウスは記憶の形成が正常に比べて劣っていることが明らかになった。まずこの結果を中心に，動物を用いた記憶，情動性の評価法を紹介する。

a. 一般的な注意点

記憶や情動性といった事象は生きた動物に外から刺激を与えた場合の反応により評価される。しかしこれらの事象は単純なメカニズムで形成され

表1 ストレス促進性回路

	脳幹の核 (A2, C1-C3)	前脳の核(MeA, PMCO, CeA, lateral BST)
傷害惹起(HPA の反応は影響される)	エーテル	条件づけされた恐怖 (CeA, BST)
	出血	拘束 (CeA)
	サイトカン	光刺激 (MeA, PMCO)
	低血糖	聴覚刺激 (MeA, PMCO)
傷害惹起(HPA への影響なし)	足刺激	エーテル (CeA, MeA)
	拘束	
immediate early gene 発現	エーテル	水泳 (MeA, PMCO)
	出血	拘束 (MeA, PMCO)
	サイトカン	足刺激 (MeA)
	低血糖	サイトカイン (CeA, BST)
	足刺激	
	水泳	
	拘束	
GR 表現	GR	GR (CeA)
		MR (CeA, MeA, PMCO)
神経系の調整	NA, A, 神経ペプチド	GABA (BST, MeA, PMCO＞CeA)
		EAA
negative feedback	不明	不明

A;アドレナリン, BST;bed nucleus of the stria terminalis, CeA;amygloid central nucleus, EAA;興奮性アミノ酸, GR;グルココルチコイド受容体, HPA;視床下部-下垂体-副腎皮質, MeA;medial amygloid nucleus, MR;mineralocorticoid 受容体, NA;ノルアドレナリン, PMCO;posterior cortical amygloid nucleus

表2 ストレス抑制回路

	辺縁系の核 (HPC, VS, PFC, LS)	BST, 視床下部, POA の核(medial BST, MPOA, DMH, VMH, ARC, SCN)
傷害惹起 (HPAは影響を受ける)	拘束 (HPC, PFC, VS, LS)	拘束 (MPOA, ARC, SCN)
	新奇刺激 (HPC, LS)	
傷害惹起 (HPAは影響を受けない)	低酵素 (HPC)	
	エーテル (PFC, VS)	
immediate early gene 発現	水泳 (PFC, VS, LS＞HPC)	水泳 (MPOA, DMH, ARC＞BST)
	拘束 (HPC, PFC, LS＞HPC)	拘束 (MPOA, DMH, ARC＞BST)
	足刺激 (PFC, LS)	足刺激 (BST)
GR 表現	GR (HPC, PFC, VS)	GR (MPOA＜ARC＞BST, VMH)
	MR (HPC, LS＞PFC, VS)	MR (MPOA)
神経系の調整	EAA (OFC, VS, LS＞HPC)	GABA
		神経ペプチド
negative feedback	拘束 (HPC, PFC, VS)	拘束 (MPOA, SCN)
		日周リズム (VMH, SCN)

ARC;弓状核, DMH;dorsomedial hypothalamus, HPC;hypothalamus, PFC;prefrontal cortex, SCN;視交差上核, MPOA;medial preoptic area, LS;lateral septum, VMH;視床下部腹内側核, VS;ventral subiculum

るものではなく，互い密接にかかわっている．例えば平静な時と興奮している時では記憶力に差があることは容易に想像できると思う．したがって，記憶および情動性の評価はセットにして行われるべきである．さらに，評価に用いる刺激に対する反応性や反応するための運動能力が異なっている場合は結果に影響を及ぼす．これらの点に留意して研究を行う必要がある．

また，ノックアウト・マウスを用いた実験では遺伝的バックグランドの違いが問題になる．多くの場合，ノックアウト・マウスは異なるバックグランドの動物を掛け合わせて作成される．したがって，得られた結果の差が遺伝子破壊の影響か，バックグランドの差によるかを注意せねばならない．そのため，実験にはヘテロ同士を掛け合わせて得られた同腹のノックアウト・マウスおよび正

技術編 ⑪

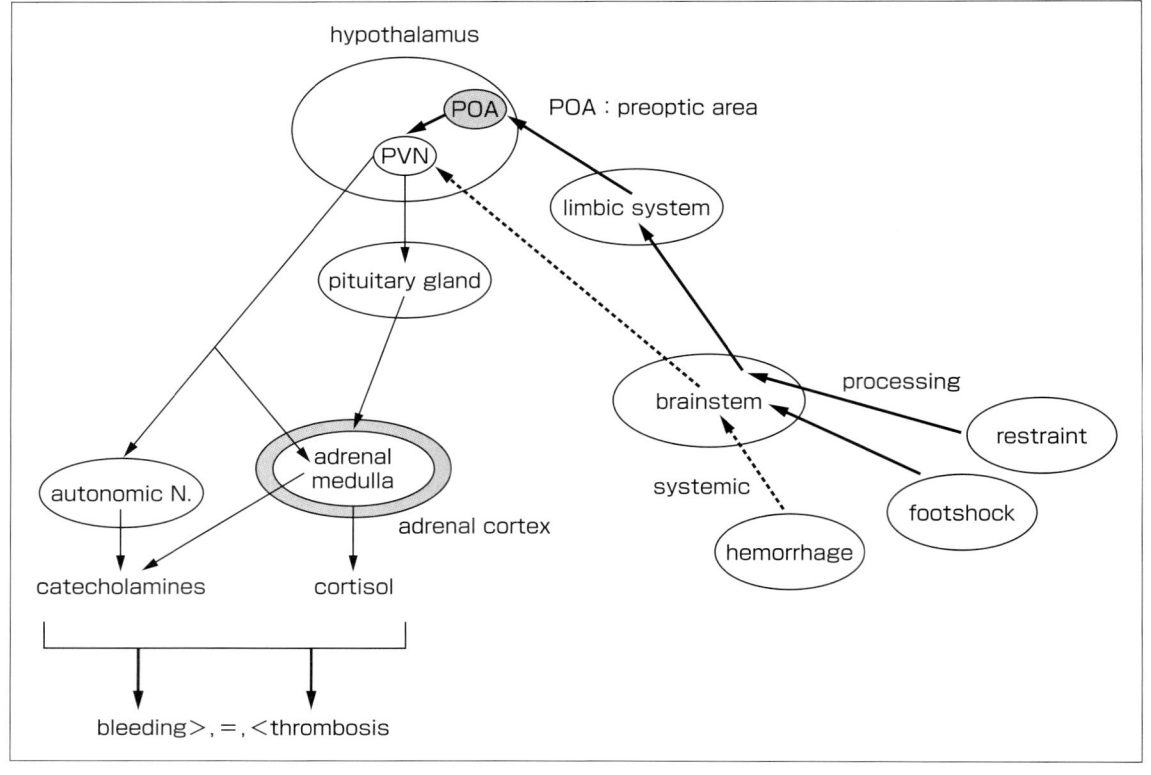

図1 ストレス処理機構の回路
実線はprocessingの回路で点線はsystemicな回路。processingな処理機構では刺激は辺縁系を経由する。

常マウスを用いるか，戻し交配によりバックグランドを純系に近づけた動物を用いる必要がある。

b. 記憶の評価法

記憶の評価法はいろいろな方法が報告されている。代表的なものとしてはMorris水迷路や餌を報酬とした放射状迷路を用いた空間記憶の評価法，あるいは明箱と暗箱を組み合わせた受動的回避学習の評価法などがある。ここではプラットホームを用いた簡便な受動的回避学習の評価法を紹介する。

受動的回避学習は海馬がかかわる記憶とされている。この学習は一般的には動物が好む環境・好まない環境を併設し，好む環境への移動に伴い嫌悪刺激（ストレス）を加える。被験者の動物は刺激を受けたことを記憶し（ストレス記憶），次回から好む環境に移動するのを躊躇する。この移動までの時間を指標にして記憶力を評価する。

図2に筆者らの用いている器具を示す。被験動物はまずプラットホームの上（好ましくない環境）に乗せられる。すると動物はプラットホーム上から下（好ましい環境）へ移動する。そこで電気ショック（ストレス）を加える。正常動物では1回の刺激で記憶が成立し，長く保持される。これに対して，t-PA遺伝子破壊マウスでは，十分な記憶が形成されない（図3）。

この方法では嫌悪刺激に対する感受性が比較する動物の間で差がないことをあらかじめ確認しておかねばならない。筆者らはそれぞれの動物で，1) ぴくっと動く，2) 飛び上がる，3) 泣き声をあげる，という反応を起こす電気ショックの閾値を比較し，差がないことから感受性に差がないことを確認している。

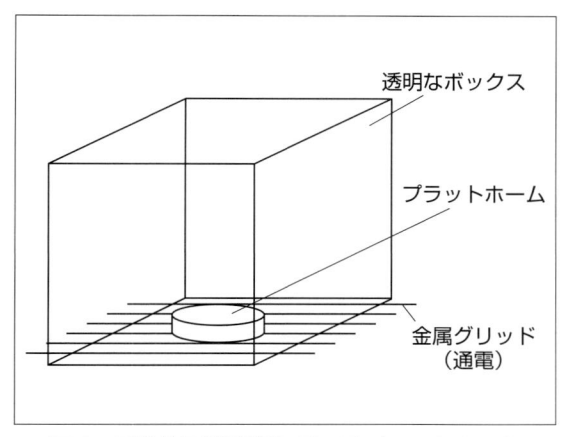

図2 受動的回避学習に用いるプラットホームと刺激装置

今回の実験では，直径9cm，高さ3cmの円盤状のプラットホームを用いている．電気ショックは1mA × 10秒加えている．プラットホームの周りに透明な囲いを置き，動物が外へ出るのを防いでいる．

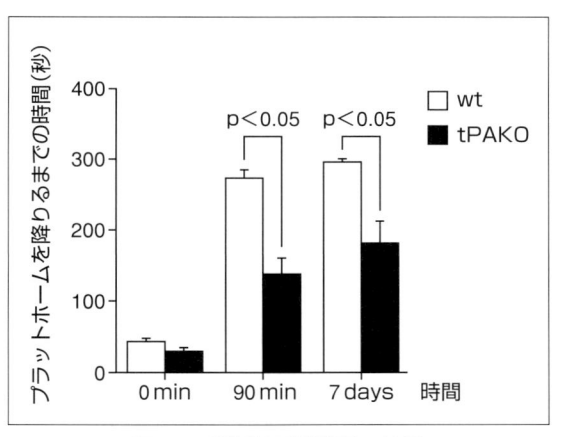

図3 受動的回避学習の結果

t-PAノックアウト・マウス(tPAKO)では対照正常マウス(WT)に比べて，刺激90分後および7日後でプラットホームを降りるまでの時間が有意に短かった．

c．情動性の評価

情動性は種に対する反応の過敏さにより評価される．すなわち，より過敏に反応する動物は，情動的により不安定と考えられる．ここでは高架十字迷路およびケージ移動ストレスに対する反応による情動性の評価法を紹介する．これらの評価は動物の運動を利用した評価法なので，自発運動量に差がないことも併せて調べなければならない．

高架十字迷路

高架十字迷路は情動性のうち恐怖反応の評価に用いられる．図4にその装置を示す．この迷路は対角の2つのアームには両脇に壁があり，残りの2つのアームは壁がない十字迷路を膝程の高さ(50cm)に固定したものである．マウスやラットは高所を嫌うため，壁があるアームに留まろうとする．しかし，恐怖反応が鈍い動物はその傾向が弱まり，壁がないアームに留まる時間が延長する．この差を一定時間内に壁のあるアームに留まる時間の割合で評価する．留まっている時間はスーパーメックス行動量測定装置(室町機械株式会社)を用いて測定している．

図5にt-PAノックアウト・マウスと対照正常マウスの評価の結果を示す．両者とも，5分間の

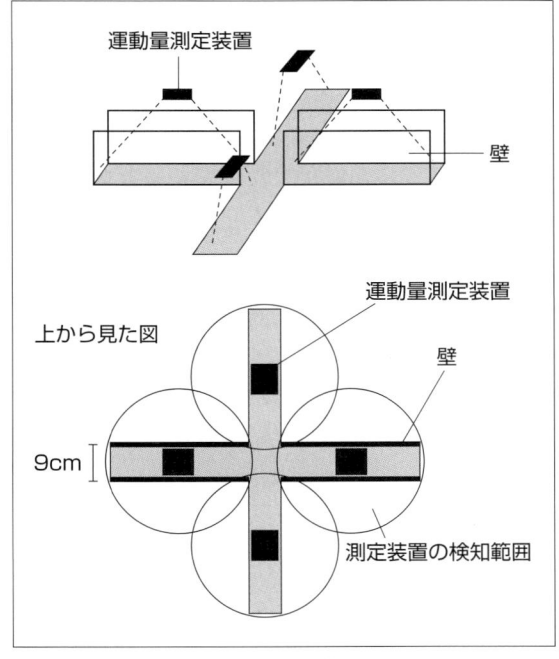

図4 高架十字迷路

図の装置を高さ50cmに固定し使用した．下図のなかで円の中心にある運動量測定装置は，その円の範囲の動物の運動を検知する．

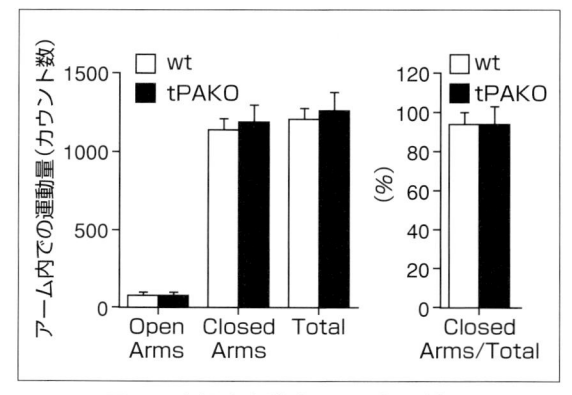

図5 高架十字迷路での評価の結果

左のグラフはt-PA遺伝子破壊マウス（tPAKO）および対照正常マウス（WT）の壁のないアームあるいはあるアームでの運動量を示す。観察時間は10分間である。Open Armsは壁のないアーム2本の運動量の和を，Closed Armsは壁のあるアーム2本の運動量の和を示す。Totalは両者の合計を示す。右のグラフは10分間に壁のあるアームにいた割合を示す。両者とも9割以上の時間を壁のあるアームで過ごしている。

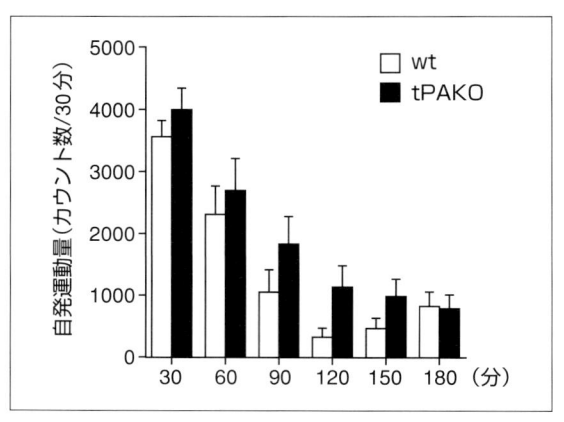

図6 ケージ移動ストレスの惹起の結果

t-PA遺伝子破壊マウス（tPAKO）および対照正常マウス（WT）に，ケージ移動ストレスを加えた際の自発運動量の変化を示す。運動量は30分単位で測定している。平静な状態では両者とも500カウント前後の運動量を示すが，ケージを移動した直後には一過性の上昇を示し徐々に減少する。

評価時間の8割以上を壁のないアームに留まっている。この結果よりt-PA遺伝子破壊は情動性，特に恐怖反応には影響を与えないことが示される。

ケージ移動ストレス

ケージ移動ストレスに対する反応は，恐怖反応あるいはストレス反応性の評価に用いられる。方法は単純で，マウスあるいはラットを新しいケージに移した際の反応を評価する。マウスやラットは新規な環境に置かれると，いわゆるストレス反応を示す。

すなわち毛を逆立てて，周囲を嗅ぎ回り，活動量が増加する。また皮質ホルモンの分泌の亢進などの内分泌性の反応も起こる。ケージ移動ストレスに伴うこれらの反応は一過的なもので，環境に慣れるに従い正常状態に戻っていく。情動性が低い動物ではこれらのストレス反応の惹起は小さくなると考えられる。

今回は運動量の変化を評価の基準とした結果を紹介する。新しいケージに移されたとたんにマウスの運動量は増加し，時間とともに減少する（図6）。t-PAノックアウト・マウスおよび対照正常マウスを比較した結果，上昇した運動量，その減少の仕方とも差がないことから，t-PAのノックアウトはストレス反応の惹起には影響を及ぼさないことが示される。

以上の結果より，t-PAは情動性に影響を与えずにストレス記憶の形成に寄与していることがわかる。

4. ストレス時における脳内ドパミン，セロトニンのモニタリング

ここまでストレスの脳内処理機構と，ストレスの記憶に関与するとされるプロテアーゼであるt-PAについての最新の知見と筆者らのデータを紹介した。

しかしストレス時の脳内変化をプロテアーゼによりモニタリングするには，なおこの分野の進展が必要である。そこで筆者らが研究してきたストレス時の脳内ドパミン，セロトニンのモニタリングについて説明し，この分野の将来の展望を考察

したい。

a. 電気足刺激時の線条体，側坐核における ドパミンのモニタリング

ドパミンは脳内アミンの1つで，神経伝達物質として特に情動行動に関して重要な役割を担っている。ドパミンは脳内各所に存在するが，その伝達系には3つの経路がある。中脳の腹側被蓋（ventral segmental area）から前頭前野（prefrontal cortex）に投射するmesocortical dopaminergic pathway，中脳の腹側被蓋から側坐核（nucleus accumbens）に投射するmesolimbic dopaminergic pathway，黒質（substantia nigra）から線条体（striatum）に投射するnigrostriatal dopaminergic pathwayに分類される。脳内におけるこれらの経路の果たす役割は異なっており，mesolimbic dopaminergic pathwayは情動，快感，特に報酬に関与していると考えられる。nigrostriatal dopaminergic pathwayはその神経脱落が震顫，硬直などを主症状とするパーキンソン病を引き起こすことから，運動，特に錐体外路系の運動制御に関係していると考えられている。

ストレス負荷時における神経末端からのドパミンの放出については，1990年代の中ごろからImperatoやAbercrombieらによってすでに報告されている。ではストレス負荷時にストレス反応を軽減するとされる薬物を局所投与すると，ドパミンの放出はどのように影響されるであろうか。

喫煙は不安を解消すること，さらにヒトがストレス下におかれると喫煙の回数が増すことから，筆者らはニコチンのドパミンやセロトニン放出の修飾の可能性を検討した。マイクロダイアリシスの手法については本講座に中原らの詳細なる解説があるので，全般的手法についてはそれを参照されたい。

b. ストレス負荷，ニコチン投与時のドパミン放出

プローブを挿入後3時間して測定を始めた。30分ごとに90分間ドパミンを測定した後，4グループから灌流液を採取してドパミン量を測定した。グループA；30分間ストレスを加えたのみの群，グループB；ストレスを負荷せず，線条体または

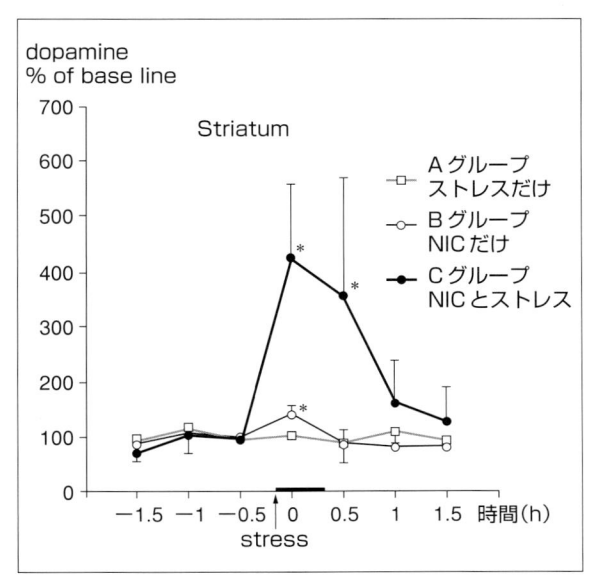

図7 線条体におけるfootshock stress負荷とニコチン注入時におけるドパミンの放出
Mean ± SE 横のバーはニコチン注入の時間を示す。矢印はストレス負荷の開始を示す。
basalな値に対して $p < 0.05$。

側坐核に1mMのニコチン（pH7.2-7.4に調整）を30分間局所注入した群，グループC；30分間ストレスを負荷し，同時に30分間1mMのニコチンを局所注入する群，グループD；グループCにニコチン性アセチルコリン受容体の阻害剤であるmecamylamine（200mM）を同時に局所注入する群に分けた。

ストレス負荷実験は電気足刺激を用い，NS-SG01 Shock Generator-Scrambler（ニューロサイエンス社製）を使用した。金属棒が並んだ台の上に底のないプラスティックゲージをおき，ラットにプローブを挿入し，システムについないだままでケージに入れる。電流は0.1mAで10秒間流し，30秒間休んだ。このサイクルを30分間続ける。30分後にもとの灌流液に戻し，測定を続けた。

図7に示すように，線条体ではストレスのみではドパミンの放出はほとんど影響を受けない（グループA）。一方ニコチンの局所注入ではドパミンの放出はベースラインの130％に増加しており，統計学的に有意な上昇であった（グループB）。さらに1mMのニコチンを局所注入し，ストレス

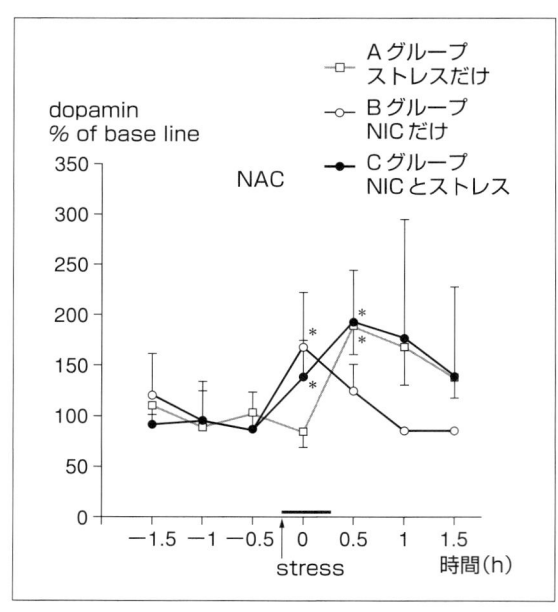

図8 側坐核における foot shock stress とニコチン注入によるドパミンの放出

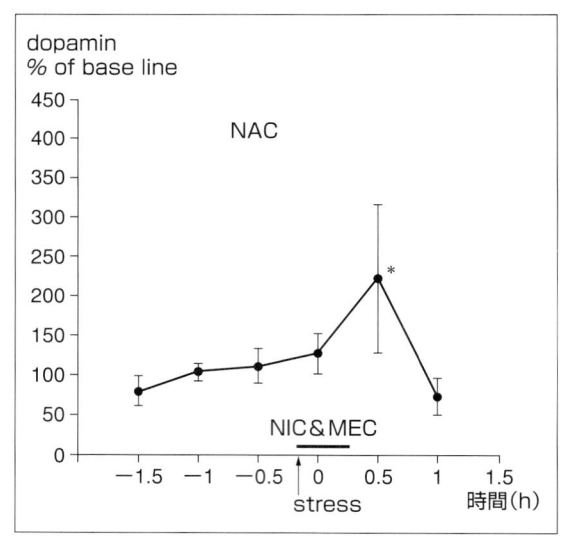

図9 側坐核におけるストレス負荷，ニコチン注入の際のドパミン放出へのメカミラミンの作用

を負荷すると上昇は400％になる。その上昇はストレス終了後1時間位でベースラインに戻った（グループC）。ニコチンの局所注入とストレス負荷時のドパミンの上昇は mecamylamine で完全に抑制された（グループD）。

一方，図8に示すように，側坐核では足刺激中のドパミンの放出は全く変化していないが，ストレス終了直後にドパミンの放出はベースラインの180％に上昇し，その後徐々に低下していった（グループA）。側坐核へのニコチンの局所注入ドパミンの放出はベースラインの170％に有意に上昇し，局所注入終了後にただちに低下している（グループB）。さらにニコチンを局所注射すると同時に足刺激を負荷するとドパミンの放出はベースラインの180％まで上昇し，その後徐々に低下している（グループC）。

注目すべきはグループCにおけるドパミンの放出は，ストレス負荷時にはグループBのストレスを伴わないニコチン局所注入のみによるドパミンの放出と同じレベルであり，ストレス終了後にはグループAのストレス負荷のみの増加と同じ程度であるということである。

すなわちグループCではストレス負荷時のドパミンの放出はストレスによるものではなく，ニコチンによる増加であり，ストレス終了後のドパミンの増加はニコチンの影響でなく，ストレスから解放されたことによる増加と言える。その証拠に mecamylamine を同時に局所注入したグループDではストレス負荷中のドパミンの放出は完全に抑制されているのに対し，ストレス終了後のドパミンの放出は mecamylamine の影響を受けずに有意に増加している（図9）。

以上のことから側坐核ではニコチンと足刺激の同時負荷によるドパミン放出への影響は相加的なものであり，独立した現象であると言える。側坐核は報酬系の神経核とされ，ドパミンは正の報酬をもたらすとされる。すなわちストレス終了後に報酬系の刺激としてドパミンが関与していると考えられる。またこのドパミンの放出は mecamylamine により抑制されないことから，この系にはニコチン性アセチルコリン受容体は関与していないと考えられる。

一方，線条体には報酬系に関与しているという報告は知られていない。事実ストレス後のドパミ

ン放出増加は見られない。またストレス中のドパミン放出の増加も，ニコチンの影響も大きくはないが，ストレスとニコチン負荷の組み合わせではドパミンの放出は著しく増加する。すなわち線条体ではニコチンと足刺激のドパミン放出への効果は相乗的であり，ニコチン性アセチルコリン受容体を介すると考えられる。

c. 拘束ストレス時における線条体のセロトニン放出のモニタリング

拘束ストレスはprocessingな過程を必要とするストレスの代表とされる。ストレス反応がもっとも強い前頭前野では拘束ストレスによりドパミン，ノルアドレナリンの放出が増加し，線条体ではドパミンの放出が有意に増加すること，特に3時間以上の長期の拘束ではストレス負荷中と終了直後に2峰性にセロトニンの放出が増加することが知られている。

ところでラットは夜行性で夜間活発に行動し，日中はほとんど眠っている。当然行動に抑制的である拘束ストレスと運動量の関係も重要であり，日中と夜間では反応が異なるはずであるが，現在まで報告されている結果はすべてラットの休止期である日中に行われている。ここではマイクロダイアリシスを用いてラットの運動量と線条体よりのセロトニンの放出量を同時にモニターし，拘束ストレスによる線条体の反応と日周リズムとの関係を検討する。

d. 運動量測定とマイクロダイアリシス

事前に線条体(striatum)にガイドカニューラを挿入しておき，当日マイクロダイアリシスプローブを挿入する。簡易シーベルを装着したケージにラットを入れ，天井に運動量測定装置を固定する。ここでは赤外線センサーを使用した運動量測定装置：Supermex(室町機械株式会社)を用いる。水平方向へラットがセンサーを横切った時に運動量としてカウントし，自動的に一定時間加算される。perfusateを$2\mu l/min$で流し，3時間のstabilizationの後，30分ごとに90分間basal valueを測定する。immobilization stressには木の板や金属の試験管立て等に四肢を縛りつける方法と，wire meshで袋状に包み込んで身動きができなくする方法の二通りの方法がある。プローブを挿入したまま拘束するには前者の方がはるかに容易であるが，後者はwire meshで袋状に包まれているため，同じimmobilization stressでも触覚的ストレスの要素が加わる。basal valueを測定した後，軽くエーテル麻酔し，プローブを挿入したまま素早くwire meshで袋状に包み込み強力なクリップで身動きできないように固定する。この際決してプローブを抜いてはいけない。万一抜けたら再挿入により細胞内のセロトニンが大量に流出するため，実験は最初のstabilizationからやり直しである。逃げようとするラットを無麻酔で縛りつけるのは不要なストレスを加えることになり，immobilizationのみの影響を調べるのには適切でない。軽くエーテル麻酔なら1～2分で覚醒し，セロトニン放出もほとんど影響を受けることはない。wire meshで拘束したまま3時間測定を続ける。3時間後wire meshを解き，さらに2～3時間測定を続ける。この実験は室温25度，7～19時(daytime)までlight onで明るく，19～7時(nighttime)までlight offで暗く調節された実験室で，日中と夜間別個のラットで行う。

図10のごとく日中低値であったラットの運動量は夜間になると急増する。しかし線条体でのセロトニンの細胞外放出量は日中と夜間とで有意差はなく，また運動量とセロトニンの放出量との間には相関は全く認められない。以上から線条体へ投射するセロトニン作動神経は運動(locomotion)の制御には関与していないと言える。海馬へ投射するセロトニン作動神経は運動の制御には関与していると言われており，海馬でのセロトニンの細胞外放出量は日中に比し夜間では有意に上昇することが報告されている。

日中では3時間の拘束ストレスに対してセロトニンの放出量は有意な変化を示さず，拘束終了後ラットの運動量が一時的に急増するにもかかわらずセロトニンの放出量は全く変化していない。一方，夜間では拘束ストレス負荷中はセロトニンの放出量は有意な変化は認められないが，拘束終了直後からセロトニンの放出量は有意に急上昇し，2時間程でベースラインに戻る(図11)。

すなわち休止期である日中は拘束もラットにとってそれほど強いストレスとはならず，セロトニ

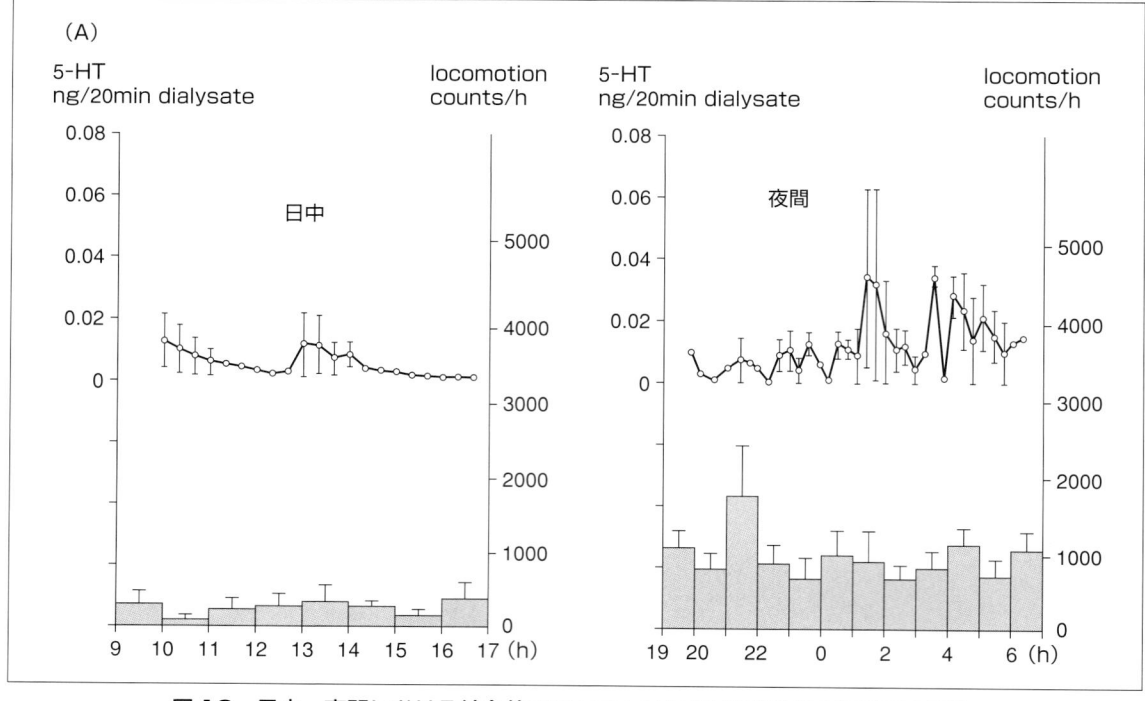

図10 日中，夜間における線条体でのセロトニン（5-HT）放出と運動量の変化
実線は細胞外のセロトニンレベルを示す。縦のバーは運動量を示す。

ンの放出量も変化しないが，活動期である夜間では拘束は相当強いストレスとなり，解放後セロトニンの放出量は急上昇する。線条体には報酬系の機能は知られていない。おそらくは拘束からの解放により活動性を高め，ストレスから逃避するためにセロトニンが放出されるものと推測される。セロトニンは脳組織細胞外には極めて微量しか存在せず，放出後直ちに細胞内に再取り込みされ，残りはモノアミン阻害酵素（MAO）により直ちに分解されてしまう。そのためHPLCで測定感度以下のことが多く，回収率の高いプローブを使用しなければならず（本実験では自作のプローブを使用した），拘束ストレスによる報告はほとんどない。おそらく前頭前野や海馬では，線条体とは異なる結果になるのではないかと思われる。またストレス反応に関与する前頭前野や側坐核での拘束ストレスによるドパミンやノルアドレナリン放出についての論文は多いが，活動期の夜間では全く異なった結果になると推測されるが現在まで夜間での拘束ストレスの論文は1つも見当たらない。

5. ストレスは記憶されるか？：記憶，高次大脳機能モニタリングへの展望

過去によほど強い痛みや恐怖を経験したとき，その光景を見ただけで恐怖を感じたり，同程度の刺激でも初回以上の恐怖やストレスを感じることがある。一方，過去に一度ストレスを経験しておくと同じ刺激でも二度目は初回ほどの恐怖やストレスを感じないことも多い。このような過去のストレスが次のストレス反応を変化させる現象は，ストレスに対する神経伝達物質の放出においてもしばしば認められる。

例えば記憶やストレス反応に関与している前頭前野では，慢性または繰り返しのストレスによりストレス負荷中のノルアドレナリンやドパミンの放出量が初回に比し増加する。このような現象は「感作」と呼ばれ，同じく記憶や行動に関与している海馬のノルアドレナリンについても同様の結

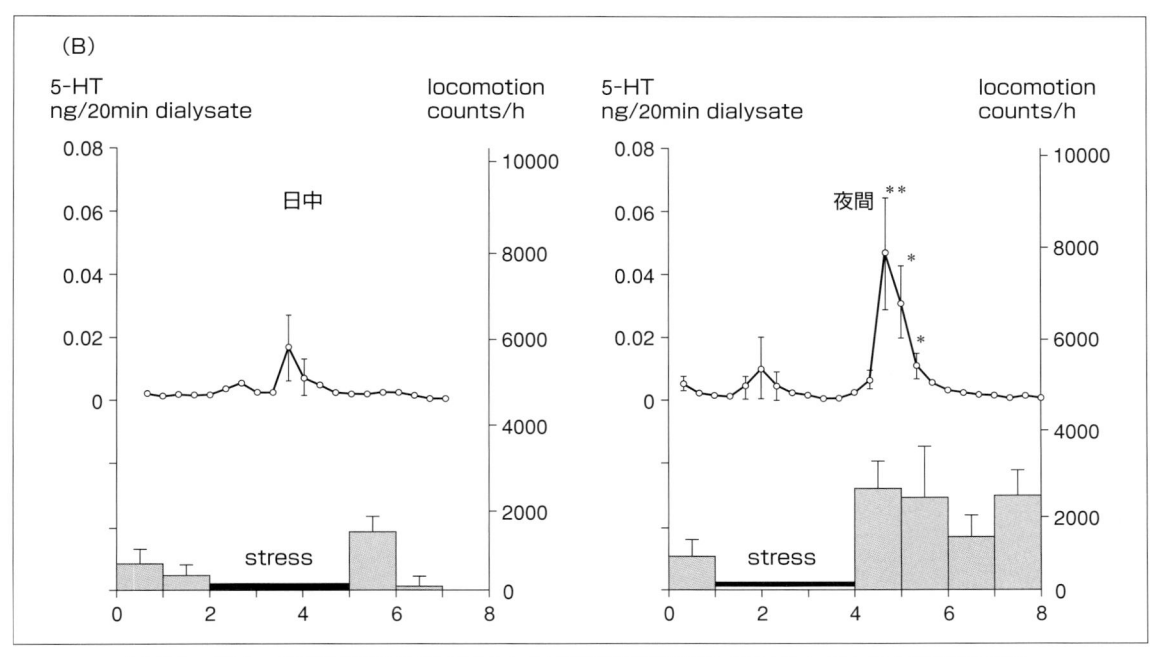

図11 日中，夜間における拘束ストレス負荷時の線条体におけるセロトニン放出の変化

果が報告されている．一方，線条体では反復する尾の痛覚刺激によりドパミンの放出が初回に比し減少し，側坐核では拘束ストレスによりドパミン放出はストレス負荷中とストレス解放直後に二相性に増加するが，拘束を毎日反復することによって数日後ストレス負荷中のドパミン放出が見られなくなる．

このようなストレス反応は「脱感作」あるいは慣れといわれる．同じ慢性ストレスでも感作か慣れかは脳の各部位や神経伝達物質によってさまざまであるが，いずれにしろストレスが記憶されていることは間違いない．図12に示すように，線条体ではセロトニンは通常測定感度以下であり，足刺激によっても変化はみられないがニコチンを局所注入しながら足刺激を与えるとセロトニン放出量は急激に増加する．ところが3時間前にあらかじめ同様の足刺激を与えておくと，ニコチンを局所注入しても足刺激によるセロトニン放出量は減少する．すなわち以前のストレスが記憶されニコチン性アセチルコリン受容体におけるストレス

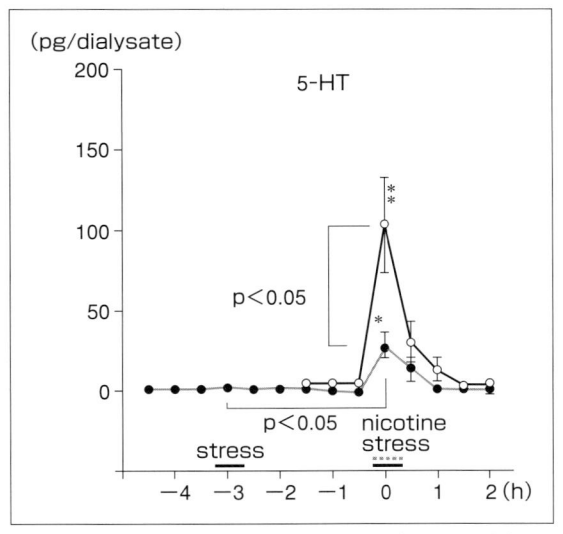

図12 footshockの繰り返し負荷による線条体でのセロトニンの放出
バーはストレス負荷の時間を示す．点線はニコチン負荷の時間を示す．

技術編 ⑪

反応を変化させ,セロトニン放出量は減少すると推測される。

　記憶は入力,保持,再生の3行程からなるが,保持についてはmRNAや蛋白の生合成などがからみ,神経伝達物質の測定のみで解明するのは不可能と思われる。しかし記憶の入力,再生については神経伝達物質の関与するところが大きく,前頭前野,海馬,側坐核あるいは視床下部や脳幹の各核での同時モニタリングや各種アミノ酸とアミンの同時測定や解析が将来可能となれば,記憶のメカニズムの解明により近づくものと期待される。また記憶だけでなく学習運動,性行動,接触,飲水等の行動についても最近は優れたモニタリング機器が開発されており,これらの組み合わせと薬物の局所注入による同時モニタリングによる生理学,生化学,薬理学的解析により,高次大脳機能のメカニズムが解明されることを今後の展望として期待したい。

文献

1) Herman JP, Cullinan WE：Neurocircuitry of stress: central control of the hypothalamo-pituitary-adrenocortical axis. Trends Neurosci 20：78-84, 1997
2) 永井信夫,高田明和：遺伝子ノックアウトマウスおよび遺伝子導入マウスの脳梗塞研究への応用.小幡邦彦,井本敬二,高田明和編：脳・神経研究のための分子生物学技術講座 p124-135.文光堂, 2000
3) Takahashi H, Takada Y, Nagai N, et al：Effects of nicotine and footshock stress on dopamine release in the striatum and nucleus accumbens. Brain Res. Bull. 45：157-162, 1998

技術編 12

免疫毒素による誘導的細胞ターゲティング（IMCT）−記憶研究への展望

小林和人　福島県立医科大学教授・生体情報伝達研究所・生体機能部門

哺乳類の脳は，100億を超える膨大な数のニューロンから構成される情報処理器官である。個々のニューロンが標的細胞と選択的な神経連絡を結ぶことによって，複雑かつ精密な神経ネットワークが構築される。記憶・学習，認知，情動といった脳の高次機能は，基本的に神経ネットワークの活動に還元できる。

ある刺激入力に対するニューロンの応答は，興奮性あるいは抑制性のシナプス伝達を介して行われ，これらの応答の特性は，介在ニューロンを含め他のニューロンの活動によってチューニングされる。さらに，神経伝達は複数の脳領域間を結び，種々の領域が相互作用することによって，より高度に統合された出力が発生する。脳の情報処理の機構を解明するためには，このようなニューロン間での相互作用に基づく神経ネットワークの機能を理解する必要がある。

最近の遺伝子ノックアウト法を利用した研究から，記憶・学習を含めた脳機能の制御に重要な役割をもつ遺伝子が同定されてきた。特に，海馬や小脳の神経可塑性に関係する伝達物質受容体，シグナル伝達系，ある種の転写因子が明らかになっている。

このような神経可塑性を調節する遺伝子の探索の一方で，特定の脳機能を媒介する神経ネットワークにおいて個々のニューロンが果たす役割を決定していく研究も極めて重要である。特に，機能的にも構造的にも複雑な大脳皮質や扁桃体などの脳領域においては，これらの領域を構成する多様なニューロンの機能を理解することが，情報処理のメカニズムを明らかにするために必須である。

筆者らの研究グループは，遺伝子発現の特異性に基づいて，目的のニューロンを誘導的に破壊する新しい実験系を確立し，イムノトキシン細胞標的法（Immunotoxin-Mediated Cell Targeting, IMCT）と命名した[1,2]。IMCT は，複雑な神経ネットワークから，標的となるニューロンを任意の時期に除去することが可能であり，脳神経機能における個々のニューロンの役割を解析するために有益なアプローチとなる。本稿では，IMCT の原理と適用例について解説し，この手法の記憶研究への応用について展望する。

1. IMCT の原理

IMCTの原理を説明する前に，それまでのトランスジェニックマウスを利用した遺伝的な細胞破壊法について概説する。これらの方法と IMCT を比較することによって，本法の特徴が理解できるであろう。

最も初期の方法は，組織特異的な遺伝子プロモーターに細胞毒素（例えば，ジフテリア毒素や植物リシン）をコードする遺伝子を接続し，トランスジェニックマウスを作製するものである（図1A）。利用したプロモーターの活性に依存して毒素遺伝子が発現し，目的細胞が破壊される。この場合，細胞破壊は動物の発生過程で起こり，時期を選ぶことはできない。また，動物に重度の障害を与え，致死となることも少なくない。

そこで，細胞死を誘導するため，単純ヘルペス

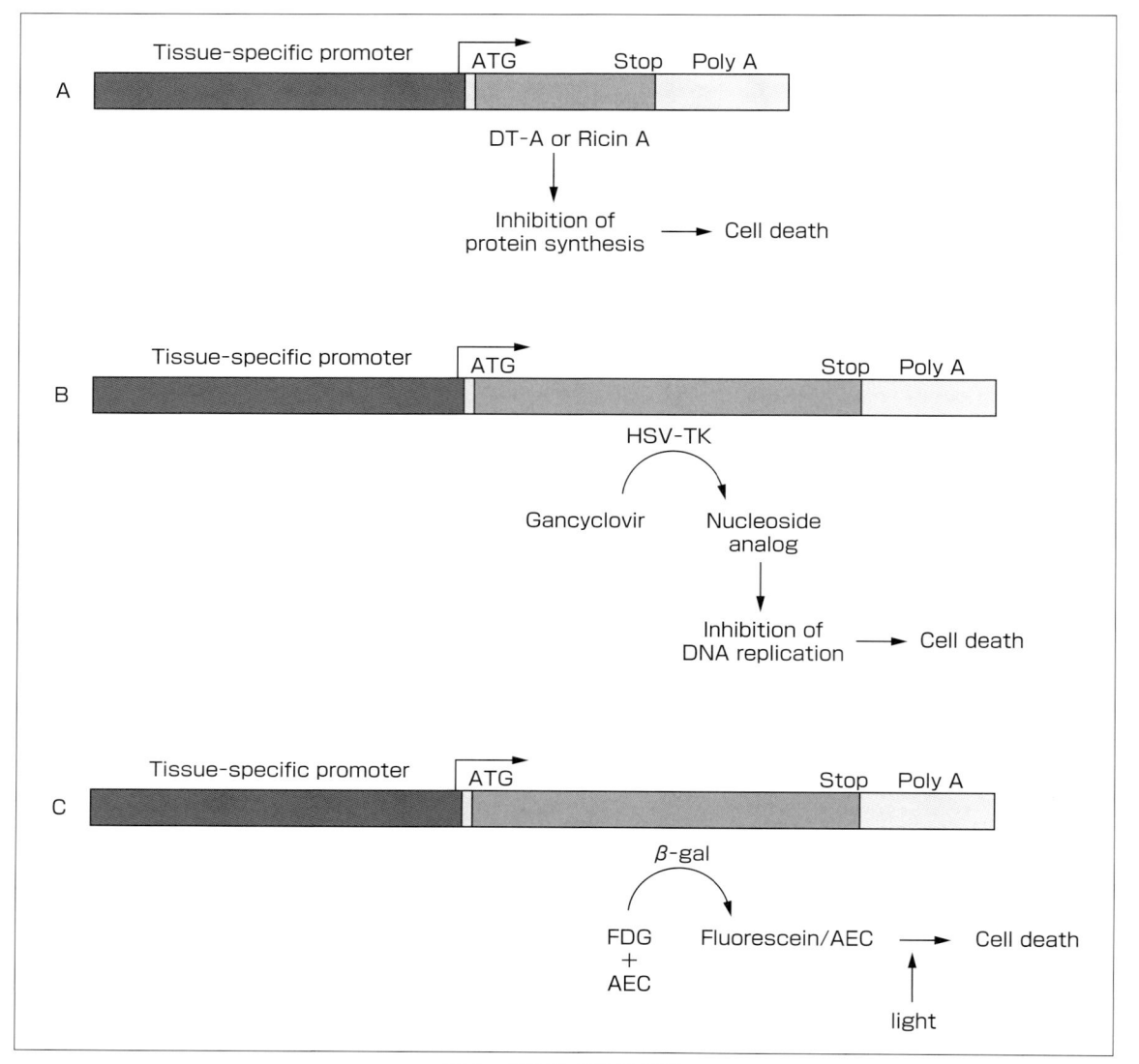

図1 遺伝的細胞破壊法

(A) 発生過程での細胞破壊法
　ジフテリア毒素(DT-A)あるいは植物リシンの遺伝子を組織特異的に発現させる。
(B) 増殖細胞に対する条件的細胞破壊法
　単純ヘルペスウイルスのチミジンキナーゼ(HSV-TK)遺伝子を組織特異的に発現させ，gancyclovirを投与する。HSV-TKが，gancyclovirを毒性のあるヌクレオシド誘導体に変換する。分裂能をもつ細胞は，DNA合成阻害のため死滅する。
(C) 光照射による条件的神経細胞破壊法
　β-ガラクトシダーゼ(β-gal)を組織特異的に発現させ，β-galの基質(fluorescein-di-β-D-galactopyranoside；FDG)を投与した後，光を照射する。β-galの反応によりFDGから生成したfluoresceinが光を吸収した結果，標的細胞が破壊される。

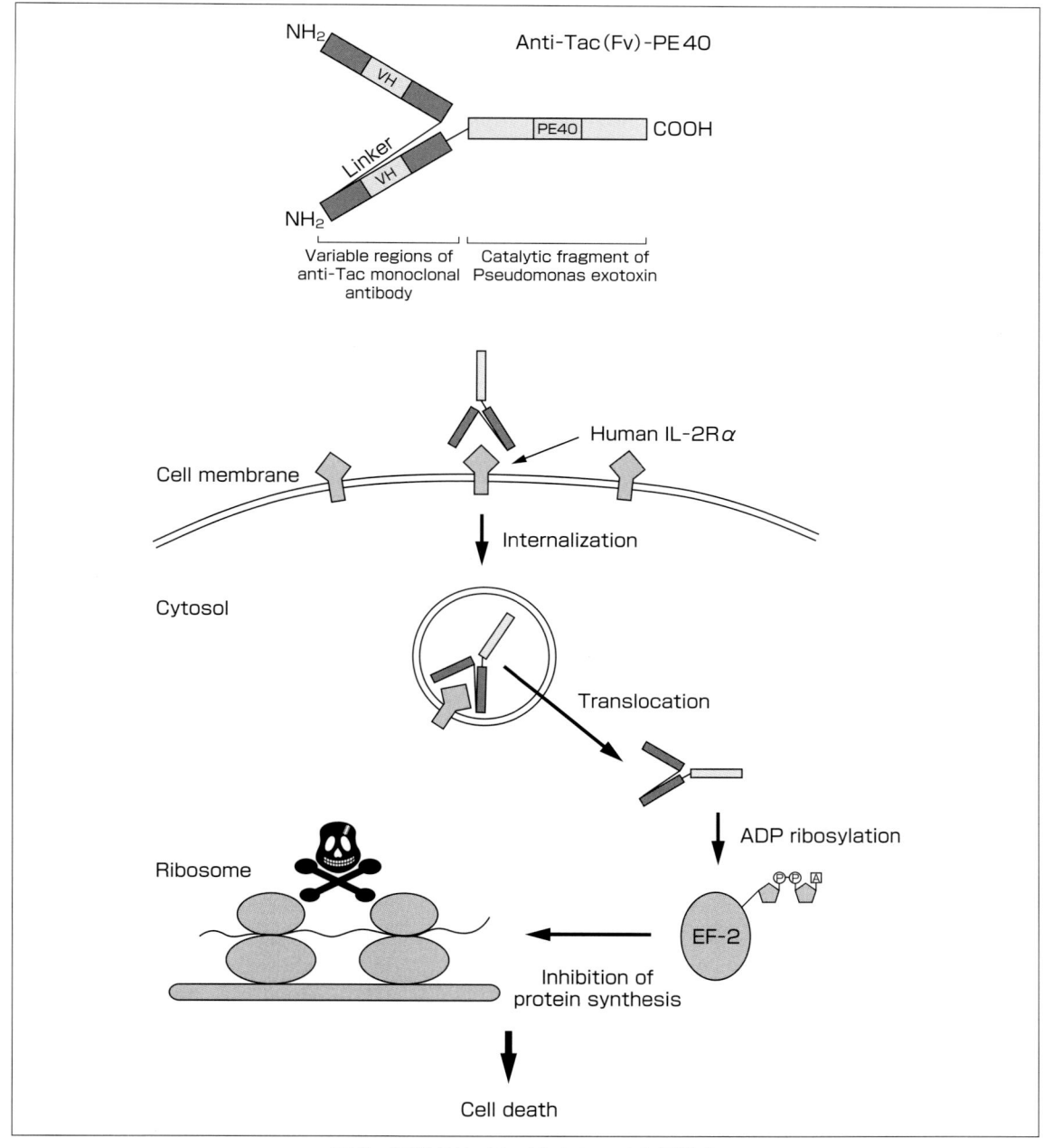

図2 組換え体イムノトキシンの作用機序

イムノトキシン anti-Tac-PE40 は，ヒトインターロイキン-2レセプター α-サブユニット（IL-2Rα）を特異的に認識する抗Tac抗体の可変部位と *Pseudomonas* 菌体外毒素（PE40）の活性部位を含むフラグメントから構成される。anti-Tac-PE40 は，IL-2Rα を発現する細胞に選択的に取り込まれ，PE40に存在する膜貫通シグナルにより細胞質に輸送される。細胞質のイムノトキシンは，蛋白合成の伸長因子（EF-2）をADP-リボシル化することによって不活性化する。その結果，蛋白合成が停止し，細胞は死に至る。

技術編 ⑫

ウイルスのチミジンキナーゼ(HSV-TK)を利用する方法が考案された(図1B)。HSV-TK は,gancyclovir を基質とし,細胞毒性をもつヌクレオシド誘導体に変換する。この物質は,DNA 合成を阻害することによって細胞死を誘導する。組織特異的な遺伝子プロモーターに依存して HSV-TK を発現するトランスジェニックマウスを作製し,この動物に gancyclovir を注射することによって目的細胞の破壊が誘導できる。しかし,HSV-TK の細胞毒性は,DNA 合成の阻害に基づいているため,分裂能を失ったニューロンには有効ではない。

3番目の方法は,特に,網膜に存在するニューロンの破壊のために開発された(図1C)。遺伝子プロモーターに依存して,β-ガラクトシダーゼ(β-gal)を発現させ,動物に β-gal の基質(fluorescein-di-β-D-galactopyranoside;FDG)を投与後,光を照射する。β-gal の反応により FDG から生成した fluorescein が,光を吸収した結果,β-gal を発現する細胞が破壊される。この方法も,網膜のような光の届く組織には有効なものの,脳内ニューロンの除去には不適当である。したがって,脳内のニューロンを誘導的に破壊できる,より一般的な技術が望まれていた。

IMCT の原理は,組換え体イムノトキシンの標的分子を発現する細胞に対する選択的な殺傷作用に依存する。イムノトキシン anti-Tac-PE40 は,ある種の白血病の治療のために開発された物質であり,ヒトインターロイキン-2レセプターα-サブユニット(IL-2Rα)を特異的に認識する抗 Tac 抗体の可変部位と,*Pseudomonas* 菌体外毒素の活性部位を含むフラグメントから構成される(図2)。

anti-Tac-PE40 は,IL-2Rα を発現する細胞に選択的に取り込まれ,蛋白合成の伸長因子(EF-2)を ADP-リボシル化によって不活性化し,細胞死を誘導する。イムノトキシンの作用は,蛋白合成阻害に基づくため,神経細胞死の誘導にも適応可能である。

IMCT の実験系を図3に要約した。第1に,特定ニューロンで機能する遺伝子のプロモーターに依存して IL-2Rα を発現するトランスジェニックマウスを作製する。次に,このマウスを適当量の anti-Tac-PE40 で処理する。

イムノトキシンは導入遺伝子を発現する細胞に選択的に取り込まれ,数日のうちに,標的細胞を変性させる。さらに,anti-Tac-PE40 は,マウス個体内での選択的細胞死を誘導するために必要な以下の特徴をもつ。標的分子であるヒトの IL-2Rα は,マウス IL-2 とは相互作用しないため,導入遺伝子の発現はトランスジェニックマウスにおいて何ら生理変化を起こさない。また,anti-Tac-PE40 の可変部位は,マウス IL-2R には交差反応を示さないため,内在の IL-2R 発現細胞に作用することはない。したがって,導入遺伝子を発現するトランスジェニックマウスを anti-Tac-PE40 で処理したときにのみ,標的細胞の破壊に基づく生理機能の変化が誘導される。

2. IMCT の実例

a. 中枢ノルアドレナリン作動性ニューロンのターゲティング[2]

筆者らのグループは,脳内ノルアドレナリンニューロンの選択的破壊を目的に,IMCT の開発を行った。導入遺伝子には,ドパミンβ-水酸化酵素(dopamine β-hydroxylase;DBH)の遺伝子プロモーター(4kb)に IL-2Rα cDNA を接続した融合遺伝子を利用した。

DBH プロモーターは,中枢ノルアドレナリン作動性ニューロン,交感神経節後ニューロン,副腎髄質クロマフィン細胞における遺伝子の発現を誘導することが知られている。マイクロインジェクション法によって作製したトランスジェニックマウス系統から,RT-PCR 法と免疫組織化学法を用いて,導入遺伝子を組織特異的に発現する1つの系統(DIL5-1)を選択した。DIL5-1マウスは正常な表現型を示し,導入遺伝子を安定に子孫に伝達した。中枢のノルアドレナリンニューロンを誘導的に破壊するため,anti-Tac-PE40 の脳室内投与を行った。動物の小脳-延髄間の脳室内にプローブを挿入し,マウス1匹あたりイムノトキシン 0.2μg(5μl)を電動式マイクロインジェクターを用いて注入した(図4参照)。

投与後3日目に,トランスジェニックマウスにおいて運動量の減少を伴う特徴的な行動異常が現れ,症状は時間経過につれて進行した。anti-

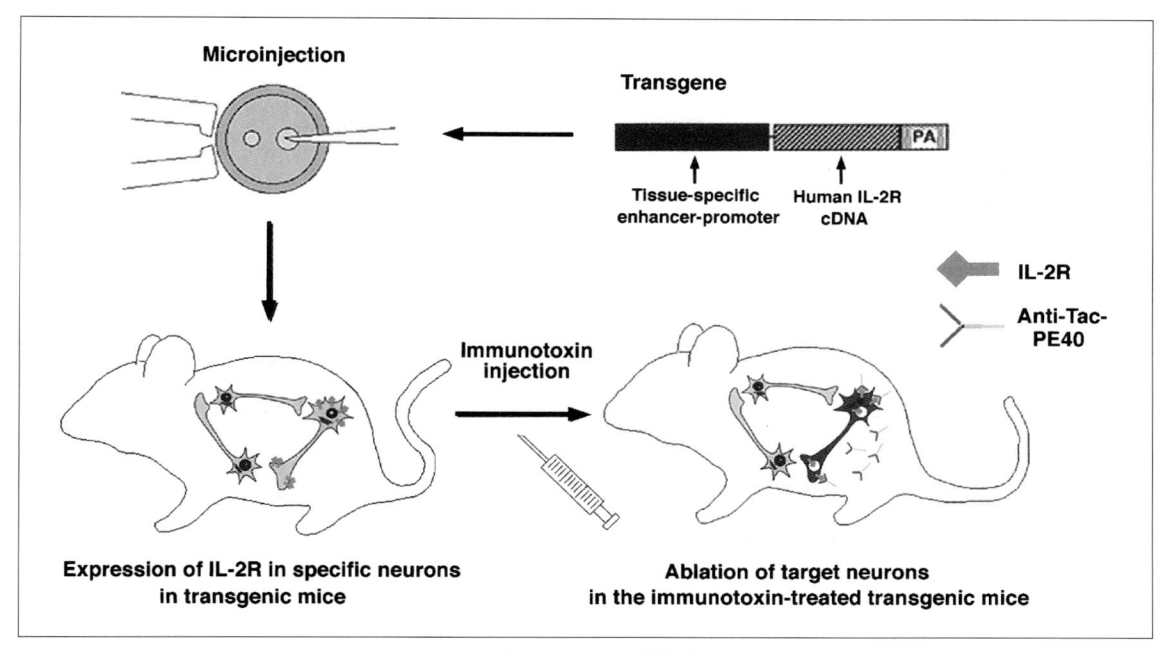

図3 IMCTの実験系

特定ニューロンで機能する遺伝子プロモーターに依存してIL-2Rαを発現するトランスジェニックマウスを作製する。このマウスに適当量の anti-Tac-PE40 を注入する。イムノトキシンは導入遺伝子を発現する細胞に選択的に取り込まれ，標的細胞の変性を誘導する。標的分子であるヒトのIL-2Rαは，マウスIL-2とは相互作用しない。また，anti-Tac-PE40の可変部位は，マウスIL-2Rには交差反応を示さない。したがって，導入遺伝子を発現するトランスジェニックマウスをanti-Tac-PE40で処理した時にのみ，標的細胞の破壊に基づく生理機能の変化が誘導される。

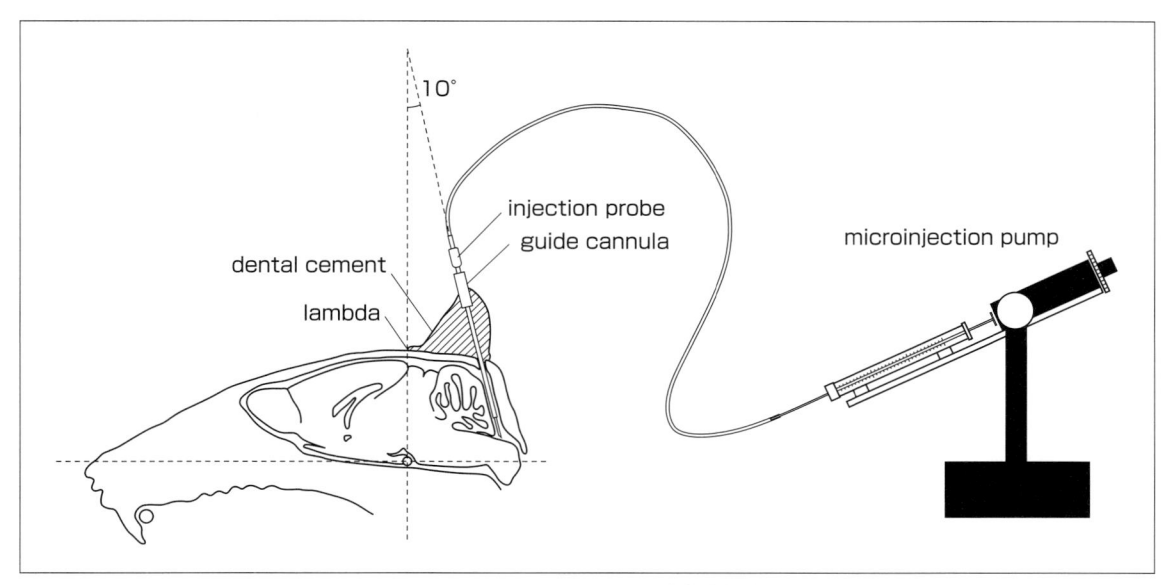

図4 イムノトキシンの脳室内投与

脳定位固定装置を利用し，カニューラの先端を小脳と延髄の間の脳室内にセットする。インジェクション用のプローベを挿入し，一定量のイムノトキシン溶液をマイクロインジェクターを用いて注入する。(文献1より引用)

技術編 ⑫

Tac-PE40の投与による細胞変性は，中枢のIL-2Rαを発現するニューロンに選択的であった。図5に示したように，トランスジェニックの青斑核や弧束核のノルアドレナリンニューロンにおいて，イムノトキシン投与による細胞変性が誘導された。しかし，IL-2Rを発現しないドーパミン性ニューロンには変性は認められなかった。さらに，導入遺伝子を発現する細胞でも，末梢器官に存在する交感神経節後ニューロンや副腎髄質クロマフィン細胞は，イムノトキシン投与の影響を受けなかった。また，イムノトキシンを投与したDIL5-1マウスの種々の脳領域において，DBH活性およびノルアドレナリン含有量に顕著な低下が誘導された。

免疫組織化学および生化学的解析の結果から，トランスジェニックの脳室内へのイムノトキシンの投与によって，選択的なニューロンの変性を誘導できることが示された。また，トランスジェニックマウスの末梢細胞にイムノトキシン投与の影響がなかった理由は，脳室内に投与されたイムノトキシンは血液脳関門を通過できないため，その効果は脳内に限局するものと考えられた。

b. 末梢カテコールアミン産生細胞のターゲティング[3]

自律神経系は，交感神経系と副交感神経系に大別され，これらの活動は脳および脊髄の中枢支配を受けている。交感神経系の異常に起因する自律神経失調モデルを作製するために，IMCTによる末梢カテコールアミン合成細胞の破壊を行った。

破壊の誘導のために，上記のDIL5-1トランスジェニックマウスを用いて静脈内へanti-Tac-PE40の投与を行った。イムノトキシンの投与条件は，マウス1匹あたり1.5μgの1回インジェクションとした。投与後3日における組織学的解析から，トランスジェニックにおいて副腎髄質クロマフィン細胞の変性と心臓，肺，腎臓などの主要臓器に投射する交感神経線維の脱落が認められた。トランスジェニックマウスの末梢臓器に含まれる血管内部にはうっ血が広範に認められ，肺の各所に浮腫も観察された。また，イムノトキシン処理は末梢組織中のカテコールアミン代謝の変動を誘導した。交感神経系の変性の結果，低体温と心臓機能不全を特徴とする自律神経失調が認められた。

イムノトキシン投与の3日後で，トランスジェニックの体温は最初の37℃から30℃にまで低下し，心電図測定により典型的な徐脈とP-Qインターバルの延長が観察された。心電図測定の結果は，心拍数および心房-心室間の伝導速度の調節に交感神経機能が重要な役割をもつ生理学的知見と合致する。また，著明な体温低下は，血管作用を調節する交感神経の変性を反映するものと考えられる。そのほかの交感神経機能不全の所見として，褐色脂肪組織における脂肪粒の蓄積や唾液腺細胞の活性化などの組織病理像も認められた。

一方で，末梢静脈中へのイムノトキシン投与では，中枢のカテコールアミンニューロンには全く細胞損傷が見いだされなかった。この結果は，前述の脳室内投与の場合とは反対であり，イムノトキシンの血液脳関門の不透過性を利用すれば，中枢と末梢の標的細胞を区別して破壊誘導できることを示している。

図5 IMCTによる標的ニューロンの誘導的破壊（次ページ）
イムノトキシン投与によるDILトランスジェニックマウスの中枢ノルアドレナリン性ニューロンの除去。PBSあるいはイムノトキシン（Tox）をトランスジェニックマウスの脳室内に注入し，4日後，動物を固定し，凍結組織切片を用いて免疫組織化学を行った。一次抗体は，カテコールアミンニューロンのマーカー酵素であるチロシン水酸化酵素（TH）あるいはIL-2Rα（Tac）に対する抗体を利用した。イムノトキシンを投与した動物は，ノルアドレナリン性ニューロンの主要な神経細胞体である青斑核において，TacおよびTH陽性細胞や軸索が顕著に減少する（A-D）。また，ノルアドレナリン性の弧束核においても，目的の神経細胞の数が減少する（E-H）。一方，ドーパミン性ニューロン（中脳黒質，腹側被蓋野）では，イムノトキシン投与による影響はない（I, J）。末梢の副腎髄質細胞もイムノトキシン投与の影響を受けない（K, L）。免疫電顕像の観察によって，青斑核（M, N）と弧束核（O, P）において，イムノトキシンによる細胞変性の誘導が明らかとなる。（文献2より引用）

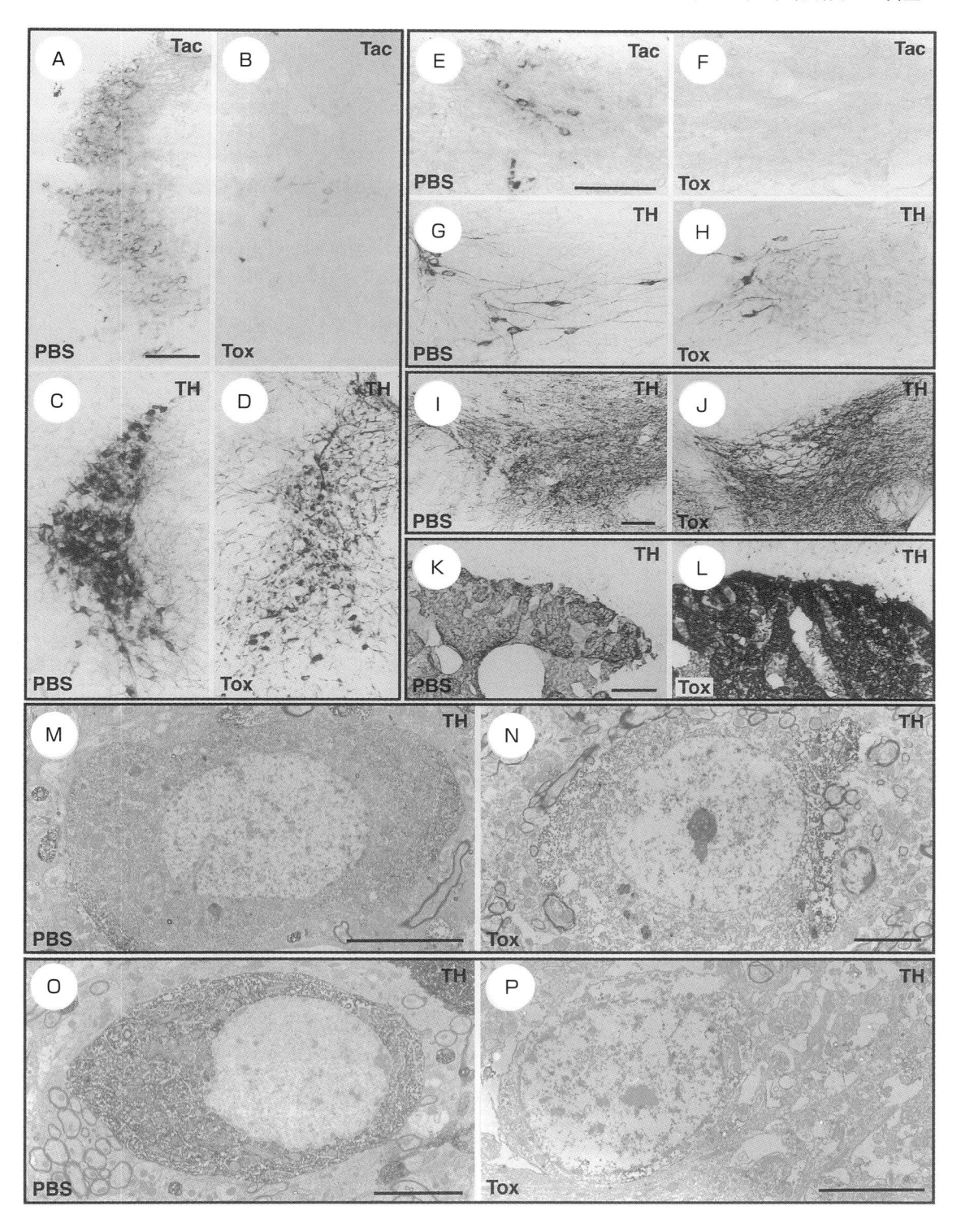

免疫毒素による誘導的細胞ターゲティング（IMCT）－記憶研究への展望

技術編 ⑫

c. 小脳ゴルジ細胞のターゲティング[4]

　京都大学医学部の中西重忠教授の研究グループは，小脳ゴルジ細胞の運動協調機能における役割の研究のため，IMCTを利用した．小脳は，5種類の主要なニューロンから構成される特徴的な神経ネットワークを形成する．このうち，ゴルジ細胞は放射状の樹状突起をもち，平行線維からの入力を受け，顆粒細胞の樹状突起へ投射する．

　ゴルジ細胞は，抑制性の神経伝達物質GABAを分泌し，プルキンエ細胞への入力の前に，顆粒細胞への興奮性の苔状線維入力を抑制あるいは整流する作用をもつと考えられてきた．また，フィードバック抑制系を形成するゴルジ細胞と顆粒細胞の相互作用は，運動協調にとって重要な意味をもつだろうと推測されていた．しかし，実際の小脳の神経回路におけるゴルジ細胞の役割については，これまで明らかにはされてはいなかった．

　IMCTを適用するために，代謝型グルタミン酸受容体mGluR2遺伝子のプロモーターを利用し，IL-2Rαを発現するトランスジェニックマウスを作製した．イムノトキシン投与は，小脳-延髄間の脳室内に行われた．ゴルジ細胞の破壊は，急性の運動失調を誘導し，慢性期には，急性期に認められた運動失調は回復したものの，複雑な運動協調機能において継続的な障害を示した．

　光学的および電気的記録法により，ゴルジ細胞の除去は，顆粒細胞において，GABA作動性の抑制を低下させるだけでなく，NMDA受容体の活動を減弱させることが示された．IMCTを用いることによって，小脳の神経ネットワークからゴルジ細胞を選択的に除去することが初めて可能となり，その結果，ゴルジ細胞によって媒介されるGABA性の抑制作用と苔状線維によるNMDA受容体活性化の両方が関与するシナプス統合機構が，複雑な運動協調作用に必須の役割を担うことが明らかとなった．

3. IMCTを利用するにあたっての留意点

　IMCTの特性は，イムノトキシンのもつ標的分子に対する高い特異性と強力な細胞毒性に依存している．この方法を特定細胞の破壊に広く利用して行くうえで，いくつかの注意事項がある．

　第1に，トランスジェニックマウスにおける導入遺伝子の発現は，挿入部位近傍の配列によって影響されることである．位置効果と呼ばれるこの現象は，時に，本来その遺伝子が活性化されていない細胞系列で，導入遺伝子の発現を誘導することがある．したがって，IMCT法の実施にあたっては，組織特異的な導入遺伝子の発現を示すトランスジェニックマウスの系統を厳密に選択する必要がある．

　第2に，プロモーターとして利用したい遺伝子の発現調節領域に関する情報がない場合，あるいは，その遺伝子の組織特異的な発現が5'上流領域以外に存在する複数のエレメントにより調節されている可能性のある場合，プロモーターとしてどの領域を選んだらよいのか困ることがある．このような2つの問題の解決のためには，遺伝子ターゲティング法を用いて，目的遺伝子座にIL-2Rα cDNAを導入するなどの工夫が必要である．

　第3に，これまで，イムノトキシンの投与は脳室内あるいは静脈内への注入により行ってきた．このほかに，脳内の局所に注入し，特定の神経核を除去するなどのアプローチも可能である．注入方法や注入量を工夫することによって，さらに条件の幅を広げることができるであろう．

4. IMCTの記憶研究への応用

　遺伝子ターゲティングを利用した記憶・学習の研究は，海馬機能に基づく空間認識を中心に，長期増強の分子機構の研究とあわせて進展してきた．しかし，記憶・学習には，海馬ばかりでなく，多くの脳領域が相互作用しており，特に，条件学習では，大脳皮質や扁桃体が記憶の獲得，保持，再生にかかわっている．しかし，これらの脳領域になると，神経回路の連絡が複雑なため，記憶・学習を媒介するネットワークの詳細がよくわかっていない．

　今後は，記憶・学習に関与する神経核ならびに神経連絡を明らかにし，記憶の形成や維持を媒介する経路を理解しなくてはならない．大脳皮質や扁桃体を中心に，これらの領域と連絡を結ぶ神経経路を機能的にマッピングする必要がある．

IMCTを用いれば，このような神経経路を形成する特定のニューロンを，マーカー遺伝子の発現の特異性を利用して遮断することができ，記憶のステップに重要な回路を同定することができるであろう．IMCTは，遺伝子ターゲティングと並び，記憶・学習の分子機構の解明に向けた将来の研究にとってきわめて重要なアプローチとなる．

5. おわりに

本稿では，目的のニューロンを誘導的に破壊するために，筆者らが開発し，IMCTと名付けた新しいトランスジェニックマウスを利用した方法について紹介した．本法は，記憶・学習などの高次脳機能を細胞レベルで研究するために重要な手法となるほかに，特定の神経細胞の変性脱落によって発症する疾患モデル動物の作製にも有意義である．現在，IMCTの応用例は，まだ限られたものであるが，今後，多くの脳研究分野において精力的に利用され，大きな研究成果が得られることを期待する．

(本稿の執筆の機会を与えていただいた編者の加藤武先生に心よりお礼申し上げます．また，IMCTの開発は，米国国立衛生研究所・Ira Pastan博士と藤田保健衛生大学・永津俊治教授との共同研究です．組換え体イムノトキシンは，精製標品が，Ira Pastan博士より入手可能．)

参考文献

1) Kobayashi K, Pastan I, and Nagatsu T : Controlled genetic ablation by immunotoxin-mediated cell targeting. *In* Transgenic Animals-Generation and Use-(ed., Houdebine LM). Harwood Academic Publishers, Amsterdam, pp.331-336, 1997
2) Kobayashi K, Morita S, Sawada H, et al. : Immunotoxin-mediated conditional disruption of specific neurons in transgenic mice. Proc Natl Acad Sci 92 : 1132-1136, 1995
3) Sawada H, Nishii K, Suzuki T, et al. : Autonomic neuropathy in transgenic mice caused by immunotoxin targeting of the peripheral nervous system. J Neurosci Res 51 : 162-173, 1998
4) Watanabe D, Inokawa H, Hashimoto K, et al. : Ablation of cerebellar Golgi cells disrupts synaptic integration involving GABA inhibition and NMDA receptor activation in motor coordination. Cell 95 : 17-27, 1998

索引

欧文

α CaMKII　20
ACTH　195
action potential(AP)　161
activation trace　176
active synapse　17
afterhyperpolarization(AHP)　161
Akt　54
all or nothing の反応　14
AMPA 受容体　12
analysis of covariance(ANCOVA)　160
analysis of variance(ANOVA)　160
anatomical identification　161
annihilation coincidence detection (ACD)　181
anti-Tac-PE40　210
artemin　44, 46
ATR(attenuated total reflection)反射法　67
attenuation coefficient　182
auditory EF(AEF)　169

β-gal の基質　210
β-ガラクトシダーゼ(β-gal)　210
baroreceptor　46
bcl-2(遺伝子)　30
BDNF　55
Binswinger 病　35
Bioinformatics　65
BOLD(blood oxygenation level dependent)contrast　181, 187
BOLD-fMRI による状態解析　182
BOLD 効果　184
bromodeoxyuridine(BrdU)　51

CA1 シナプス　13
CA1 領域の LTP の特性　14
CA1 領域の LTP の例　13
[Ca^{2+}]i と膜電位の同時測定　104
CA3 領域でのシナプス可塑性　19
calcineurin　18
calcium activated neutral protease　29
calpain　29
CaMKII　15
caspase　30
cDNA ライブラリー　53
CNTF　55
cognitive neuroscience　8
computed tomography(CT)　151
contextual fear conditioning　15
continuous wave(CW)法　180
contrast mechanism　182
costimulatory pathway　33
cranial window　137
CREB(cAMP-responsive element binding protein)　18
CRH(corticotropin releasing hormone)　196
cyclooxygenase　29

DBH プロモーター　210
declarative memory　9
dentate gyrus　10
[deoxy-Hb]　140
design matrix　160
detection sensitivity　191
digital span における Brodmann's area　149
DIL5-1 トランスジェニックマウス　212
DNA チップ(Stanford 方式と Affymetrix 方式)　60
DNA チップと GeneChip の比較　63
DNA チップの利用と研究戦略の転換　60
dopamine β-hydroxylase(DBH)　210
dorsolateral prefrontal cortex　149
d-クロルフェニラミン　133

ECD　167
echo planar imaging(EPI)　181
EF　168
electroencephalography(EEG)　153
embryonic stem cell　51
emotional stress　144
entorhinal cortex　10
EPI artifact　188, 189
equivalent current dipole(ECD)　167
ERF　169
ES(胚性幹)細胞　51
event-related magnetic field(ERF)　164
event-related potential(ERP)　16
evoked magnetic field(EF)　164
evoked potential(EP)　164
excitatory postsynaptic potential (EPSP)　161
experimental allergic encephalitis(EAE)　35

fiber optic plate(FOP)　102
fluorescein-di-β-D-galactopyranoside(FDG)　210
fMRI の artifact　188
footshock の繰り返し負荷による線条体でのセロトニンの放出　205
FOP 顕微鏡の構成　101
FOP 顕微鏡の測定例　102
forward および backward digit span における両者の差画像　148
free induction decay(FID)　188
functional MRI　180

GABA　83
── によるグルタミン酸放出のメカニズム　91
gancyclovir　210
GDNF　46, 55
── ファミリーとその受容体

217

索引

　　　　　　　　　　　　46
―― ファミリーのリガンドと受容体の関係　47
GeneChip™　64
―― システム　65
―― の原理と特性　61
GeneChip プローブアレイ　63
GeneChip プローブとアレイのデザイン　62
general linear model　160
GFP　99
glial fibrary acidic protein（GFAP）　34
glial scar formation　50
global normalization　160
Goose-Henschen　67
gradient echo 型の EPI　188
green fluorescent protein（GFP）　95
GRE-EPI 画像における輝度　190

H.M. 症例　8, 171
H₂¹⁵O 急速静注法　155, 156
[¹⁵O]H₂O による脳血流量測定法　128
Hebbian synapse　14
hemispheric encoding/retrieval asymmetry（HERA）仮説　171
HERA 仮説　175
HGP　60
hippocampal encoding/retrieval（HIPER）モデル　172
Hounsfield　152
HRP　84
HSA の硫酸デキストランへの固定化　71
HSV-TK　210

IMCT　207
―― による標的ニューロンの誘導的破壊　212
―― の記憶研究への応用　214
―― の原理　207
―― の実験系　211
―― の実例　210
―― を利用するにあたっての留意点　214
immobilization　203
―― stress　203
"immunotoxin-mediated cell targeting, IMCT"　207

in situ ハイブリダイゼイション法　53
in-flow effect　188
inhibitory postsynaptic potential（IPSP）　161
initial deoxigenation（intial dip）　140, 141
interneuron　11

JAK ファミリー　48

late phase LTP　18
laterality shift　178
lesion study　8
lipoxygenae　29
locomotion の制御　203
long-term depression（LTD）　18
long-term potentiation（LTP）　13
LTP の増大と記憶・学習能力の亢進　22

magnetic resonance imaging（MRI）　152
magnetic susceptibility effect　183
magnetization　180
magnetoencephalography（MEG）　154
mecamylamine　202
MEG（magnetoencepharography）　134
MEK　54
mental task　144
mesolimbic dopaminergic pathway　201
mGluR1 のノックアウトマウス　20
mGluR2 遺伝子　214
microdialysis 法　115, 196
miniature excitatory postsynaptic current　16
mini-mental state examination　131
mirror drawing test　145
mismatch field（MMF）　169
MIX の学習課題　121
MK-801　27, 28
Morris 水迷路　198
―― 学習テスト　23
mossy fiber　10
MRI 高速化への道　181
MRI コントラスト因子　182

MRI での slice definition　186
MRI の基礎知識　181
Mult VI 15 Ext Schedule　120
MULT と MIX の学習課題　120
MULT の学習課題　120
MULT の弁別学習課題の成績　121

N400　169
nafadotride　126
nasion（NA）　167
NBQX（2,3-dehydroy 6-nitro 7-sulfamoylbenzo quinoxaline）　27
nerturin　46
neurite growth inhibitor（NGF）　49
Neuromag 社製脳磁計における空間座標系　168
NGF　44, 55
―― ファミリーとその受容体　45
―― ファミリーのリガンドと受容体の関係　46
nigrostriatal dopaminergic pathway　201
NMDA 型グルタミン酸受容体　27
NMDA 受容体　12, 83
―― のノックアウトマウス　21
NMR 現象　152
NMR の誕生　180
nociceptor　46
Nogo　50
non-declarative memory　9
non-NMDA（N-methyl D aspartate）型受容体チャネル　26
NOS　32
NR2B サブユニットのノックアウト　21
NT-3　55
nuclear magnetic resonance（NMR）　152
Nyquist artifact による偽賦活の例　189

ORP150（150 kDa oxygen regulated protein）　42
Os-gel　84
over compensation　141

PAF（platelet activating factor）　29
paramagnetic susceptibility　192

218

partial lesion effect 178
partial volume effect 184, 186
perforant path 10
persephin 46
PET 126
　　── でとらえる脳の働き 157
　　── と脳磁図の相補的な利用 177
　　── による記憶の研究 171
　　── による受容体測定法 131
　　── による脳機能画像研究 154
　　── を用いたヒスタミンH1受容体測定の疾患への応用 132
　　── を用いたヒト脳高次機能研究 154
　　── を用いた神経活動の画像化 126
PET／脳磁図による研究 169
PET賦活試験 178
　　── における画像処理 158
　　── の原理 155
phospholipase A2（PLA2） 29
phospholipase C（PLC） 29
physiological noise 190
pixel misalignment 188
positron emission tomography（PET） 152
post-synaptic cell 10
post-synaptic density 15
preauricular point（PAP） 167
prefrontal cortex 149
presynaptic terminal 10
processing 196
PROTEOME 60
pyramidal cell 10

radioisotope（RI） 152
rCBF 154, 187
realignment 158
regional cerebral blood flow（rCBF） 154, 181
regional cerebral blood volume（rCBV） 181
regional cerebral metabolic rate of glucose（rCMRGlu） 154
resonance absorption 180
retrieval mode（REMO） 172
retrograde messenger 16

Schaffer collateral 10
Scoville と Milner 171

senescence accelerated mice（SAM） 131
serotonin 203
silent synapse 17
　　── がLTPでactiveになる仮説 17
single photon emission computed tomography（SPECT） 152
smoothing 160
somatic sensory motor cortex の吸収変化 137
spatial normalization 159
spatially resolved spectroscopy 137
SPECT 126
spin echo型のEPI（SE-EPI） 188
SPM96 による motion correction 191
spontaneously hypertensive rat（SHR） 124
SPR現象 67
SPRシグナルの経時応答 72
SPRセンサーの基本特性 72
SPRセンサーの原理 67
SPRセンサーの実験例 71
SPR方式免疫センサー 67
　　── の基本設計とその特性 71
　　── の計測装置例 71
SPR方式免疫計測システムの模式図 71
SQUID 154
　　── 磁気センサー 166
Squire 172
　　── と Zola-Morgan 170
stabilization 203
state related analysis 182
statistical mapping and thresholding 160
statistical parametric mapping（SPM） 129, 160
STATファミリー 48
subependymal zone（SEZ） 52
subventricular zone（SVZ） 50
superconducting quantum interference device（SQUID） 154
susceptibility artifact 187

T_2^* コントラスト 183
T_2^* の画像信号への影響 185
Talairach のアトラスにおける三次元直交座標系 159
The Expression of Emotion in Man and Animals 195

thinned skull 137
thromboxane A2（TXA2） 29
tissue plasminogen activator（t-PA） 35, 196
　　── の記憶 196
TNF-α 34
t-PAノックアウト・マウス 199
transcriptome 60
Tulving 170

vascular theory 25
visuo-spatial imergery 149
voltammetry法 116

water maze task 9
Wistar Kyoto（WKY）系 124

和文

あ

アストロサイト 34
アセチルコリン，GABAの計測 91
アセチルコリンおよびGABAの濃度測定 82
アセチルコリンセンサー 87
新しい蛍光顕微鏡 100
アポトーシス 30
　　── 実行のための基幹経路 30
　　── におけるミトコンドリアの役割 30
　　── による細胞死 30
　　── のカスケード 31
アルツハイマー病におけるヒスタミンH1受容体の減少 132
アルツハイマー病の重症度 131
アンペロメトリ法 83

い

医学・生物学における新しい研究戦略 61
一次聴覚野の活動 144
一酸化窒素合成酵素 32
一般線形モデル 160
遺伝子組換え 98

索引

遺伝的細胞破壊法　208
遺伝子ターゲッティング(法)
　　　　9, 20, 214
遺伝子探索の実際　53
遺伝子ノックアウト法　207
イムノトキシン　210, 212
　──細胞標的法　207
　──の作用　210
　──の脳室内投与　211
インビボキャリブレーション
　　　109

う

動きの補正　158
運動ニューロン　45
運動量測定とマイクロダイアリシス　203

え

栄養因子・受容体下流の細胞内シグナリング　55
エバネッセント光　67
エピソード記憶　171, 172, 177
　──における前頭前野と内側側頭葉の賦活　171
遠隔記憶　170

お

オスミウム−ポリビニルピリジン錯体高分子(Os−gel)　84
オペラント型弁別学習課題　117
温度補償方式SPRセンサーの信頼性　74
温度補償法を用いたSPRセンサー　74
温度補償を組み込んだ測定装置　74
オンライン酵素センサー　79
オンラインセンサー　83
　──システム　84
　──による神経伝達物質測定系　85
　──の性能　86
オンライン測定法　80
オンラインでのグルタメート測定系　113

か

介在ニューロン　11

海馬　198, 203
　──でのシナプス伝達　10
　──と記憶　8
　──と長期増強　12
　──における虚血誘導性神経細胞死　26
　──における虚血誘導性神経細胞死　29
　──における神経細胞死　25
　──の興奮性神経回路の模式図　10
　──の神経回路　10
海馬CA1領域のシナプス伝達　11
解剖学的情報とのマッチング　167
解剖部位同定　161
核磁気共鳴(NMR)　152
学習課題遂行時の脳内神経伝達物質の測定　118
学習課題遂行時の脳内神経伝達物質の変化　118
学習実験中のラット脳内モノアミン量の変化　121
カスパーゼ　30
画像artifactの対策　187
画像解析の方法論　158
画像知見の解釈　179
活動痕跡の長さ　176
活動電位　161
カルシウム・カルモデュリン依存性蛋白リン酸化酵素II　15
カルシウムイオン　29
カルシウム依存性　111
　──プロテアーゼ　29
カルシニューリン　18
感覚記憶の寿命　176
感覚情報貯蔵(感覚記憶)　176
循環・代謝情報　152
感情の動き　144
貫通線維　10

き

記憶
　──, 高次大脳機能モニタリング　204
　──学習とマイクロダイアリシス　115
　──課題の正答率　175
　──障害概説　171
　──とその障害−PET/脳磁図による臨床応用　151
　──の主な理論的枠組み　170
　──の形成におけるt−PAの役割　196
　──の評価法　198
　──の分子機構　8
　──のモデル　12
逆行性伝達物質　16
鏡映描写　145
　──における左右前額部の活動状態　146
共分散分析　160
局在性(差分法)　157
局所脳血流量　154, 181, 187
局所脳ブドウ糖代謝率　154
虚血
　──, 再灌流　36
　──環境下における熱ショック蛋白の役割　38
　──環境における熱ショック蛋白の役割　39
　──ストレスと神経細胞死　25
　──ストレスによって誘導される主なストレス蛋白　37
　──による細胞死とアポトーシス　32
　──による細胞内カルシウム　29
　──による神経細胞死の経路　28
　──負荷によるグリア反応　34
　──を構成するストレス環境　36
近時記憶　170
近赤外分光法と脳機能計測　141
近赤外分光法によるヒト脳機能計測例　142
金属−誘電体−金属からなる多層膜作製法　75

く

空間的標準化　159
空間的平滑化　160
空間分解法　137
組換え体イムノトキシンの作用機序　209
クラニアルウインドウ　137
グリア細胞のサイトカイン放出機構　35
グリア増殖瘢痕　50
グリアの増殖瘢痕の阻止　50
繰り返しのある分散分析　160
グルココルチコイド　196
グルタミン酸・カルシウム説　25
　──と活性酸素　30

グルタミン酸受容体　11
　——の構造　26
グルタミン酸センサーの基質特異性　88
グルタミン酸毒性に対する防御機構　56
グルタミン酸トランスポーター　27
グルタミン酸の計測　89
グルタミン酸の測定　81
グルタメートセンサー　86
　——のキャリブレーションカーブ　88
グルタメートとGABAのTTX非依存性　111

け

蛍光スペクトル　96
蛍光の原理と蛍光プローブ　95
蛍光プローブの種類　97
蛍光プローブを用いた神経活動の可視化　95
ケージ移動ストレス　200
血管内皮細胞と免疫反応　35
結合性（領域間相関，パス解析）　157
ゲノム科学におけるSPRセンサーの役割と改良用件　78
言語記憶の保持から再認にかけての脳内機構　172
言語性短期記憶　173
言語理解の機能画像　193
検索感度　191
原子核の磁化　180
検出限界向上の説明　73

こ

抗HSA抗体の測定曲線　75
光化学反応によるオリゴヌクレオチド合成方法　62
光学技術を用いた脳機能計測　134
高架十字迷路　199
　——での評価　200
後過分極電位　161
高血圧自然発症ラット　124
酵素，メディエータ反応におけるアスコルビン酸の影響　88
拘束ストレス時における線条体のセロトニン放出のモニタリング　203
酵素センサー　84

抗ヒスタミン薬による認知機能低下の発症メカニズム　130
興奮性後シナプス電位　161
ゴルジ細胞　214
コルチゾルの分泌　195
コントラスト因子　182

さ

サーミスタを用いる温度自己補正法の採用　74
再生の分子メカニズム　52
サイトカイン受容体間の共通鎖　48
サイトカイン受容体の細胞内情報伝達系　49
サイトカインファミリーとその受容体　47
細胞死　210
細胞内電流と帰還電流　163
　——の機序　163
細胞膜特異的色素　98
細胞を救うストレス応答　36
作業記憶課題　173
左右脳局所における多チャンネル測定例　143
3次元データ収集PET　126
酸素過剰供給説　187
酸素化Hbの画像　147
散乱体（イントラリピット）　135
　——での飛行時間曲線　136
　——における光の挙動　134

し

視覚・空間認識　149
磁化率　193, 194
　——効果　183
時間分解64チャンネルイメージング装置　146
磁気共鳴映像法　152
思考時における左脳の部位別近赤外計測例　143
自己刺激行動に伴う前頭前野のグルタメート反応　112
歯状回　10
事象関連磁場　164, 169
事象関連電位　164
疾患モデル動物　124
実験的アレルギー性脳炎　35
失語の回復メカニズム　178
実践のための基礎知識　180
シナプス　79

　——可塑性　12, 21
　——後細胞　10
　——後肥厚　15
　——前終末　10
シナプトソーム　79
シャッファー側枝　10
受動的回避学習　198
　——に用いるプラットホームと刺激装置　199
　——の結果　199
純音刺激の刺激間間隔と聴覚誘発磁場強度との関係　177
上衣細胞からの神経幹細胞への分化　51
常磁性体性磁化率　192
情動性の評価　199
情動とストレスのモニタリング　195
小脳ゴルジ細胞のターゲティング　214
小胞体ストレス　39
小胞体分子シャペロンの役割　40
シングルフォトン・エミッション・トモグラフィー　126
神経・免疫・内分泌のクロストーク　47
神経栄養因子（NTF）　44
神経可塑性を調節する遺伝子の探索　207
神経幹細胞　50, 52
神経再生　43
神経細胞死防御の分子メカニズム　54
神経細胞の構造とその電気活動の空間的特徴　162
神経細胞を低酸素暴露したときにみられるアポトーシス　32
神経伸展抑制因子　50
神経生存のための防御反応　54
神経成長因子（NGF）　44
神経伝達物質測定法の歴史　80
神経伝達物質のリアルタイム測定　79
神経伝達物質の連続測定用センサーの模式図　81
神経伝達物質標準溶液と妨害物質　87
信号源推定　167

す

錐体細胞　10
　——のEPSP　167

索引

水迷路学習テスト 9
スーパーオキサイド消去系分子の発現制御 56
スクリーニング(in situ ディスプレイ) 53
ストレス 195, 196, 198
—— の記憶 204
—— の神経回路 196
—— の生体に対する影響 195
—— 応答の崩壊と細胞死 42
—— 記憶 198
—— 時における脳内ドパミン, セロトニンのモニタリング 200
—— 処理機構 196, 198
—— 促進性回路 197
—— 蛋白 35, 40
—— 負荷, ニコチン投与時のドパミン放出 201
—— 抑制回路 197

せ

生体計測に利用される電気化学測定 80
生体染色蛍光色素 96
成長因子の細胞死防御と受容体の発現応答(軸索損傷時における) 55
西洋ワサビペルオキシターゼ(HRP) 82, 84
生理学的雑音 190
セロトニン作動神経 203
セロトニン放出の変化 205
セロトニン(5-HT)放出と運動量の変化 204
センサーのマイクロ化 91
線条体における footshock stress 負荷とニコチン注入時におけるドパミンの放出 201
選択的細胞死の誘導 210
前頭部 149
全脳血流量の規格化 160

そ

側坐核におけるストレス負荷, ニコチン注入の際のドパミン放出へのメカミラミンの作用 202
側坐核における footshock stress とニコチン注入によるドパミンの放出 202
損傷神経の機能修復 43
損傷神経の再生 43

損傷に対する耐性のメカニズム 57

た

ダイアリシスプローブ 106
ダイアリトロード 106
苔状線維 10
—— シナプスLTD 19
多元変時強化学習課題 120
多層膜およびLED光源を用いたSPR計測システム 76
多層膜における偏光性の特性 75
多層膜を利用した耐振動性SPRセンサー 75
脱酸素化Hbの画像 147
タッピングによる活動領域の画像 148
単一光子放射CT 152
短期記憶 170
単語再認課題における左右海馬傍回 174
単語認知に及ぼすエピソード記憶の影響 177
蛋白脱リン酸化酵素2B 18

ち

チオレドキシン 57
チトクローム酸化酵素 134
チミジンキナーゼ(HSV-TK) 210
中枢神経系のサイトカインネットワーク 34
中枢神経の再生 48
中枢ノルアドレナリン作動性ニューロンのターゲティング 210
聴覚誘発磁場(AEF) 169
—— を例とした脳磁図データ 164
長期記憶 170
長期増強 13
—— の誘導発現機構 15
長期抑圧 18
超高磁場装置の重要性 191
超伝導量子干渉素子 154
チロシンリン酸化酵素のノックアウトマウス 20
陳述記憶 9

て

低酸素誘導性の細胞死形態 41
ディファレンシャルディスプレイ

法(DD法) 53
^{14}C-2-デオキシ-D-グルコース 155
デザインマトリクス 160
デジタル画像におけるコントラスト解像度の原理 183
テトロドトキシン感受性 110
電位差と磁場 163
電気足刺激時の線条体, 側坐核におけるドパミンのモニタリング 201
電気化学式グルタミン酸センサーの例 82
電気化学反応における電位と電流の関係 84
電流双極子 167

と

等価電流双極子 167
統計学的artifactの対策 188
統計画像の作製と有意水準の評価 160
等磁界分布図 166
透析チューブの長さとドパミン回収率の関係 110
$[^{11}C]$ドキセピン 133
特異的神経伝達測定に用いられるリガンド 127
特異的神経伝達のイメージングと神経薬理学的応用 131
ドパミンβ-水酸化酵素 210
トランスクリプトーム 60
トランスジェニックマウス 21, 210

な

内嗅皮質 10

に

認知神経科学 8
認知心理学的パースペクティブ 169

ね

熱ショック蛋白 37
—— の生理的役割 38
—— ファミリーの基本構造 39

222

の

脳機能イメージングの基礎　137
脳虚血におけるストレス蛋白の発現　37
脳虚血病態で発現する遺伝子の変化　65
脳磁図　154
　—— による記憶研究　175
　—— 研究の方法　164
脳損傷例を対象とした脳機能画像研究　178
脳損傷例を用いたパイオニア的研究　178
脳内各部位のモノアミン変化　121
脳内神経伝達物質の測定手順　119
脳の障害から機能修復への過程　44
脳の電気活動　161
脳波　153
　—— と脳磁図の違い　163
　—— の起源　161
脳波・脳磁図による高次機能モニタリング　161
脳部位の神経薬物処置による損傷実験　124
脳賦活に伴うdeoxy-Hb局所濃度変化　187
ノシセプチン(オーファニンFQ)受容体　22
ノシセプチン受容体欠損マウス　23
ノックアウト　20
ノックアウト・マウス　197
　—— を用いた記憶研究　20
ノンレム睡眠(NREM)　144
　—— 時に現れるα-スパイクと近赤外応答　145

は

パーキンソン病　171
バイオインフォマティクスの重要性　65
背外側前頭前野　149
波形の整形　166
激しい感情の動きにおける左右前頭部の近赤外応答　144
パッチクランプ法　79

ひ

光CT　134
　—— による脳機能イメージング　146
光速度　135
光の密度　135
鼻根点　167
微小シナプス電流　16
ヒスタミン神経系　126
非陳述記憶　9
ヒトゲノムプロジェクト(HGP)　60
ヒト脳の画像研究の歴史　151
ヒトの記憶とその障害の様相　169
標識合成システム　126
標識リガンド合成装置　128
標準溶液を用いたセンサ特性評価用測定系　86
病巣辺縁効果　178
表面プラズモン　67
　—— 免疫測定(SPI)の原理　70

ふ

ファイバープレート　102
複合的蛍光プローブ測定の例　102
複雑部分発作　132
副腎皮質刺激ホルモン　195
プッシュ・プルカニューレ　106
プラスミノーゲン　196
プラズモンの励起とSPR現象　68
プリズム表面におけるP波,S波の反射　75
プリズムを用いた表面プラズモンの光励起　69
[18F]フルオロデオキシグルコース法　128
プルキンエ細胞　214
フレネルの式も用いた反射曲線の計算　76
プローブ挿入による細胞外ドーパミン濃度の継時的変化　109
プロテオーム　60
分子シャペロン　39
文脈恐怖条件付け　15, 21

へ

ヘモグロビン　140
辺縁系　196

ほ

放射性同位元素　152
ポジトロン・エミッション・トモグラフィー(PET)　126
ポジトロンCT　152
　—— の原理　153
ポストゲノム研究手段　67
ポストゲノム研究とSPRセンサとの接点　76
ボルタメトリー法　116

ま

マイクロアレイテクノロジー　60
マイクロダイアリシス　80, 115, 196
　—— の基礎と将来研究　105
　—— の原理　105, 106
　—— 関連論文数　113
膜電位感受性色素　98
膜不透過性色素　97
末梢カテコールアミン産生細胞のターゲティング　212
末梢神経の移植　49

み

水と空気の反射特性　77
ミスマッチ磁場　169
ミトコンドリア　30
　—— 膜におけるBcl-2の役割　31

め

免疫応答と神経損傷　33
免疫担当細胞としてのグリア細胞　35
免疫毒素による誘導的細胞ターゲティング(IMCT)　207

ゆ

誘発磁場　164, 168
誘発磁場・事象関連磁場　168
誘発脳波-加算平均の概念　164
誘発波形の計測　166
誘発反応の同定　166

索引

よ

^{11}C-ヨウ化メチル合成法　128
抑制性後シナプス電位　161

ら

ラット後肢刺激における体性感覚
　領域の反射光イメージング　138
ラット脳表における神経活動のイ
　メージングシステム　137

り

リアルタイム測定法　80
硫酸デキストラン　71
流入効果　188
緑色蛍光蛋白（GFP）　95, 99

れ

レム睡眠（REM）　144
　―― 時における左前頭部の近赤
　外計測例　144

ろ

老化促進マウスモデル　131
64チャンネル時間分解イメージン
　グシステム　147

わ

ワーキングメモリー　149